面向人民健康
提升健康素养

十万个健康为什么丛书

面向人民健康
提升健康素养

十万个 健康 为什么 丛书

健康一生 系列

健康
始于孕育

主编 李志新 杨 琦

人民卫生出版社
·北京·

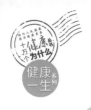

本书编委会

主　　编　　李志新　杨　琦
副 主 编　　童笑梅　陈敦金　王海俊
编　　者　　（按姓氏笔画排序）
　　　　　　王　岚　重庆市妇幼保健院
　　　　　　王　苓　山西省妇幼保健院
　　　　　　王念蓉　重庆市妇幼保健院
　　　　　　王爱玲　中国疾病预防控制中心妇幼保健中心
　　　　　　王海俊　北京大学
　　　　　　方俊群　湖南省妇幼保健院
　　　　　　白　符　中国疾病预防控制中心妇幼保健中心
　　　　　　李　蓉　北京大学第三医院
　　　　　　李志新　中国疾病预防控制中心妇幼保健中心
　　　　　　杨　琦　中国疾病预防控制中心妇幼保健中心
　　　　　　吴婕翎　广东省妇幼保健院
　　　　　　宋　波　中国疾病预防控制中心妇幼保健中心
　　　　　　张　悦　中国疾病预防控制中心妇幼保健中心
　　　　　　张小松　北京大学第一医院
　　　　　　陈敦金　广州医科大学附属第三医院
　　　　　　郑睿敏　中国疾病预防控制中心妇幼保健中心
　　　　　　徐　韬　中国疾病预防控制中心妇幼保健中心
　　　　　　蒋宇林　北京协和医院
　　　　　　童笑梅　北京大学第三医院
　　　　　　游　川　北京妇幼保健院
　　　　　　裴开颜　国家卫生健康委科学技术研究所
　　　　　　漆洪波　重庆市妇幼保健院
　　　　　　樊利春　海南省妇幼保健院
学术秘书　　杨慧颖　中国疾病预防控制中心妇幼保健中心

陈竺院士
说健康

总　序

　　人民健康是现代化最重要的指标之一，也是人民幸福生活的基础。党的二十大报告明确 2035 年建成健康中国。社会各界，尤其是全国医疗卫生工作者，要坚持以人民为中心的发展思想，把保障人民健康放在优先发展的战略位置，加快推进健康中国建设，全方位全周期保障人民健康，为实现"两个一百年"奋斗目标、实现中华民族伟大复兴的中国梦打下坚实健康基础，为共建人类卫生健康共同体作出应有的贡献。

　　为助力健康中国建设，提升人民健康素养，人民卫生出版社（以下简称"人卫社"）联合相关学（协）会、平台、媒体共同策划，整合各方优势、创新传播途径，打造高质量的纸数融合立体化传播健康知识普及出版物《十万个健康为什么丛书》（以下简称"丛书"）。丛书通过图书、新媒体、互联网平台等全媒体，努力为人民群众提供全生命周期的健康知识服务。在深入了解丛书的策划方案、组织管理和工作安排后，我欣然接受了邀请，担任丛书专家指导委员会主任委员，主要基于以下考虑：

　　建设健康中国，人人享有健康。党的十八大以来，以习近平同志为核心的党中央一直高度重视、持续推动健康中国建设。2016 年党中央、国务院印发的《"健康中国 2030"规划纲要》指出，推进健康中国建设，是全面建成小康社会、基本实现社会主义现代化的重要基础，是全面提升中华民族健康素质、实现人民健康与经济社会协调发展的国家战略。健康中国的主题是"共建共享、全民健康"，共建共享是基本路径，

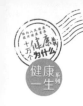

全民健康是根本目的。人人参与、人人尽力、人人享有，实现全民健康，这需要全社会共同努力。党的二十大对新时代新征程上推进健康中国建设作出新的战略部署，赋予了新的任务使命，提出"把保障人民健康放在优先发展的战略位置，完善人民健康促进政策"。丛书建设抓住了健康中国建设的核心要义。

提升健康素养，需要终身学习。健康素养是人的一种能力：它能够帮助个人获取和理解基本的健康信息和服务，并能运用其作出正确的判断和决定，以维持并促进自己的健康。2008 年 1 月，卫生部发布《中国公民健康素养——基本知识与技能（试行）》，首次以政府文件的形式界定了居民健康素养，我很高兴签发了这份文件。此后，我持续关注该工作的进展和成效。经过多年的不懈努力，我国健康素养促进工作蓬勃发展，居民健康素养水平从 2009 年的 6.48% 上升至 2021 年的 25.4%，人民健康状况和基本医疗卫生服务的公平性、可及性持续改善，主要健康指标居于中高收入国家前列，为以中国式现代化全面推进中华民族伟大复兴奠定了坚实的健康基础。健康素养需要持续地学习和养成，丛书正是致力于此。

健康第一责任人，是我们自己。2019 年 12 月，十三届全国人大常委会第十五次会议通过了《中华人民共和国基本医疗卫生与健康促进法》，该法第六十九条提出：公民是自己健康的第一责任人，树立和践行对自己健康负责的健康管理理念，主动学习健康知识，提高健康素养，加强健康管理。倡导家庭成员相互关爱，形成符合自身和家庭特点的健康生活方式。从国家法律到健康中国战略，都强调每个人是自己健康的第一责任人。只有人人都具备了良好的健康素养，成为自己健康的第一责任人，健康中国才有了最坚实的基础。丛书始终秉持了这一理念，能够切实帮助读者承担起自己的健康责任。

接受丛书编著邀请后，我多次听取了丛书工作委员会和人卫社的汇报，提出了一些建议，并录制了"院士说健康"视频。我很高兴能以此项工作为依托，为人民健康多做些有意义的工作。工作委员会和人卫社的同仁们一致认为，这件事做好了，对提高国民特别是青少年健康素养意义重大！

2022 年 11 月，在丛书启动会议上，我提出丛书建设要做到心系于民、科学严谨、质量第一、无私奉献等四点希望。2023 年 9 月，丛书第一个系列"健康一生系列"将正式出版！近一年来，丛书建设者们高度负责、团结协作，严谨、创新、务实地推进丛书建设，让我对丛书即将发挥的作用充满了信心，也对健康科普工作有了更多的思考。

一是健康科普工作需把社会责任放在首位。丛书为做好顶层设计，邀请一批院士担任专家指导委员会的成员。院士们的本职工作非常繁忙，但他们仍以极高的热情投入丛书建设中，指导把关、录制视频，担任健康代言人，身体力行地参与健康科普工作。全国广大医务工作者也要积极行动起来，把社会责任放在首位，践行习近平总书记提出的"科技创新、科学普及是实现创新发展的两翼"之工作要求，把健康科学普及放在与医药科技创新同等重要的位置，防治并重，守护人民健康。

二是健康科普工作应始终心系于民。健康科普需要找准人民群众普遍关心的健康问题，有针对性地开展工作，方能事半功倍。丛书第一个系列开展的健康问题征集活动，收集了两万余个来自大众的健康问题，说明人民群众的健康需求是旺盛的，对专家解答是企盼的。丛书组织专家对这些问题进行了认真的整理、分析和解答，并在正式出版前后组织群众试读活动，以不断改进工作，提升质量，满足人民健康需求，这些都是服务于民的重要体现。丛书更是积极尝试应用新技术新方法，为科

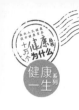

普传播模式创新赋能，强化场景化应用，努力探索克服健康科普"知易行难"这个最大的难题。

三是健康科普工作须坚持高质量原则。 高质量发展是中国式现代化的本质要求之一。健康科普工作事关人民健康，须遵从"人民至上、生命至上"的理念，把质量放在最重要的位置，以人民群众喜闻乐见的方式，传递科学的、权威的、通俗易懂的健康知识，要在健康科普工作中塑造尊重科学、学习科学、践行科学之风，让"伪科学""健康谣言""假专家"无处遁形。丛书工作委员会、各编委会坚持了这一原则，将质量要求落实到每一个环节。

四是健康科普工作要注重创新。 不同的时代，健康需求发生着变化，健康科普方式也应与时俱进，才能做到精准、有效。丛书建设模式创新也是耳目一新，比如立足不同的应用场景，面向未来健康需求的无限可能，设计了"1+N"的丛书系列开放体系，成熟一个系列就开发一个；充分发挥专业学（协）会和权威专家作用，对每个系列的分册构建进行充分研讨，提出要从健康科普"读者视角"着眼，构建具有中国特色的国民健康知识体系；精心设计各分册内容结构和具有中华民族特色的系列 IP 形象；针对人民接受健康知识的主要渠道从纸媒向互联网转移的特点，设计纸数融合图书、在线健康知识问答库结合，文字、图片、视频、动画等联动的全媒体传播模式，全方位、全媒体、全生命周期服务人民健康等。

五是健康科普工作需要高水平人才队伍。 人才是所有事业的第一资源。丛书除自身的出版传播外，着眼于健康中国建设大局，建立编写团队组建、遴选与培养的系列流程，开展了编写过程和团队建设研究，组建来自全国，老、中、青结合的高水平编者团队，且每个分册都通过编写过程的管理努力提升作者的健康科普能力。这项工作非常有意义。希望未来，越来越多的卫生健康工作者能以高度的社会责任感、职业使命感，以无私奉献的精神参与到健康科普工作中，以更多更好的健康科普精品，服务人民健康。

衷心希望，通过驰而不息的建设，丛书能让健康中国、健康素养、健康第一责任人的理念深入人心，并转化为建设健康中国的重要动力，成为国民追求和促进健康的重要支撑。

衷心希望，能以大型健康科普精品丛书为依托，培养一支高水平的健康科普作者队伍，增强文化自信的建设力量，从而更好地为中华民族现代文明贡献健康力量。

衷心希望，读者朋友们积极行动起来，认真汲取《十万个健康为什么丛书》中的健康知识，把它们运用到自己的生活里，让自己更健康，也为健康中国建设作出每个公民的贡献！

中国红十字会会长
中国科学院院士
丛书专家指导委员会主任委员
2023 年 7 月

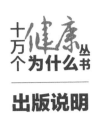

出版说明

健康是幸福生活最重要的指标，健康是 1，其他是后面的 0，没有 1，再多的 0 也没有意义。提升健康素养，是提高全民健康水平最根本、最经济、最有效的措施之一。党的二十大报告要求，加强国家科普能力建设，深化全民阅读活动。习近平总书记指出，科技创新、科学普及是实现创新发展的两翼，要把科学普及放在与科技创新同等重要的位置。在这一重要指示精神的指引下，人民卫生出版社（以下简称"人卫社"）努力探索让科学普及这"一翼"变得与科技创新同样强大，进而助力创新型国家建设。经过深入调研，团结广大医学科学家、健康传播专家、学（协）会、媒体、平台，共同策划出版《十万个健康为什么丛书》（以下简称"丛书"）。

为了帮助读者更好地了解和使用丛书，特将出版相关情况说明如下。

一、丛书建设目标

丛书努力实现五个建设目标，即：高质量出版健康科普精品，培养优秀的健康科普团队，创新数字赋能传播模式，打造知识共建共享平台，最终提升国民健康素养，服务健康中国行动落实和中华民族现代文明建设。

二、丛书体系构建

1. 丛书各系列分册设计遵从人民至上的理念，突出读者健康需求和

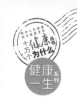

视角。各系列的分册设计经过多轮专家论证、读者健康需求调研，形成从读者需求入手进行分册设计的共识，更好地与读者形成共鸣，让读者愿意读、喜欢读，并能转化为自身健康生活方式和行为。

比如，丛书第一个系列"健康一生系列"，既不按医学学科分类，也不按人体系统分类，更不按病种分类，而是围绕每个人在日常生活中会遇到的健康相关问题和挑战分类。这个系列分别针对健康理念养成；到人生面临的生、老、病问题；再到每天一睁眼要面对的食、动、睡问题；最后到更高层次的养、乐、美问题设立 10 个分册，分别是《健康每一天》《健康始于孕育》《守护老年健康》《对疾病说不》《饮食的健康密码》《运动的健康密码》《睡眠的健康密码》《中医养生智慧》《快乐的健康密码》和《美丽的健康密码》。

2. 丛书努力构建从健康知识普及到健康行为指导的全生命周期全媒体的健康知识服务体系。依靠权威学（协）会和专家的反复多次研究论证，从读者的健康需求出发，丛书构建了"1+N"系列开放体系，即以"健康一生系列"为"1"；以不同人群、不同场景的不同健康需求或面临的挑战为"N"，成熟一个系列就开发一个系列。目前已初步策划了"主动健康系列""应急急救系列""就医问药系列"和"康养康复系列"等多个系列，将在"十四五"期间陆续启动和出版。

3. 丛书建设有力贯彻落实"两翼论"精神，推动健康科普高质量创新发展。丛书除自身的出版传播外，还建立编写团队组建、遴选与培养的系列流程，开展了编写过程和团队建设研究，组建来自全国，老、中、青结合的高水平编者团队，并通过编写过程的管理努力提升作者的健康科普能力。丛书建设部分相关内容还努力申报了国家"十四五"主动健康和人口老龄化科技应对重点专项；以"《十万个健康为什么丛书》策划出版为基础探索全方位、立体化大众科普类图书出版新模式"为题，成功获得人卫研究院创新发展研究项目支持。

三、 丛书创新特色

1. 体现科学性、权威性、严谨性。为做好丛书的顶层设计、项目实施和编写出版工作，保障科学性，丛书成立专家指导委员会、工作委员会和各分册编委会。

第十二届、十三届全国人大常委会副委员长，中国红十字会会长陈竺院士担任丛书专家指导委员会主任委员，国家卫生健康委员会副主任李斌、中国计划生育协会常务副会长王培安、中华预防医学会名誉会长王陇德院士、中国健康促进基金会荣誉理事长白书忠等领导担任副主任委员，二十余位院士应邀担任委员。专家们积极做好丛书顶层设计、指导把关工作，录制"院士说健康"视频，审阅书稿，甚至承担具体编写工作……他们率先垂范，以极高的社会责任感投入健康科普工作中，为全国医务工作者参与健康科普工作树立了榜样。

人民卫生出版社、中国健康促进基金会、中国计划生育协会、中华预防医学会、中国科普研究所、全国科学技术名词审定委员会、健康报、新华网客户端《新华大健康》等机构负责健康科普工作的领导和专家组成了丛书工作委员会，并成立了丛书工作组，形成每周例会、专题会、组建专班等工作机制，确保丛书建设的严谨性和高质量推进。

来自相关学（协）会、医学院校、研究机构等 90 余家单位的 200 余位在相关领域具有卓越影响力的专家组成了"健康一生系列"10 个分册的编委会。专家们面对公众健康需求迫切，但优秀科普作品供给不足、科普内容良莠不齐的局面，均以极大的热忱投入丛书建设与编写工作中，召开编写会、审稿会、定稿会等各类会议数十次，对架构反复研究，对

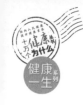

内容精益求精，对表达字斟句酌，为丛书的科学性、权威性和严谨性提供了可靠保证。

2. 彰显时代性、人民性、创新性。习近平总书记在文化传承发展座谈会上发表重要讲话，强调"在新的起点上继续推动文化繁荣、建设文化强国、建设中华民族现代文明，是我们在新时代新的文化使命"。丛书以"同中国具体实际相结合、同中华优秀传统文化相结合"理念为指导，彰显时代性、人民性、创新性。

丛书高度重视调查研究工作，各个系列都会开展面向全社会的问题征集活动，并将征集到的问题融入各个分册。此外，在"健康一生系列"即将出版之际专门开展试读工作，以了解读者的真实感受，不断调整、优化工作思路和方法，实现内容"来自人民，根植人民，服务人民"。

在丛书整体设计和 IP 形象设计中，力求用中国元素讲好中国健康科普故事。丛书在全程管理方面始终坚持创新，在书稿撰写阶段，即采用人卫投审稿平台数字化编写方式，从源头实现"纸数融合"。在图书编写过程中，同步建设在线知识问答库。在图书出版后，实现纸媒、电子书、音频、视频同步传播，为不同人群的不同健康需求提供全媒体健康知识服务。

3. 突显全媒性、场景性、互动性。丛书采取纸电同步方式出版，读者可通过数字终端设备，如电脑、手机等进行阅读或"听书"；同时推出配套数字平台服务，读者可通过图书配套数字平台搜索健康知识，平台将通过文字、语音、直播等形式与读者互动。此外，丛书通过对内容的数字化、结构化、标引化，建立与健康场景化语词的映射关系，构建场景化知识图谱，利用人们接触的各类健康数字产品，精准地将健康知识推送至需求者的即时应用现场，努力探索克服健康科普"知易行难"这个最大的难题。

四、 丛书的读者对象、内容设计和使用方法

参照《中国公民健康素养 66 条》锁定的目标人群，丛书读者对象定为接受九年义务教育及具备以上文化水平的人群，采用问答形式编写，重点选择大众日常生活中"应知道""想知道""不知道"和"怎么办"的问题。丛书重在解决"怎么办"，突出可操作性，架起大众对"预防为主"和"一般健康问题"从"为什么"到"怎么办"的桥梁，助力从"以治病为中心"向"以健康为中心"转变。

丛书是一套适合普通家庭阅读、查阅和收藏的健康科普书，覆盖日常生活中会遇到的常见健康问题。日常阅读，可以有效提升健康素养；遇到健康问题时，查阅对应内容可以达到答疑解惑、排忧解难的目的。此外，"健康一生系列"还配有丰富的富媒体资源，扫码观看视频即可接收来自专家针对具体健康问题的进一步讲解。

《庄子·内篇·养生主》提醒我们："吾生也有涯，而知也无涯，以有涯随无涯，殆已！"如何有效地让无穷的医学知识转化为有限的健康素养，远远不止"授人以渔"这么简单，这需要以大型健康科普精品出版物为依托，培养一支高水平的健康科普作者队伍；需要积极推进相关领域教育、科技、人才三位一体发展，大力弘扬科学精神和科学家精神；还需要社会各界积极融健康入万策，并在此基础上努力建设健康科学文化，增强文化自信的建设力量，从而更好地为中华民族现代文明建设贡献健康力量。

衷心感谢丛书建设者们和读者们的大力支持，让我们共同努力，为健康中国建设和中华民族现代文明建设作出力所能及的贡献。

丛书工作委员会
2023 年 7 月

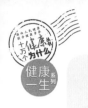

前　言

　　《健康中国"2030"规划纲要》和党的二十大报告都提出要"推进健康中国建设",人民健康是民族昌盛和国家强盛的重要标志。妇女儿童是国家基本公共卫生服务重点人群之一,为妇女儿童提供覆盖全生命周期的涵盖生理和心理两方面的连续的医疗保健服务和健康管理是妇幼保健工作者的主要任务。

　　随着生活水平的提高和医疗技术的发展,人民群众对健康的关注程度越来越高,健康已成为广大人民群众的共同追求。当前,预防为主的健康理念已经深入人心,对健康科普知识的需求也大幅度提升,预防保健的窗口提前到生命之初。"生命早期1000天"是指从怀孕开始到婴幼儿两岁的这一段时间,这个时期是儿童身体和智力发展最为关键的时期,不仅影响婴儿时期的体格发育和脑发育,也关系到孩子成人后的健康,被世界卫生组织定义为一个人生长发育的"机遇窗口期"。

　　为了深入浅出地解答"生命早期1000天"的常见困惑,受人民卫生出版社邀请,组织全国妇幼保健、公共卫生、妇产科及儿科临床、健康教育等相关专业领域知名专家学者组成《十万个健康为什么丛书——健康始于孕育》编写团队,共同完成本书的编写工作。

　　《十万个健康为什么丛书——健康始于孕育》以"生命早期1000天"为核心,从前期面向全社会的健康问题征集活动中梳理出

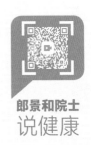

郎景和院士
说健康

公众最感兴趣的问题，编写涵盖备孕期、孕期、分娩及产后、新生儿护理、婴幼儿养育等方面的科普知识，涉及健康生活方式、疾病预防及膳食营养、心理健康等内容，对每一个问题进行了通俗易懂的解答，并围绕问题进行相关科普知识的拓展讲述，便于读者更好地了解如何健康孕育、预防疾病、帮助婴幼儿健康成长。此外，本书还设置了"院士说健康""健康云课堂"院士、专家讲科普的视频栏目，让每一位读者可以倾听权威专家讲述的科普知识，并将其运用于日常生活中。

　　编委会的成员们在本书的编写过程中付出了大量的时间和心血，他们以专业的医学知识和宝贵的临床经验为本书的科学性、实用性提供了权威保障。在此，谨向各位编委的辛勤付出表示衷心的感谢！希望本书能够为广大读者提供切实有益的帮助，也希望读者能够养成健康的生活习惯，从孕育之初开始，从自身做起，开启健康一生之路。希望全国从事妇幼保健工作的同仁和读者提出宝贵意见，以利于我们今后更好地开展工作，共同促进妇幼人群健康素养不断提升。

李志新　杨　琦

2023 年 7 月

目录

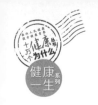

第二章 顺利度过孕期

三   孕期常见问题及处理

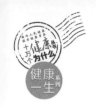

 第三章 **分娩及产后保健**

一　分娩常见问题

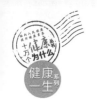

第四章　新生儿护理

二 新生儿日常护理

三 新生儿常见疾病

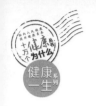

第五章　婴幼儿养育

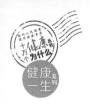

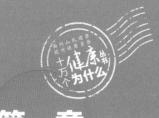

第一章

科学备孕与健康生育

一

备孕常识

1. 为什么说
"身体发肤，受之父母"

古人常说"身体发肤，受之父母，不敢毁伤，孝之始也。"意思是每个人身上的一切都是父母给的，即使头发和指甲也是如此，绝不容轻易损伤。古人的这种说法可能是基于两点，其一是只有异性之间的结合才会孕育出新生命；其二是父母和孩子体貌特征的相似性。现代生物遗传学研究已经证明，一个人长成什么样子、具有什么样的特征很大程度上是由父母的遗传信息决定的。

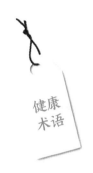

健康术语

减数分裂

是有性生殖生物在生殖细胞成熟过程中发生的特殊分裂方式。在这一过程中，DNA 复制一次，细胞连续分裂两次，形成的 4 个子细胞的染色体数目只有母细胞的一半，故称为减数分裂，又称为成熟分裂。减数分裂的结果是形成具有 23 条染色体的单倍体配子（精子和卵子）。

人的生命起点是受精卵，而受精卵是由来自父亲的精子和来自母亲的卵子结合而成的。精子和卵子分别携带父母的遗传信息，那么，来自父母的遗传信息是如何通过受精卵遗传给下一代的呢？

首先我们要知道，带有遗传信息的 DNA 片段称为基因。基因储存着生命的"密码"，包括孕育、生

关键词

遗传信息　基因　染色体　减数分裂

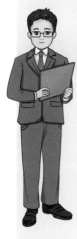

长、凋亡等过程的全部信息。人体细胞中含有 23 对染色体，DNA 就存在于这些染色体中，而每一条 DNA 上有许多基因。人体的 23 对染色体两两配对，一条来自父亲，一条来自母亲。在个体自然生长的过程中，细胞会不断发生分裂，子细胞会完整复制母细胞的所有遗传信息，也就是说，子细胞也会有相同的 23 对染色体。

精子和卵子是生殖细胞，是由一种特殊的细胞分裂方式——减数分裂产生的。减数分裂，顾名思义是数量减少的细胞分裂方式，这里的"数量减少"是指染色体数量减半，即由原来的 23 对染色体减半为 23 条染色体，医学上通常将 23 对染色体称为二倍体，将 23 条染色体称为单倍体。减数分裂过程中，23 对染色体（二倍体）会被分开，使得最终产生的精子或卵子中恰好只有母细胞一半的染色体，即 23 条染色体（单倍体）。

精子或卵子分别携带了来自父亲或母亲的遗传信息。精子使卵子受精，卵子完成最终的减数分裂，二者结合形成二倍体细胞——受精卵。受精卵继续分裂增殖并最终孕育出新生命。这就是新生婴儿表现出某些与父母相同特点的原因。

（李志新）

2. 为什么说**月经**是女性具备**生育力**的标志

月经是指伴随卵巢周期性变化而出现的子宫内膜周期性脱落及出血。卵巢是女性产生生殖细胞（卵子）和性激素的性腺。卵巢的周期性变化包括卵泡的发育、成熟和排出，与此同时，性激素（如雌激素、孕激素）等开始产生与分泌。卵泡排卵前分泌雌激素，子宫内膜在雌激素的作用下增厚；排卵后的卵泡形成黄体，产生两种激素，即雌激素和孕激素，子宫内膜在雌激素和孕激素的作用下进一步增厚、转化；若女性并未怀孕，则黄体萎缩，雌激素和孕激素水平下降，缺乏激素供养的子宫内膜开始脱落、出血，形成流动的混合物排出体外，这就是月经。由此可见，月经与女性排卵息息相关。

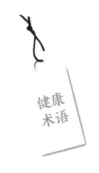

健康术语

月经周期

出血的第 1 日为月经周期的开始，两次月经第 1 日的间隔时间称为 1 个月经周期。

不孕症

女性无避孕，规律性生活至少 12 个月而未孕称为不孕症。

关键词

月经　月经周期　排卵障碍　月经异常

月经就像卵巢的晴雨表，规律月经是女性生殖功能成熟的重要标志，也是女性具备生育力的标志。正常的月经周期是 21~35 天，规律的月经周期往往提示排卵正常，一般来说，女性会在月经周期的中间排

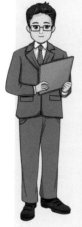

卵，比如每月第 1 天来月经，排卵期大致在当月的第 14~15 天。当月经周期短于 21 天或长于 35 天时，往往提示排卵异常，主要表现为排卵障碍。慢性排卵障碍是很多内分泌疾病的共同表现，20%~25% 的育龄期女性存在慢性排卵障碍。排卵障碍同时也是女性不孕的原因之一，占女性不孕原因的 25%~35%。

月经异常的病因比较多，包括内分泌紊乱，如高催乳素血症、雌激素过少等；子宫结构性改变，如子宫内膜息肉、子宫肌瘤等；以及凝血相关疾病、排卵障碍、药物性因素等。如果女性存在月经周期异常、月经不规律、经期长度异常、经期出血量异常等情况，应及时到正规医院妇科门诊就诊，通过妇科查体、妇科超声、性激素检查等寻找病因，及早干预，这对保护女性的生育力及生殖健康至关重要。若月经异常合并不孕，则应尽早至生殖医学中心就诊。

女性月经异常的判断

评价指标		判断标准
周期频率	月经频发	周期<21 日
	月经稀发	周期>35 日
周期规律性 (近 1 年)	不规律月经	周期改变 ≥7 日
	闭经	≥6 个月无月经
经期长度	经期延长	>7 日
	经期过短	<3 日
经期出血量	月经过多	>80mL
	月经过少	<5mL

卵细胞

卵细胞是人体最大的细胞，是由卵巢产生的。卵巢的主要功能除分泌女性必需的性激素外，就是产生卵细胞。卵巢的雏形形成于胚胎时期，即孕 3~6 周。出生前，胎儿的卵巢中已有数百万个卵母细胞形成，经过儿童期、青春期，到成人期，女性卵巢中约有 10 万个卵母细胞。卵母细胞包裹在原始卵泡中，在性激素的影响下，每个月都有一批原始卵泡同时开始发育，但只有一个卵泡成熟（即卵子）并排出。一般来讲，女性一生中成熟的卵子数量为 300~400 个。

（李　蓉）

3. 为什么说生命的 诞生是一个神奇的过程

生命的诞生是一个神奇的过程，孕育生命的过程不但复杂而且精密，对于人类而言，在精子与卵子结合形成受精卵的瞬间，一个新的生命就此诞生，人类的生命得以延续。

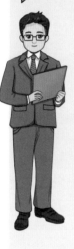

受精卵 卵子 精子

专家说

一个健康受精卵的形成需要经历重重关卡，可谓是"跋山涉水"。那么受精卵究竟是如何形成的？

卵子从卵巢排出后，经过8~10分钟进入输卵管，经输卵管伞部到达并停留在输卵管壶腹部，如果遇到精子，则在此受精（人类卵子与精子结合的部位大多是在输卵管壶腹部）。卵子排出后，约可存活48小时，在这48小时内卵子等待着与精子相遇、结合。若卵子排出后由于多种原因不能与精子相遇形成受精卵，便会在48~72小时后自然死亡。如果一个卵子失去受精的机会，就要等到一个月后另一个卵子发育成熟并排出卵巢，它将重复上述过程。需要说明的是，女性左右两个卵巢通常是轮流排卵的，每次排出一个卵子，少数情况下能同时排出两个或两个以上的卵子。

在受精过程中，精子需要经过"长途跋涉"，与卵子完成"生命之吻"。精子随精液进入女性阴道中，经过宫颈、宫腔到达输卵管壶腹部，与卵子结合形成受精卵。这一过程之所以能够顺利进行，与精子的活动性及女性生殖道的生理条件密切相关。经过子宫、输卵管肌肉的收缩运动，大部分精子在前进过程中会因失去活力而衰亡，最后只有20~200个精子能够到达卵子周围，最终只有1个精子与1个卵子结合。只有精子和卵子都是健康的，结合后才能形成优质的受精卵。

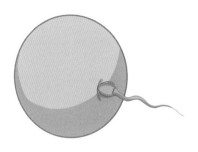

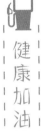

受精卵形成需要具备的条件

1. 女性能产生正常而成熟的卵子，且输卵管通畅。

2. 男性性功能正常，能正常排精，且有足够的、形态和功能均正常的精子，以及适合精子游动的液体环境。

3. 男女双方在女性排卵期前后正常性交，以保证精子、卵子有"相遇"的机会。

（李　蓉）

4. 为什么女性在**备孕期**要重点关注自身**营养状况**

很多人以身材苗条为美，不少女性会采取节食的方式来控制体重。在女性备孕时，医生通常会建议她们注重日常饮食中的营养搭配，积极做好孕前的营养补充，特别是对于那些偏瘦的女性。这是由于女性一旦出现营养不良，就有可能影响生育力，通俗来讲就是不易怀孕。即使运气好怀上了小宝宝，在母体营养不良的情况下，胎儿的生长发育也会受到严重影响。

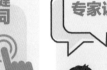
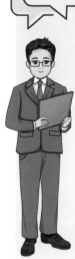

专家说

营养不良导致不孕的原因可能有两个。首先，营养不良的女性，其卵子的活力是不足的，而卵子是否能够受精与它们的活力有很大关系。身体缺乏某些营养素，会使卵子的活力大打折扣，进而导致不孕。其次，长期节食必然导致热量摄入不足，体内脂肪含量不足，没有了足够脂肪的保护，子宫很容易发生脱垂，进而不易受孕。当然，如果女性过度肥胖，卵巢微环境也会发生改变，容易发生代谢异常导致雄激素水平上升，进而影响生育力。

胎儿在母体内要历经过 10 个月的发育，在此期间胎儿的所有营养都只能依靠母体。特别是怀孕后的前 3 个月尤为关键，胎儿的各个重要器官，如心、肝、肾、肠和胃等都在这个阶段分化完毕并发育成形，大脑也将在这一时期快速发育。

如果女性在备孕期没有做好充分的营养准备，即使孕期及时补充营养，胎儿也无法从母体获得足够而齐全的营养成分，这是由于部分营养成分是需要女性在孕前提前进行补充的。如果孕前相关营养成分贮备不足，则会造成孕期营养成分供应不足，影响胎儿的生长发育，甚至导致出生缺陷等严重问题。正常情况下，女性自青春期月经来潮后，乳腺的发育就基本成熟，而营养状态

营养不良 生育力 备孕

会在一定程度上影响乳腺发育，如果长期营养缺乏会造成产后泌乳不足，影响新生儿的喂养。

因此，女性在备孕前应该对自身营养状况进行全面评估，如果发现存在营养不良的问题，应尽快寻求营养师和医生的帮助，合理补充维生素、微量元素等营养成分，待营养状态改善之后再怀孕。即使是营养状态较好的女性，在备孕期也要做到平衡膳食。

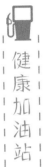

健康加油站

针对备孕期和孕期女性的核心建议

1. 调整孕前体重至正常范围，保证孕期体重适宜增长。

2. 常吃含铁丰富的食物，选用碘盐，合理补充叶酸和维生素 D。

3. 孕吐严重者，可少量多餐，保证碳水化合物的足够摄入。

4. 孕中期适当增加奶、鱼、禽、蛋、瘦肉的摄入。

5. 经常进行户外运动，禁烟、酒，保持健康的生活方式。

6. 孕期保持心情愉快，为产后母乳喂养做积极准备。

（李志新）

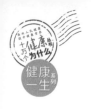

5. 为什么说**适宜体重**
对备孕女性很重要

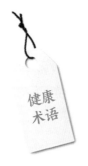

适宜体重　备孕　身体质量指数　BMI

身体质量指数（body mass index，BMI）

是国际上衡量人体胖瘦程度以及是否健康的常用指标。计算公式为：BMI= 体重（kg）÷ 身高（m）^{2}。我国成年人的 BMI 正常值为 18.5~23.9kg/m^2，≥ 24kg/m^2 为超重，≥ 28kg/m^2 则为肥胖。

适宜的体重与人体良好的营养状况关系密切，医生通常会建议备孕女性将体重控制在合理范围内。那么，什么样的孕前体重才是适宜的？体重对生育有什么影响呢？

专家说

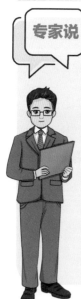

目前医学界普遍认为，女性孕前的身体质量指数（BMI）在 18.5~23.9kg/m^2 之间较为适宜，体重过低或者过高都会影响孕育过程，适宜的体重将使怀孕变得更容易，并有助于维持孕期健康状态以及产后的良好恢复。研究表明，孕前营养不良，特别是体重偏低的女性不易受孕，即使怀孕，也会对胎儿发育和妊娠结局产生不良影响。孕前肥胖、超重更是与多种孕期合并症关系密切，包括妊娠高血压、妊娠糖尿病以及孕期呼吸系统疾病（哮喘、睡眠呼吸暂停）、血栓栓塞性疾病；同时，孕前肥胖、超重会导致不良妊娠结局，导致剖宫产率增加，容易出现切口感染、子宫内膜炎、麻醉合并症（插管或硬膜外置管困难）以及新生儿先天畸形、大于胎龄儿、死胎、肩难产、远期成人合并症（肥胖、糖尿病）等情况。

为了自身健康以及顺利孕育宝宝，女性在孕前应做好充分准备，调整和管理好自己的体重。建议女性在备孕前应尽可能做到以下两点。

首先，要对自己的饮食结构和摄入量进行评估，纠正不良的饮食习惯，调整饮食结构。超重和肥胖的女性，在控制摄入总量的基础上要少吃高热量、高脂肪食物，适当多吃水果、蔬菜、粗粮，喝低脂牛奶；体重过低的女性，可以增加总摄入量，重点增加优质蛋白和脂肪的摄入，当然，水果和蔬菜也是不能少的。

建议备孕女性每日摄入：谷类 200~250g（含全谷类和杂豆 75~100g），薯类 50g，蔬菜类 300~500g（每周至少一次海藻类），水果类 200~300g，肉禽蛋鱼类 130~180g（瘦畜禽肉 40~65g，每周一次动物血或畜禽肝脏），鱼虾类 40~65g，蛋类 50g，奶类 300g，大豆 15g 或坚果 10g，油 25g，加碘盐 5g。

其次，运动很重要。当然，运动应该循序渐进，以免造成运动伤害。

（李志新）

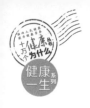

6. 为什么医生建议
在**排卵期**前后**同房**

对于准备要小宝宝的夫妻，医生通常会建议他们在女性排卵期前后同房，这是为什么呢？

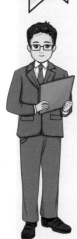

从医学角度讲，受孕是一个复杂的过程。首先，女性的卵巢要能够排出正常的卵子，然后卵子被输卵管伞部"捕捉"到，并将其输送到正常的受精部位；其次，男性的精液要能够伴随性生活，也就是俗称的"同房"，进入女性体内，精子游动到输卵管与卵子相遇，一般在受精部位，即输卵管壶腹部形成受精卵；最后，受精卵移动到子宫腔内顺利着床，至此受孕过程就完成了。

在这个过程中，任何一个环节出现问题女性都是不可能受孕的。需要注意的是，无论是卵子还是精子，一旦形成后，在体内的存活时间都比较短，如果不能创造条件让它们相遇，受孕也就不可能发生了。解决这一问题的关键就是要选择适当的时机同房。

精子虽然存活时间短暂，但其产生是随时和大量的，所以同房时机的把握一般与男性无关。卵子的产生不易，月经正常的女性，每个月经周期通常只有一个健康成熟的卵子排出。卵子在女性体内存活时间一般为 1~2 天，男性精子在女性体内一般能存活 2~3 天。如果在排卵期前过早同房，精子在女性体内还没和卵子相遇就死掉了；如果在排卵期后过晚同房，卵子也会因为迟迟等不到精子而终结使命，受孕的机会就只能再等一个月了。所以，备孕夫妻如果希望尽快达成目标，计算好排卵期就显得十分重要了。

月经规律的女性，排卵日一般在下次月经来潮前的 14 天左右，排卵日前 4 天和后 3 天之间的时间被称为排卵期，总共约 8 天。在这 8 天的时间内，如果每 1~2 日有一次性生活，成功怀孕的概率就会大大提高。

（李志新）

7. 为什么**备孕**女性 要重视**口腔保健**

随着文明的发展和社会的进步，越来越多的人希望通过维护好一口健康的牙齿来提升个人形象。口腔健康不仅能提升颜值，还与全身健康密切相关。在女性备孕阶段，维护口腔健康十分重要。

专家说

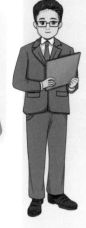

备孕 口腔健康

　　人的口腔构造十分复杂，除了牙齿，口腔内部都被黏膜覆盖。口腔黏膜的血运丰富，许多营养素和药物都可以通过口腔黏膜被人体吸收。如果一个人的口腔卫生状况不佳，口腔黏膜就可能处于一种长期慢性感染状态，炎症因子会随着血液运送到全身。对孕妇来讲，口腔健康状况不良将导致罹患心血管疾病、妊娠糖尿病以及出现不良妊娠结局的风险显著提高。

　　一方面，口腔健康的改善并非一蹴而就，等到怀孕后再治疗口腔问题就有些晚了；另一方面，怀孕本身容易引发口腔健康问题，孕妇体内一些激素水平的变化会使牙龈中的血管发生改变，易引发牙龈炎，而早孕反应，如呕吐、反酸等会降低口腔中的 pH，使得牙齿暴露于酸性环境下，更容易发生龋齿，所以备孕女性一定要注意做好口腔保健。

　　对于备孕女性口腔保健的具体建议：首先，早、晚刷牙并坚持使用含氟牙膏；其次，饭后漱口并在必要时使用牙线。对于已经存在口腔健康问题的备孕女性，由于孕期能够进行口腔疾病治疗的安全期很短，建议在备孕期就及时到医院进行全面的检查和治疗，遵医嘱定期复查，保持好口腔健康。

（李志新）

8. 为什么医生建议
备孕女性重视心态调整

很多年轻女性在备孕时会感到紧张、焦虑，一方面，担心自己不能很好地应对有了孩子之后的生活；另一方面，担心自己无法顺利怀孕。对于医生而言，通常会建议备孕女性以放松的状态面对备孕以及之后怀孕生子的生活，这是为什么呢？

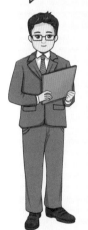

受紧张、焦虑等情绪的影响，女性可能出现内分泌紊乱，而据神经内分泌学相关研究证实，长期焦虑、抑郁或恐惧、不安等不良心理状态可以通过神经传导到大脑，影响下丘脑和垂体的功能，阻碍激素分泌，抑制卵巢排卵。

不仅是女性，如果男性在备孕阶段精神紧张，也可能影响性生活质量，甚至影响精子质量而导致不能如愿怀孕。如果男女双方较长时间处于不良心理状态，还可能影响全身健康，进而使更多有可能导致不孕不育的情况发生。医学研究证明，女性较男性更容易出现情绪波动，也更容易因心理因素而引发其他健康问题，如异常子宫出血、痛经、闭经。此外，即使能够顺利怀孕，孕妇的心理状态也与胎儿的生长发育息息相关。

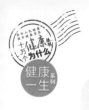

　　怀孕是一个小概率事件，无数条件的偶合才能创造出一个新生命，备孕女性切不可因为几个月的备孕失败就疑神疑鬼，而是应该以一种积极、放松的心态备孕。以下几点建议可供备孕女性参考。

　　1. 在备孕时主动学习一些孕育知识，知道在备孕和怀孕阶段需要注意哪些问题、规避哪些风险，做到心中有数，这样就能减少迷茫，消除紧张。

　　2. 做好心理准备，多做有利于自己心态放松的事情，规避容易产生压力和紧张感的因素。

　　3. 不要独自面对问题和困难，遇事多寻求伴侣和家人、朋友的支持与帮助。

　　4. 多进行户外运动，多参加一些社交活动，以积极、乐观的心态面对生活。

　　5. 如果 1~2 年备孕失败，建议夫妻双方去医院进行全面系统的检查，明确导致不孕的原因究竟是身体问题还是心理问题。如果双方的身体都没有问题，就需要接受专业的指导与心理干预。

（李志新）

9. 为什么**丈夫**
也要参与**备孕**

传统思想认为"生孩子就是女人的事儿，所以生不出孩子肯定是女人的问题"。殊不知一些不孕夫妇查来查去却发现原来是男方的问题。

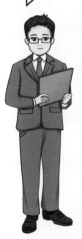

在生孩子这件事儿上，男女双方都担负着重要的责任。对于男性而言，睾丸每天可产生数千万的精子，成熟并排出体外大约需要 3 个月的时间。在精子生成的过程中会受到很多因素的影响，如吸烟、酗酒、穿紧身裤、洗桑拿等对男性生育力都可能产生显著的负面影响。此外，久坐以及缺乏运动、过度肥胖也会影响男性生育力，感染、发热、劳累等都可能导致精液质量异常。上述不良因素会导致女性不易受孕，即便受孕，也可能影响胚胎的正常发育，导致自然流产、胚胎停育等现象。

在备孕阶段，准爸爸要做哪些准备呢？首先，准爸爸要戒烟限酒，因为烟草中含有尼古丁、焦油、砷、镉等大量有害物质，它们会严重影响睾丸的生精能力。其次，要注重合理膳食，精子生成过程中需要大量的维生素和锌、硒等微量元素，备孕阶段准爸爸应该多

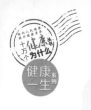

吃蔬菜、水果和海鲜等富含维生素、微量元素的食物，并且多摄入优质蛋白。最后，如果准爸爸的职业是农药喷洒工、油漆工、锻造工、长途运输司机等，工作中会长期大量接触农药、铅、汞、甲醛以及在高温环境下工作，可能会对睾丸的生精能力产生负面影响，导致精子数量和质量降低，备孕期应该加以注意。如果工作中不得不接触有毒有害物质，一定要尽量减少接触的时间和剂量，并做好防护，如戴好口罩、手套或者防毒面罩等。此外，要注意避免久坐，养成良好的生活习惯，适量运动、规律作息。

如果想要生育健康的宝宝，准爸爸要和准妈妈一起行动起来，提前 3~6 个月开始进行准备。

（裴开颜）

二

孕前优生

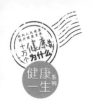

10. 为什么怀孕
要**提前计划**

计划怀孕是有意识地主动对怀孕行为作出安排，主要包括在准备怀孕之前调整身心健康状况、选择适宜的受孕时机、创造良好的受孕环境等，这些对于获得良好的妊娠结局、保障母亲和孩子的安全与健康具有非常重要的意义。

专家说

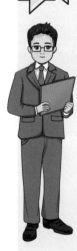

计划怀孕可以将意外妊娠的发生率降到最低，避免以下情况的发生：还未做好工作和学业安排；疾病尚未治愈、慢性疾病尚未稳定、近期生活不规律或过度劳累等影响男女双方的身体健康；服用了可能导致胎儿畸形的药物或接触了致畸剂量的放射线和化学物质。避免这些不利因素，可以显著降低自然流产、早产、胎儿发育不良、死胎、死产和出生缺陷等的发生概率，改善母儿结局。此外，通过孕前优生健康检查和必要的遗传学咨询还可以提早发现、及时干预夫妻双方存在的可能影响妊娠结局的疾病，如地中海贫血等遗传病和生殖道感染等感染性疾病，减少对下一代的不良影响。

计划怀孕的夫妇应到正规医疗机构接受孕前保健服务，通过孕前检查了解双方的健康状况，发现可能影响生育的遗传、环境、心理和行为等方面的风险因素，通过对风险因素进行评估，获得有针对性的优生指导，以便从身体、心理、营养、行为方式等多方面做好准备，科学备孕，生育健康宝宝。

值得注意的是，对于计划再孕的夫妇，不要因为此前生育过程顺利就忽视了再次怀孕的风险。为了本次怀孕获得良好的妊娠结局，再孕夫妇依然要积极主动进行孕前咨询和医学检查，在医生的评估和指导下科学备孕。

（裴开颜）

11. 为什么人们常说 "到什么年龄做什么事"

相信很多人听过这样一句话"到什么年龄做什么事""该结婚就结婚，该生宝宝就生宝宝"。在医生看来，这种"催婚"或"催生"的话其实是有一定科学道理的。

首先，女性年龄和生育力关系密切。研究已经表明，年龄是影响女性生育力的首要因素。一般来说，女性在 14 岁左右开始月经来潮，规律性月经来潮表示女性已经具备了生育力；女性在 21 岁左右才真正达到了生理成熟，22~29 岁是女性生育的最佳年龄；30 岁以后，女性的生育力开始缓慢下降，35 岁以后生育力快速下降，表现为卵巢内卵细胞数量减少和质量降低，自然怀孕的概率下降。辅助生殖技术的成功率也和年龄显著相关，35 岁以后女性采用辅助生殖技术受孕后试管婴儿的成活率显著降低。

其次，高龄女性怀孕，胎儿染色体异常等出生缺陷的发生风险升高，如唐氏综合征（又称 21- 三体综合征）的发生就与母亲的年龄相关。研究表明，高龄女性孕期发生妊娠高血压、妊娠糖尿病和产后出血等的风险显著增加。总之，高龄女性怀孕，无论对胎儿还是对孕妇本人都会带来比较大的健康风险。

最后，男性的生育力同样也和年龄相关。由于男性性成熟晚于女性，目前认为男性最佳生育年龄为 25~35 岁，40 岁以后男性生育力开始下降。近年来有研究表明，高龄男性所育婴儿患病风险增加。

由此可见，人们常说的"到什么年龄做什么事"是有一定科学道理的，即在最佳年龄完成生育，可以有效避免因高龄、生育力下降所致的不孕不育，以及由高龄女性怀孕带来的一系列母儿健康风险。

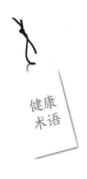

生育力

　　又称生殖力，指夫妇双方规律无避孕性生活，可以自然建立并维持临床妊娠获得活产婴儿。要实现生育力，需要夫妇双方具备正常的精子和卵子、正常的性功能、畅通的生殖道和女方适宜的宫内环境。

（白　符）

12. 为什么要进行

孕前**优生健康检查**

　　婚后计划怀孕的夫妇，即使自我感觉身体很健康，也接受过婚前医学检查，现在计划要宝宝了，还通常会被告知要去进行孕前优生健康检查，这是为什么呢？

专家说

　　孕前优生健康检查项目是国家为计划怀孕的夫妇特别设计的一系列免费惠民技术服务，目的在于帮助计划怀孕的夫妇尽早发现可能影响孕育的风险因素，及时采取干预措施，降低出生缺陷的发生风险，促进优生优育。孕前优生健康检查包括优生健康教育、病

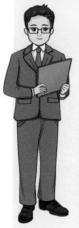

史询问、体格检查、临床实验室检查、影像学检查、风险评估、咨询指导、早孕及妊娠结局追踪随访等19项免费服务。计划怀孕的夫妇可以到当地妇幼保健机构详细咨询相关政策。

有遗传病家族史或不良孕产史，如家族成员中有遗传病患者、分娩过出生缺陷儿、有反复流产或死胎等不良孕产史的备孕夫妇，需要尽早到当地妇幼保健机构接受有针对性的咨询指导。及时的孕前优生健康检查是预防出生缺陷发生的第一道防线，称为出生缺陷的一级预防，即病因预防，可以从源头上避免出生缺陷的发生。

既然孕前优生健康检查如此重要，那么应该在什么时候到医疗保健机构进行孕前优生健康检查呢？一般情况下，建议备孕夫妇在计划怀孕前的3~6个月到正规医疗保健机构接受孕前优生健康检查，以便早期识别、早期发现、早期干预、早期处理异常情况，从容迎接新生命。

（白　符）

13. 为什么**备孕**阶段 要特别注意**用药**问题

俗话说"是药三分毒"，药物在发挥治疗作用的同时，也会让人产生一些不良反应。对于备孕中的女性来说，在使用药物之前有一些事项需要特别注意。

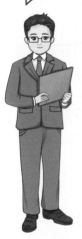

围孕期一般指从计划怀孕前 3 个月到怀孕后 3 个月的一段时间。孕前保健的目的之一就是尽量保证男女双方生殖细胞的质量，减少环境因素导致基因突变和染色体畸变的发生。孕前保健至少要从怀孕前 3 个月开始。

由于某些药物可能造成生殖细胞的遗传损伤，且其作用可能延续至孕期，导致胚胎毒性，所以男女双方在备孕阶段就需要关注用药问题。孕前用药指导的目的在于避免药物对生殖细胞遗传物质的毒性作用，避免药物在体内蓄积或半衰期过长对怀孕产生不利影响。

男性的生殖细胞为精子，成年男性精子产生于睾丸的生精小管，从精原细胞开始，到形成精子，需要 2~3 个月的时间。女性的生殖细胞为卵子，进入青春期后，在垂体促性腺激素的作用下，女性卵巢内的初

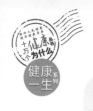

级卵母细胞分批发育成熟，排卵后卵子与精子相遇完成受精，形成受精卵。

在孕1~2周，受精卵分裂增殖成囊胚，对外源性药物等致畸因素的反应通常具备"全或无"特征，即或发生早期妊娠丢失（胚胎死亡）或胚胎继续发育（没有产生影响）。这里说的"孕1~2周"，指的是排卵后1~2周，还未到下次月经来潮，即还没有停经史，很多女性甚至并没有意识到自己怀孕了，这个时候不恰当地用药可能直接导致早期妊娠丢失或流产。所以，建议男女双方从备孕阶段开始就应该在医生的指导下安全用药。

对于孕前长期用药的情况，如果病情稳定，经医生评估同意可以停药，应当停药后至少3个月或经过3个月经周期后再怀孕；如果病情不允许停药，应当与相关科室医生沟通讨论，尽量选择对疾病有效同时没有遗传毒性或胚胎毒性的药物；如果患特殊疾病无法停药且无法避免药物的遗传毒性或胚胎毒性，则应暂缓怀孕计划。以上建议对于夫妇双方均适用。

对于孕前短期用药的情况，大多数常用药物短期使用并不会造成生殖细胞损伤，但应充分考虑到不同药物在体内的代谢过程，避免药物作用延续至怀孕。对于孕前曾口服长效避孕药的女性，建议停药3个月至半年以后怀孕；对于孕前曾口服短效避孕药的女性，停药后即可怀孕。

（白　符）

14. 哪些**疫苗**应该在**怀孕前**接种

关键词

疫苗接种是预防疾病的有效策略，但对于准备怀孕的女性来说，是否还能按照既定的流程进行疫苗接种呢？为了更好地保护孕妈妈和胎儿的健康，有哪些疫苗必须在怀孕前接种呢？

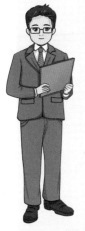

疫苗是一种由病原微生物（细菌、病毒等）通过人工减毒、灭活或基因重组等方法制成的生物制剂，用于预防传染病。按照性质，疫苗可以分为减毒活疫苗和灭活疫苗。

减毒活疫苗　是用弱毒但免疫原性强的病原微生物及其代谢产物经培养、繁殖后制成的疫苗，已经丧失了致病力，但仍然保留一定的毒力、免疫原性和繁殖能力。人体接种减毒活疫苗后会产生一次轻微的自然感染过程，不会发病，但会获得针对性的免疫力。减毒活疫苗在体内作用时间长、接种次数少、免疫效果好。

灭活疫苗　又称死疫苗，是选用免疫原性强的病原体，经人工培养后用理化方法灭活制成的疫苗，主要作用是诱导特异性抗体的产生。

疫苗　预防接种　孕前保健

对于孕妇来说，一般建议选用灭活疫苗，不建议选用减毒活疫苗。

女性在备孕阶段应该进行"乙肝两对半"筛查，如果结果均为阴性，则应该接种乙肝疫苗。在完成最后一针乙肝疫苗接种后3个月，待乙肝表面抗体呈阳性后再怀孕。

女性如果在孕前或孕早期感染了风疹病毒，有可能导致死胎或者流产，甚至导致婴儿出生后罹患先天性风疹综合征。女性在备孕阶段应该进行风疹病毒抗体检测。如果 IgG 抗体呈阳性，说明已经对风疹病毒具有免疫力；如果 IgG 抗体呈阴性，IgM 抗体呈阳性，说明近期感染过风疹病毒，应暂缓怀孕并复查 IgM，转阴性后再怀孕；如果两个抗体均呈阴性，说明没有感染过风疹病毒并对其没有免疫力，应当接种风疹疫苗，并在接种 3 个月以后再怀孕。

备孕女性可以接种流感疫苗，孕期任何阶段均可接种灭活流感疫苗。

人乳头状瘤病毒（HPV）疫苗可以在备孕阶段接种，不建议在孕期接种，若开始接种 HPV 疫苗后才发现怀孕，剩余剂次应推迟至妊娠结束后再接种。

（白　符）

15. 如何**预防**
常见的**出生缺陷**

我国由于人口基数较大，属于出生缺陷高发国家。出生缺陷影响出生人口素质，同时给家庭和社会带来了一定的疾病负担，那么应该如何预防出生缺陷呢？

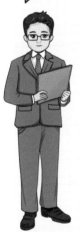

出生缺陷，也称先天异常，是指因遗传因素、环境因素或遗传因素与环境因素共同作用，使胚胎或胎儿发育异常引起的个体器官结构、功能代谢或精神行为等方面的异常。出生缺陷是导致婴儿死亡的首要原因，2021 年我国妇幼健康监测报告显示，由出生缺陷导致的婴儿死亡占比最高，为 26.8%。即便在存活的婴儿中，约 5% 出生缺陷儿在 1 岁前死亡，出生缺陷是导致儿童罹患各类疾病和致残的最主要因素。

先天性形态结构畸形，通常称为先天畸形，占出生缺陷的 60%~70%，是出生缺陷的主要类型，可在出生时即表现出异常。致死性先天形态结构畸形包括无脑儿、脑膨出、开放性脊柱裂、严重的胸腹壁缺损、内脏外翻、单腔心、致死性软骨发育不全等，这些严重的出生缺陷一经诊断应及时终止妊娠。

通常所说的"出生缺陷防治"一般指出生缺陷的三级预防，即预防出生缺陷的三道防线。

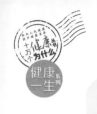

出生缺陷的一级预防　即病因预防，积极进行婚前医学检查和孕前优生健康检查，并接受健康宣教、采取增补小剂量叶酸制剂等干预措施，避免出生缺陷的发生。

出生缺陷的二级预防　即产前筛查和产前诊断，强调在孕期早期发现和早期诊断出生缺陷，如胎儿染色体数目异常中唐氏综合征、18-三体综合征和13-三体综合征的产前筛查和产前诊断。

出生缺陷的三级预防　即出生后临床预防，强调进行新生儿疾病筛查和新生儿听力筛查，尽早发现常见的出生缺陷，尽早进行规范化治疗，延缓出生缺陷儿的疾病进展，减少不可逆的身体损伤，争取早日康复。

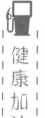

健康加油站

据我国出生缺陷医院监测数据报告，2021年围产儿高发出生缺陷类别前10位依次为先天性心脏病、多指/趾、并指/趾、尿道下裂、马蹄内翻足、总唇裂、腭裂、先天性脑积水、小耳和直肠肛门闭锁或狭窄。先天性心脏病和多指/趾一直是我国围产儿高发出生缺陷类别的前2位，并指/趾和尿道下裂的发生率则攀升至第3位和第4位。随着国家增补叶酸项目的普及，神经管缺陷的发生率已经大幅下降，不再归属高发出生缺陷类别的前10位。

（白　符）

16. 为什么医生建议
孕前补充叶酸

在孕前保健门诊，医生通常会建议备孕女性要开始口服叶酸了，这是为什么呢？

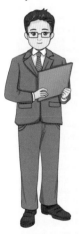

专家说

医生之所以建议备孕女性口服叶酸，是因为机体叶酸缺乏与胎儿神经管缺陷的发生密切相关。神经管缺陷也称神经管畸形，是出生缺陷中比较严重的类型，是指胎儿中枢神经系统发育畸形，常见临床表现为无脑儿、脊柱裂、脑脊膜膨出等，其中脊柱裂占 60%。神经管缺陷一般发生在受精后第 16~30 天，即末次月经第一天后第 30~44 天。当然，除神经管缺陷外，叶酸缺乏还与早产、流产、妊娠高血压、胎盘早剥等有关。

叶酸是一种水溶性 B 族维生素，于 1941 年从绿叶菜中提取纯化，因此命名为叶酸。叶酸是人体细胞生长和分裂的必需物质，也是蛋白质和核酸合成的必需物质。

富含叶酸的食物有绿色蔬菜（菠菜、油菜等）、新鲜水果（橘子、草莓、樱桃等）、动物食品（动物肝脏、禽肉蛋类等）、豆类坚果（黄豆、豆制品、核桃等）和谷物类（大麦、糙米等）。一般来说，成年女

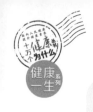

性每天需要摄入叶酸 100~200μg，怀孕后需求量增加至每天 600~800μg。我国传统的膳食结构、饮食习惯和烹饪方式都容易导致叶酸缺乏。

女性体内的叶酸水平不是服药后短期内就能够提升的，往往服用 1~3 个月后血液中的叶酸浓度才能达到预防神经管缺陷的水平。因此，在孕前即开始增补小剂量叶酸，才能预防胎儿神经管缺陷的发生。一般来说，备孕女性应当从孕前 3 个月开始，每天服用含 0.4~0.8mg 叶酸的叶酸片或复合维生素，至少服用到怀孕后 3 个月，以降低胎儿神经管缺陷的发生风险。既往生育过神经管缺陷儿（如脊柱裂、脑脊膜膨出等）的孕妇，则需要加大剂量，每天补充叶酸 4mg。小剂量叶酸增补项目为国家公共卫生服务项目，大家可向当地妇幼保健机构咨询免费领取的政策。

（白　符）

17. 为什么部分夫妇
需要进行**孕前遗传咨询**

遗传病也称先天性疾病，这类疾病的发生需要具备一定的遗传基础（基因突变或染色体畸变）。遗传病可以按照一定的遗传方式，从亲代遗传病患者或致病基因携带者向后代传递。在此过程中传递的并不是疾病，而是遗传病的发病基础（遗传物质）。为了有效阻断遗传病向子代传递，孕前遗传咨询就显得尤为重要。

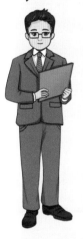

遗传因素是出生缺陷发生的主要原因。绝大部分遗传病缺乏有效的治疗方法，患者大多表现为终身患病或残疾，严重影响出生人口素质。遗传病是由于遗传物质改变所引起的疾病，根据遗传物质的变化特点，可以将遗传病分为单基因遗传病、多基因遗传病和染色体遗传病。

单基因遗传病是由单个基因突变引起的疾病，疾病的发生主要受一对等位基因的控制。根据致病基因所在染色体类型和致病等位基因显隐性的不同，单基因遗传病可以分为常染色体显性遗传病、常染色体隐性遗传病、X 连锁显性遗传病、X 连锁隐性遗传病和Y 连锁遗传病。

多基因遗传病的发生受两对以上等位基因的控制，除了遗传因素外，还受到环境等多种复杂因素的影响。多基因遗传病在遗传方式上没有显性、隐性和性连锁遗传之分。常见的多基因遗传病包括高血压和糖尿病等，具有家族聚集特征。

染色体是遗传物质的载体，由于人类染色体数目异常或结构异常而引起的疾病称为染色体遗传病。由于染色体数目异常或结构异常涉及多个基因改变，常在临床上表现为一组复杂的症状与体征，又称为染色体综合征，如唐氏综合征、18- 三体综合征等。

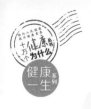

对于计划怀孕的夫妇，如双方或一方患有某种遗传病或有遗传病家族史、已经生育过患有某种遗传病或先天畸形患儿、双方或一方已知或可能为致病基因携带者、有致畸物质接触史、近亲结婚、女方 35 岁以上和 / 或男方 45 岁以上，均需要进行孕前遗传咨询。

遗传咨询是遗传咨询师或临床遗传专家帮助来访者了解其所患疾病的遗传病因、诊断、治疗、预防与预后等相关知识和信息。通过确定来访者所患疾病的遗传方式，评估再发风险并给出风险干预建议和措施，使来访者能够理解、接受相关风险，在充分知情的前提下自主决定、选择风险干预措施。具有上文中提到情形的备孕夫妇，可以到正规医疗保健机构进行孕前遗传咨询。

（白　符）

18. 为什么孕前检查时医生建议**远离猫狗**等小动物

现在饲养猫狗等宠物的家庭越来越多，但对于备孕夫妇来说，他们的宠物对即将到来的小生命似乎并不那么"友好"，还可能带来严重的健康风险。在孕前检查时，医生往往会建议备孕夫妇远离猫狗等小动物。

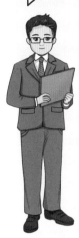

医生建议备孕夫妇远离猫狗等小动物主要是为了预防弓形虫感染。弓形虫是一种细胞内寄生虫，广泛寄生在动物有核细胞内。弓形虫的中间宿主包括爬虫类、鱼类、昆虫类、鸟类和哺乳类动物，而人类和猫科动物是其终宿主。

胎儿感染弓形虫，几乎全部是孕妇原发感染导致的。弓形虫感染率与居住地区和生活习惯有关，在高热潮湿地区生活者和有生食肉类习惯者感染率较高，孕妇感染弓形虫后可经胎盘垂直传播给胎儿。女性在妊娠 3 个月内感染弓形虫，常引起胚胎发育障碍，可能导致流产、早产、死胎及各种畸形；存活者出生时可伴有严重的眼和中枢神经系统异常，如脑积水、脑钙化和小头畸形。女性在妊娠 3 个月后感染，若不进行及时的干预和治疗，宝宝出生后也会伴有弓形虫感染症状，出现脉络膜视网膜炎、视力受损、运动或认知功能障碍、听力受损等。

建议备孕女性在孕前检查弓形虫抗体 IgG 和 IgM 的血清学水平，如果经医生判定存在弓形虫急性感染，宜 6 个月后再计划妊娠。若孕前弓形虫血清学检测仅 IgG 呈阳性，则提示被检者曾经感染过弓形虫，将终身免疫，在孕妇免疫功能正常的情况下，新生儿患先天性弓形体病的概率很小。

计划怀孕前，备孕夫妇就应该开始着重预防弓形虫感染，尤其是孕前弓形虫血清学检测提示 IgG 呈阴

关键词

弓形虫 孕前检查

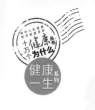

性时，建议采取如下预防措施。

1. 避免接触猫狗等小动物的唾液和尿液、不与它们分享食物或共用器具。

2. 蔬菜、水果清洗干净。

3. 蛋类、肉类要洗净并煮熟，烹饪器具应生熟分开。

4. 饭前、便后洗手。

5. 确保居家环境卫生，防止动物粪便污染食物。

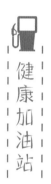

健康加油站

TORCH 筛查是孕前优生健康检查项目，一般包括针对弓形虫（TOX）、风疹病毒（RV）、巨细胞病毒（CMV）、单纯疱疹病毒（HSV）等病原微生物的筛查。

大量研究表明，孕妇在孕期发生 TORCH 感染可通过胎盘垂直传播给胎儿，导致胎儿宫内感染，可能造成早产、流产、死胎或胎儿畸形；分娩期或通过产道感染新生儿，可造成新生儿多器官、系统损伤和智力障碍等。在孕期 TORCH 感染中，尤以孕早期感染对胎儿影响最大。

TORCH 筛查应在孕前进行，可检测体内病原体感染后产生的免疫球蛋白 IgM 和 IgG，据此评估免疫状况，明确备孕女性体内是否存在相应抗体，及时发现急性感染，确定安全妊娠时间，避免在急性感染和活动性感染时受孕，并为孕期 TORCH 结果的判读提供依据。对于孕前 TORCH 筛查 IgG 呈阴性的备孕女性，应接受健康教育并及时接种风疹疫苗。

（白　符）

三

生育调节

19. 生育大宝后
需要**间隔多久**才能**生二宝**

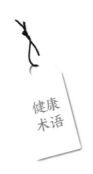

随着生育政策的转变，人们开始关注生育二宝的时间。有人认为，大宝和二宝的年龄差距大一些好，这样的话就可以避免养育阶段父母出现分身乏术的情况。也有人认为，还是应该尽快生二宝，免得拖延的时间太长影响父母正常的生活和工作。其实生育两个孩子的适宜年龄差是有科学论证的。

生育间隔

指从前一次分娩到下一次妊娠的时间，世界卫生组织将其称为分娩-怀孕间隔。有文献提到，生育间隔是指从前一次分娩到下一次分娩的时间，称为分娩-分娩间隔。两者的换算关系是分娩-怀孕间隔＝分娩-分娩间隔－9个月。

 适当的生育间隔

适当的生育间隔对于母儿的健康是非常重要的。2005年世界卫生组织推荐，前一次分娩活产儿的女性，再次妊娠的间隔应该为1.5~2年。不良妊娠结局的发生率随着生育间隔时间的变化呈U形分布，也就是说过短和过长的生育间隔都可能增加母儿健康风险。

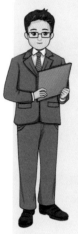

生育间隔过短

生育间隔过短会由于母体中某些物质，如叶酸等储备恢复不足，导致胎盘发育或者胎儿发育受阻，明显增加胎儿死亡率和发病率，早产、胎儿生长受限等不良妊娠结局的发生率也会增加；母亲发生子痫、大出血的风险亦会明显增加。目前推荐婴幼儿应纯母乳喂养到 6 个月、持续母乳喂养到 2 岁及以上，考虑到母亲身体的恢复及营养的储备，生育间隔应至少为 2 年。此外，剖宫产术后女性再次妊娠一定要间隔至少 2 年，过短的生育间隔会增加子宫破裂的风险。

生育间隔过长

生育间隔也不是越长越好，一般不要超过 5 年。生育间隔过长可能增加妊娠糖尿病和妊娠高血压的发生风险，这些孕期疾病会进一步影响胎儿的发育，并导致不良妊娠结局。生育间隔过长还可导致计划再生育的女性年龄偏大，这些女性（≥ 35 周岁）再生育时可能面临生育力下降、受孕概率降低和流产率相对偏高等情况。

（裴开颜）

20. 停用复方短效口服**避孕药**后可以立即**怀孕**吗

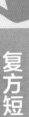
复方短效口服避孕药是含有低剂量雌激素和孕激素的药物，通过抑制排卵、影响精子穿透宫颈黏液和干扰受精卵着床而发挥避孕作用。作为一种短效避孕方法，复方短效口服避孕药有哪些优点，停用后是否可以立即怀孕，以及应该如何正确使用呢？

复方短效口服避孕药的优点

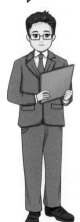

复方短效口服避孕药的优点是女性可以根据自身情况自主决定何时开始和停止服药。由于药物中所含的雌激素和孕激素含量很低，而且代谢周期短，没有蓄积作用，因此需要每天服药才能保证有效平稳的血药浓度，达到满意的避孕效果。正因如此，停药后女性的生育力可以很快恢复。

复方短效口服避孕药的安全性

部分女性在服药期间会出现月经量减少等情况，这是由于药物对子宫内膜的抑制作用所致，并不是卵巢功能减退的表现，所以不用担心停药后生育力的恢

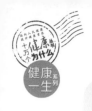

复问题。通常停药后第一个周期，70% 的女性可以恢复排卵；3个月内 90% 的女性可以恢复排卵。对于服用复方短效口服避孕药的女性来说，不仅停药后可以怀孕，还不会增加胎儿畸形的风险。已经有证据表明，即便女性在服用复方短效口服避孕药期间怀孕，或在怀孕后偶尔服用了复方短效口服避孕药，也不会损害胎儿的健康。此外，已有观察显示，连续服药超过 2 年的女性，停药后的妊娠率与连续服药 2 年以内的女性没有差别，说明连续服药时间的长短对停药后生育力的恢复并没有影响。

复方短效口服避孕药停药的注意事项

如果在计划怀孕时女性还在服用复方短效口服避孕药，则建议将这一周期的药物全部服完，中途停药可能发生提前出血，给女性带来不必要的担心。

（裴开颜）

21. 取出**宫内节育器**后可以立即**怀孕**吗

宫内节育器是一种高效、长效的避孕方法，不同种类的宫内节育器避孕原理和不良反应有所不同。已经放置宫内节育器的女性如果想要怀孕，应该什么时候取出、如何取出宫内节育器呢？

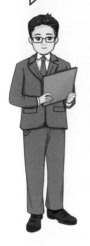

宫内节育器的种类和避孕原理

目前我国使用较为普遍的是含铜宫内节育器和含单纯孕激素的宫内缓释系统，两者的避孕原理不同。含铜宫内节育器主要通过铜离子的毒性作用杀伤精子和受精卵，达到避孕的目的；含单纯孕激素的宫内缓释系统则是通过恒定地向子宫腔释放极低剂量的孕激素，利用孕激素干扰受精和着床的作用达到避孕的目的。虽然两者的避孕原理不同，但是取出后，女性都能迅速恢复生育力。

宫内节育器的不良反应

部分女性放置含铜宫内节育器后可能出现月经量过多和不规则出血等情况，而放置含单纯孕激素的宫内缓释系统之后可能出现月经量减少甚至闭经等情况，这些都不是卵巢功能减退的表现，也不会影响取器后生育力的恢复。目前并没有证据显示，取出含铜宫内节育器或含单纯孕激素的宫内缓释系统后短期内怀孕对胎儿有不利影响。

如何取出宫内节育器

已经放置宫内节育器的女性如果计划怀孕，在预期怀孕时间之前安排取器就可以。正常情况下，取器过程并不复杂，我国乡级医疗卫生机构均提供取器服务。因此，如果计划怀孕决定取器，建议先去宫内节

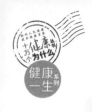

育器放置机构就诊，这是由于放置机构对于女性的置器类型、放置时间和随访等情况比较了解，可以避免一些不必要的重复检查。如果宫内节育器有尾丝，一般在门诊通过牵拉尾丝就可以顺利取出。如果检查或取器过程中出现异常情况，医生有可能更换手术方案或者安排转诊。

（裴开颜）

22. 为什么医生不建议女性在**人工流产**后立即怀孕

人工流产是在妊娠的早期或中期采用人工方式终止妊娠，包括手术和药物两种方式。针对不同的妊娠时间和适应证，结合妊娠女性的意愿，可以采取不同的手术方法或用药方案。我国人工流产以早孕负压吸引术最为普遍。人工流产有哪些危害，为什么医生不建议女性在人工流产后立即怀孕呢？

专家说

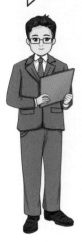

人工流产的危害

目前常规采用的人工流产方法安全、有效，但无论是通过手术还是使用药物终止妊娠，都会破坏女性生殖器官自身防护屏障并损伤子宫内膜，进而对女性生殖系统及其功能产生潜在损害。因此，人工流产后女性身体比较虚弱，子宫、卵巢等生殖器官以及机体都需要一个恢复的过程。人工流产后若过早怀孕，子宫内膜尚未彻底恢复，难以维持受精卵着床和发育，容易引发自然流产，不仅影响女性健康，还会增加治疗的困难。

人工流产后再次妊娠的适宜时间

有证据显示，流产和再次妊娠的间隔时间短于6个月，发生胎膜早破、孕期贫血、产后出血、早产和低体重儿的风险会显著增加。如果因非意愿妊娠而再次进行人工流产，重复人工流产会导致手术过程中出血、子宫穿孔，以及术后感染、子宫颈/子宫腔粘连等并发症的发生风险显著增加，甚至导致继发性不孕。因此，建议人工流产后间隔6个月再怀孕。

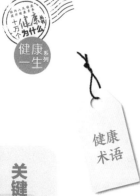

人工流产

是指采用手术、药物或两者结合的人工方法终止妊娠，临床上主要用于：①因避孕失败等所致的非意愿妊娠的终止，作为避孕失败的一种补救措施；②因医学原因不宜继续妊娠，如合并或并发某种疾病（包括遗传病），围产期保健、产前筛查及产前诊断提示胎儿发育异常（包括胎儿畸形）等妊娠的终止，作为治疗性流产方法。手术人工流产方法包括负压吸引术、钳刮术、依沙吖啶羊膜腔内注射引产等；药物人工流产方法以米非司酮配伍米索前列醇为主。近年来，临床上在实施手术流产时逐渐开始采用麻醉镇痛技术，在手术中达到镇痛的目的，称为无痛人工流产；还有超声引导下人工流产和可视化人工流产等，可降低手术并发症的发生率。

（裴开颜）

23. 吃了**紧急避孕药**后怀上的宝宝还能保留吗

如果在性生活之前以及过程中并未采取避孕措施，在性生活后3~5天内口服紧急避孕药可以帮助避孕，这种方式称为紧急避孕。那么紧急避孕是常规避孕方法吗，吃了紧急避孕药后怀上的宝宝还能保留吗？

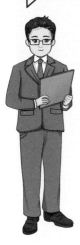

专家说

什么是紧急避孕

　　紧急避孕是避孕失败的补救措施，并非常规避孕方法，主要是通过阻止或延迟排卵而发挥避孕作用。如果已经怀孕，那么这种方法就不起作用了。因此紧急避孕与常规避孕不同，避孕效果只有 85%。

吃了紧急避孕药后怀上的宝宝还能保留吗

　　很多女性关注服用紧急避孕药后怀孕是否会导致胎儿畸形。如果服药之后怀孕，是否需要做人工流产呢？世界卫生组织 2010 年发布的《对单纯左炔诺孕酮紧急避孕药安全性的声明》中明确指出，服用左炔诺孕酮紧急避孕药几天后，药物就会被代谢掉，因此女性在随后的任何一次性行为中都可能怀孕。虽然这段话意在提醒使用者紧急避孕药不能防护服药后的性生活可能导致的怀孕，但同时也说明，紧急避孕药不会蓄积到胚胎致畸敏感期，也就是从末次月经第一天开始计算的第 5~10 周（受精后第 3~8 周）。

　　此外，还有证据表明，即便在怀孕的这个周期服用了左炔诺孕酮紧急避孕药，流产率、出生时的胎儿体重、畸形发生率或性别比率等妊娠结局都与未服药女性的情况没有差异。提示即使服用左炔诺孕酮紧急避孕药失败导致非意愿妊娠，也不是人工流产的指征。这就是即便服用了左炔诺孕酮紧急避孕药后怀孕，医生也会告诉您胎儿可以保留的原因。

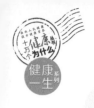

需要注意的是，除了左炔诺孕酮紧急避孕药外，米非司酮紧急避孕药也比较常用。对于米非司酮紧急避孕药，其避孕失败所致妊娠的证据有限，能否保留胎儿尚缺乏科学依据。

（裴开颜）

关键词

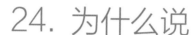

带器妊娠 妊娠结局

24. 为什么说

带器妊娠有风险

带器妊娠，就是老百姓常说的带环怀孕，这里的"器"和"环"指的都是宫内节育器。带器妊娠是指女性在怀孕时，宫内节育器还在子宫腔里。带器妊娠的原因很多，如女性的年龄和孕产次，宫内节育器与宫腔形态、大小的适宜度，以及技术服务质量等。带器妊娠后宫内节育器对胎儿是否有危害，两者是否可以"和平共处"呢？

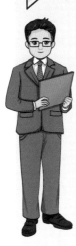

专家说

　　由于目前使用的宫内节育器或含铜或释放孕激素，尽管释放量极低，但如果带器妊娠，持续释放的铜离子或孕激素对胚胎和胎儿都可能产生不利影响，因此原则上针对带器妊娠的情况，医生均建议终止妊娠。此外，在孕期如果宫内节育器仍存在子宫腔中，可能增加自然流产、早产和感染的风险，对继续妊娠的过程及胎儿会产生不利影响，如影响胎儿的生长发育，甚至导致出生缺陷。不仅如此，孕早期或孕中期发生感染性流产，还可能危及孕妇的生命。

　　在体内还存在宫内节育器的情况下继续妊娠会有风险，因此一旦发现带器妊娠，应尽早去医院，在终止妊娠的同时取出宫内节育器。

　　部分女性对带器妊娠心存侥幸，只想取出宫内节育器，不想做人工流产，特别是带尾丝的宫内节育器，有人认为通过牵拉尾丝将宫内节育器取出就可以了，殊不知取出宫内节育器的过程本身就有导致流产的风险，还会增加感染的概率。

（裴开颜）

四

不孕症与
辅助生殖技术

25. 为什么**不孕**夫妇越来越多

临床上将一对夫妇未采取避孕措施，有规律性生活至少 12 个月未妊娠称为不孕症。20~30 年前的流行病学调查提示，中国夫妇不孕不育的发病率是 3%，最新的流行病学调查结果显示，国内不孕不育的发病率为 10%~15%。近年来随着社会的发展，生育年龄推迟，生活压力增大，超重或肥胖率上升，加之不良生活习惯和环境污染等问题，不孕症发病率有逐渐增高的趋势。

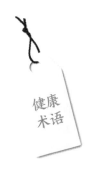

健康术语

子宫内膜异位症

子宫内膜组织（腺体和间质）出现在子宫体以外的部位时，称为子宫内膜异位症。

关键词

不孕症 高龄 生育年龄

专家说

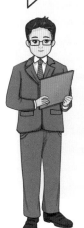

不孕症根据病因可分为女性因素、男性因素以及不明原因不孕症，其发病率各占 1/3。简单而言，正常的受孕需要卵巢排出卵子，卵子与精子在输卵管相遇形成受精卵，受精卵着床，进而发育成胚胎。凡是影响到这一过程的因素均有可能导致不孕症。常见的女性因素包括排卵障碍、输卵管梗阻、子宫内膜病变等；男性因素包括少弱精子症、勃起功能障碍等。

影响生育力的因素如下。

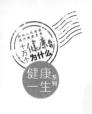

生育年龄推迟

由于学业和工作压力，越来越多的夫妻推迟生育年龄。女性 22~28 岁是卵巢功能的高峰期，在这个时间内发生流产及出生缺陷等不良妊娠结局的风险最低。女性超过 35 岁生育，不仅要面临卵巢功能减退的问题，流产及出生缺陷的发生风险也会增加。除此之外，随着年龄的增长，子宫内膜异位症、盆腔炎等的发生率升高，这也是导致不孕的因素。同样，男性生育力也与年龄息息相关，精子数量与质量的下降也会导致不孕。

反复人工流产

人工流产对女性造成的伤害众所周知。反复钳刮子宫内膜，使子宫内膜受损，不但会引起月经紊乱、月经量过少甚至闭经，还会增加生殖道感染、宫腔感染、盆腔炎、子宫内膜异位症，甚至输卵管阻塞的风险，进而导致不孕，并增加异位妊娠及复发性流产的发生率。

不良生活习惯

现代社会年轻人面临着更快的生活节奏和更大的工作压力，饮食和作息习惯随之发生变化，"高油、高盐、高糖"的饮食和不足的睡眠使得超重及肥胖人群不断扩大，影响人体的神经、免疫及内分泌调节机制，导致多囊卵巢综合征、无排卵和稀发排卵的发生率增加，从而降低了女性自然受孕的成功率。此外，吸烟和酗酒也会增加胚胎发育异常、流产以及出生缺陷的发生风险。同样，不良的生活习惯会导致男性精子异常，影响生育。

因此，新婚夫妇如有生育计划，应当尽早备孕，放松心情，保持健康规律的饮食及作息习惯，为顺利健康地怀孕、分娩做准备。

（李　蓉）

关键词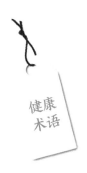

男性不育　睾丸　精子

26. 为什么**不孕症**和**男方**也有关系

俗话说"不孝有三，无后为大"。在传统思想观念中，人们总认为不孕不育都是女方的问题，但现代科学已经证明怀孕是男女双方相互配合的结果。

健康术语

男性不育

育龄夫妇有规律性生活且未采取避孕措施，由男方因素导致女方在一年内未能自然受孕，称为男性不育。

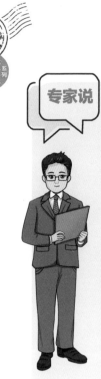

专家说

据世界卫生组织（WHO）估计，全球约有 17%的育龄夫妇存在生育问题，其中男方因素约占 50%。近年来，男性的生育力呈下降趋势，不育的发生率逐年升高。

女性排卵后，卵子如同待嫁的新娘，在"闺房"输卵管里等待着男性精子的到来。对于小小的精子来说，穿越女性生殖道的过程需要经历重重考验。首先，男性需要具备正常的性功能，精子能够进入女性生殖道，而且只有数量多、活力好的精子才能与卵子相遇。

若男性存在性功能障碍，如阳痿、不射精或逆向射精，精子无法进入女性生殖道，谈何受孕呢？若精子数量少、活力弱，"跋山涉水"后很难到达输卵管，女性受孕的概率就会下降；若精液中没有精子，女性更是无法受孕了。

研究提示，精子质量下降部分是由于先天或后天疾病所致，部分则是生活中一些不良因素所致。常见的导致精子质量下降的原因如下。

温度　44℃是影响精子存活的临界点，如果男性在 44℃以上的水中泡澡半小时，精子活力就会明显下降，暂时丧失生育力。

X线　X 线有可能导致精子数量减少、精子 DNA 损伤以及性腺激素紊乱等，但与照射部位、照射时间有关。若进行一次针对身体其他部位的Ｘ线检查，未直接照射生殖器，则对精子的影响较小，不用过度担忧。若男性处于备孕期，应尽量避免Ｘ线对生殖器的直接照射；若必须接受Ｘ线检查，可以在检查过程中加强对睾丸等生殖器的保护，进一步减少辐射剂量。如果男性偶尔接受了一次Ｘ线检查且需要备孕，通常无须等待，如果对此比较担忧、焦虑，也可以避孕3个月。

雌激素　精子的生长依赖于雄激素，而雌激素会对抗雄激素，进而导致精子质量下降。

前列腺炎　前列腺与睾丸离得很近，如果前列腺有炎症，就会"城门失火，殃及池鱼"，影响睾丸，使精子质量下降。

此外，甲醛等化学物质、肥胖或体重过轻、酗酒、使用毒品、缺乏维生素Ａ等也是引发不育的因素。

为了在将来能迎接健康新生命的诞生，建议夫妻双方平时要规律作息，饮食搭配合理、营养均衡，避免不健康的生活方式，远离生活环境中的有害物质，科学、合理、健康、适龄备孕。

（李　蓉）

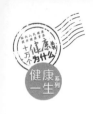

27. 为什么医生建议部分患者先进行**人工授精**

近年来，随着辅助生殖技术的推广，试管婴儿技术逐渐被大家了解、熟悉，有些人甚至以为辅助生殖技术就是试管婴儿技术。有些不孕不育夫妇来到生殖中心助孕，医生并未采用广为人知的试管婴儿技术，而是建议他们先进行人工授精，这是为什么呢？

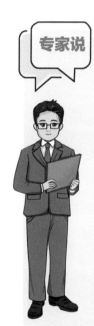

专家说

人工授精，顾名思义就是通过人工方式帮助授精，是常用的辅助生殖技术之一。在女方围排卵期，男方通过手淫方式收集精液，将经过处理、优选的精液采用非性交的方式注入女方生殖道中，使精子和卵子自然结合而达到妊娠目的。人工授精的特点在于在围排卵期挑选出部分优良的精子直接送入女方子宫腔，达到增加受孕机会的目的，是一种相对温和、较贴近自然妊娠的受孕方式。

根据精液来源的不同，人工授精可分为夫精人工授精（AIH）和供精人工授精（AID）。夫精人工授精就是用丈夫的精液进行人工授精，主要应用于以下情况：①男性不育，如阳痿、逆向射精、重度尿道下裂及轻度弱精子症；②女性不孕，如子宫颈因素导致的不孕、免疫性不孕、重度阴道痉挛、心理因素导致的不孕、子宫内膜异位症等；③不明原因不孕。供精人工授精主要针对无精子症患者，采用精子库中的精子进行人工授精。

如果女方卵巢功能较好，能够正常排卵或经促排卵治疗后能够排卵，至少有一侧输卵管是通畅的，且子宫没有明显异常，可以考虑优先选择人工授精助孕。相较于体外受精胚胎移植术，人工授精是比较贴近自然的助孕方式，使成熟的卵子和优选的精子在"鹊桥"——通畅的输卵管相遇，形成受精卵，开启妊娠的新篇章。

同时，人工授精手术操作简单，价格低廉，用药较少，对患者损伤小，是一种较为安全的助孕方式。对于尝试自然怀孕失败的夫妇，人工授精这种选用经处理的优选精子注射入子宫腔内的助孕方式可以优化怀孕进程，增加怀孕的成功率。因此，符合人工授精适应证的患者，建议优先选择人工授精助孕。

人工授精的成功率与正常自然受孕率相似，每周期成功率为10%~20%。一个周期不成功也不要气馁，建议尝试 3~6 个周期，如反复人工授精助孕失败，可考虑进一步采取体外受精胚胎移植术助孕。

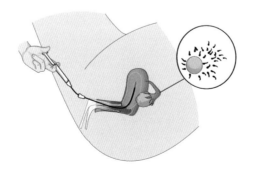

（李　蓉）

28. 为什么尝试了 3 个周期
试管婴儿技术依然失败

关键词

体外受精胚胎移植术 反复着床失败

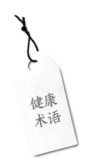

健康
术语

反复着床失败

40 岁以下成年女性在 3 个新鲜或冷冻周期内移植至少 3 枚优质胚胎后仍未能实现临床妊娠，被称为反复着床失败（RIF）。优质胚胎包括第 3 天胚胎（细胞数 ≥ 8 个、卵裂球大小均匀、碎片率 < 10%）和囊胚（≥ 3BB）。

试管婴儿技术是不孕不育夫妇的福音，单次体外受精胚胎移植术（IVF-ET）成功率可达到 30%~40%，而在临床中有部分不孕不育患者，连续进行 3 个及 3 个以上周期优质胚胎移植仍然失败，医学界将这种情况称为反复着床失败（RIF）。

专家说

据统计，反复着床失败患者约占接受 IVF 助孕患者总数的 10%。反复着床失败为不孕不育夫妇带来了巨大的经济、心理、身体负担，是不孕症治疗领域的一大难题。高龄、不良生活方式和环境暴露可能与反复着床失败的发生有关。高龄是女性生育力下降、胎儿畸形、死产或产科并发症的危险因素之一，随着女性年龄的增长，胚胎发生遗传异常、质量不佳的风险增加，导致着床失败的发生率增加。肥胖也是影响体外受精（IVF）成功率的关键因素，当身体质量指数（BMI）>30kg/m² 时，体外受精患者的胚胎植入率下降，考虑与肥胖改变子宫内膜容受性、影响卵泡发育相关。同时，吸烟和饮酒也会损害卵子和精子，降低IVF-ET 治疗的受精率和妊娠率。

反复着床失败的病因较复杂，主要包括女方因素、胚胎因素、男方因素。其中女方因素又包括子宫腔病变、生殖系统病变、免疫异常、血液高凝状态、子宫内膜容受不良等。如患者存在反复着床失败问题，建议到生殖专科门诊就诊，仔细甄别排查，与生殖科医生共同商讨治疗方案。

健康加油站

反复胚胎移植失败怎么办

夫妻双方要控制体重、健康饮食、规律作息、适当锻炼、戒烟限酒、注意心理调节，必要时可以寻求心理干预，同时要避免职业或环境等不良因素暴露，积极治疗基础疾病。

与制订辅助生殖方案的医生积极沟通，考虑采取适当的控制性促排卵方案、移植策略或黄体支持方案。

如果患者同时合并自身免疫性疾病，应积极寻求风湿免疫科医生的帮助，并在病情稳定后再行胚胎移植，孕期亦要积极监测病情活动情况及胚胎发育情况。

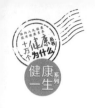

如女方有血栓形成倾向或者有血栓形成的相关病史，可在医生的指导下接受相关抗凝治疗。

在接受辅助生殖治疗前，可完善妇科超声等检查，排查是否存在可疑生殖系统病变，必要时可行生殖妇科相关手术治疗，如宫腔镜下切除子宫黏膜下肌瘤、子宫内膜息肉，松解子宫腔粘连，同时行子宫内膜活检明确是否存在慢性子宫内膜炎症，必要时行腹腔镜检查，切除积水的输卵管，为胚胎植入提供良好的宫内环境。

对于存在染色体异常的患者，需要在生殖科医生的指导下，根据不同的染色体异常情况，在胚胎植入前进行遗传学诊断等。

（李　蓉）

29. 为什么医生建议
移植**一枚胚胎**

随着生育政策的调整，越来越多的家庭想要生育多个孩子。不少不孕不育夫妇在进行试管婴儿时希望通过一次移植生育两个甚至更多的孩子。但是往往在胚胎移植时，医生建议移植一枚胚胎，这是为什么呢？

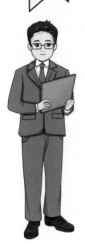

研究显示，随着体外受精胚胎移植术（IVF-ET）及其衍生技术的快速发展，在胚胎植入率及临床妊娠率得到显著提高的同时，多胎妊娠的情况也相应增多。多胎妊娠，顾名思义就是一次妊娠怀了两个或两个以上的胎儿。

绝大多数情况下，一个胎儿"住"在一间"房子"（子宫）里，宽敞舒适。多胎妊娠时，多个胎儿挤在一间"房子"里，空间拥挤，容易导致流产、早产，已有研究表明大约有 50% 的双胎发生早产。此外，如果一个或多个早产儿需要住院治疗，相关的医疗费用会给家庭带来沉重的负担。同时，多胎妊娠会对孕妇的身体造成更大的负担，导致妊娠高血压、妊娠糖尿病等妊娠并发症发生风险增加。有研究表明，双胎妊娠并发妊娠高血压的风险可高达 40%，比单胎增加 3~4 倍，且发病更早、程度更重。一项世界卫生组织针对多个国家的调查报告分析指出：双胎妊娠的母亲潜在的生命威胁状况、濒临死亡、严重并发症和死亡风险分别是单胎妊娠母亲的 2.14 倍、3.03 倍、3.19 倍和 3.97 倍。

多胎妊娠给母亲和胎儿都带来了较多的风险，而助孕的最终目标是让不孕不育家庭拥有一个健康的孩子，所以辅助生殖技术治疗的目的是辅助单胎、足月、健康的婴儿出生，尽量减少双胎妊娠、杜绝三胎妊娠分娩。推行选择性单胚胎移植策略，是降低多胎妊娠率最根本且有效、可行的措施。对于第 1 个周期移植且没有明显影响妊娠因素的不孕患者、子宫因素不宜双胎妊娠者（如瘢痕子宫、子宫畸形等），建议采用选择性单胚胎移植策略。

关键词

选择性单胚胎移植　多胎妊娠　母胎并发症

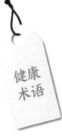

健康术语

选择性单胚胎移植

通过体外受精胚胎移植术获得1枚以上高质量胚胎，每个周期仅选择1枚优质胚胎移植。

（李 蓉）

30. 为什么**冻存卵子**并不能保证以后一定可以生育孩子

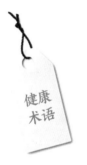

关键词 @

生育年龄 不孕症 体外受精胚胎移植术 冻卵

健康术语

体外受精胚胎移植术

是将不孕不育夫妇的精子与卵子取出体外，在体外培养系统中完成受精并发育成胚胎后，再将胚胎移植入子宫腔内以实现妊娠的技术，是辅助生殖的核心技术。

人类生命的繁衍，是人类社会文明传递、发展的关键因素，优良的卵子和精子、健康的女性生育环境，是生命孕育、繁衍的必备条件，好比优良的种子与适宜的土壤。"种子"是指男性、女性的生殖细胞，即精子与卵子，它们是父母遗传物质的重要载体，两者结合成为受精卵；"土壤"指孕育新生命的母体子宫内环境，受精卵植入子宫，好比种子入土，生根、发芽，萌发出象征着希望的新生命。

卵巢功能与女性年龄密切相关，推迟生育年龄就意味着要面对卵巢功能减退的风险，那么提前把卵子冻存是不是能够保证以后一定可以生育孩子呢？

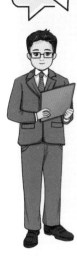

冻存卵子，俗称"冻卵"，是一项可以实施的技术，已经在肿瘤患者的生育力保存中尝试应用。但冻存的卵子并非进入了"保险箱"，解冻复苏后的卵子妊娠成功率有限，这与卵子的自身特性以及现有的冻卵技术水平有关。卵子是人体内最大的细胞，冻存卵子的存活率要低于冻存胚胎的存活率，平均每3个冻存胚胎可以有1个活产，而平均每20个冻存卵子才有1个活产。

另外，晚育女性本身也面临一些挑战和疾病困扰。高龄对于生育的影响不仅体现为出生缺陷风险增加，随着母亲年龄的增长，妊娠糖尿病、妊娠高血压病、产后出血、低体重儿等妊娠并发症/合并症的发生风险也会随之增加。高龄对母亲和胎儿都有比较大的负面影响，不易受孕的同时又易发生流产或早产，所以医生始终建议年轻夫妇尽可能在合适的年龄自然怀孕，在黄金生育期自然生育。

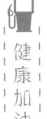

不孕症与试管婴儿技术

试管婴儿技术的发展为不孕症患者带来了希望。对于年轻夫妻，如果女方输卵管通畅，因女方排卵障碍造成的不孕症可通过促排卵指导同房或人工授精等方式尝试助孕。如果女方输卵管异常，或男方存在严重少弱精子症等情况，那么就需要采用辅助生殖技术

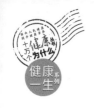

助孕，即体外受精胚胎移植术，也就是我们俗称的试管婴儿技术。

试管婴儿技术常被大众分成第一代、第二代和第三代，其实这是针对患者不同适应证所发展出的不同技术。

第一代试管婴儿技术　是传统的体外受精胚胎移植术，主要针对女方输卵管通畅欠佳或多次人工授精、促排卵未孕的情况。

第二代试管婴儿技术　也称为卵胞质内单精子注射，在体外通过显微镜下操作，把一个精子注射到一个卵母细胞中，是一种针对男性精子质量不佳或数目不足所采用的辅助生育技术。

第三代试管婴儿技术　又称植入前遗传学诊断，主要针对单基因遗传病患者，对胚胎进行筛选，帮助患有遗传病的患者拥有属于自己的健康的孩子。

试管婴儿技术的平均成功率只有 30%~40%，且成功率随女性年龄增长而逐渐下降，特别是当女性超过 35 岁，其生育力和卵巢功能、卵子质量会迅速下降，通过试管婴儿技术助孕的成功率也会随之降低。因此对于有生育意愿的夫妇，建议不要过度依赖辅助生殖技术，而是应该尽早规划，适龄生育。对于不孕症患者，如确实需要辅助生殖技术的帮助，也要尽早发现问题，尽早开展助孕治疗，以期提高助孕的成功率，减少医疗费用支出，降低母婴并发症的发生率。

（李　蓉）

第二章

顺利度过孕期

孕期检查

1. 为什么怀孕之后
要**尽快**去医院检查

关键词

怀孕 检查 宫外孕

很多孕妈妈停经后会用早孕试纸通过检测尿液来判断是否怀孕。要记住的是，即便出现"两道杠"，在开心之余还是要尽快去医院检查，尤其是第一次产前检查，一定要在孕早期进行，千万不要推迟。

专家说

为什么怀孕之后要尽快去医院检查

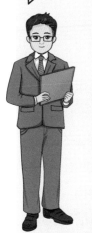

确定是否怀孕、是否为宫内妊娠 早孕试纸的检测结果不一定准确，可能出现假阴性或者假阳性的情况，即便检测结果呈阴性也不一定意味着没有怀孕。因此，有性生活的育龄女性如果出现停经或月经异常，如月经推迟、经量减少、持续时间长、出血伴腹痛等情况，都要尽快到医院确认是否怀孕并排除宫外孕等情况。此外，早孕试纸不能判断是宫内孕还是宫外孕。宫外孕，即异位妊娠，是由于受精卵着床于子宫体腔外所致，宫外孕一旦破裂，将会出现严重的腹腔内出血，会危及孕妈妈的生命安全。

明确胎儿数目和胎儿发育情况 早孕试纸无法判断胎儿数目和胎儿是否健康发育。孕早期到医院进行超声检查能够及时发现是单胎妊娠还是多胎妊娠，了

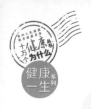

解孕早期的胚胎发育情况；此外，还可以尽早发现一些异常情况，如胎停育、严重胎儿畸形、葡萄胎等，有助于临床医生及时发现问题并进行处理。

协助判断孕周 怀孕后，对于月经规律的孕妈妈，一般可以通过末次月经来计算预产期，但很多孕妈妈可能月经不规律或者记不清末次月经的时间。在这种情况下，医生可以通过孕早期超声检查测量胎芽长度或胎儿冠-臀长（即日常所说的"头臀长"），以此较为准确地计算胎儿的孕周，推算预产期。

了解孕妈妈的身体状况 通过孕早期检查，医生可以判断孕妈妈是否患有妇科疾病或全身性疾病，这些疾病是否会影响胎儿的发育，做到早诊断、早治疗，以获得良好的妊娠结局。

首次孕期检查包括哪些项目

医生会为孕妈妈建立母子健康手册，进行超声检查以排除宫外孕，确定孕周、胎儿数目，并推算预产期。医生会为孕妈妈进行妊娠期风险因素筛查，同时根据孕妈妈的情况安排相应的辅助检查，包括血常规、尿常规、血型（ABO 血型和 Rh 血型）、空腹血糖、肝肾功能、乙型肝炎病毒表面抗原、梅毒螺旋体、人类免疫缺陷病毒（HIV）、心电图等检查。根据各项检查结果，医生会对孕妈妈和胎儿的情况进行风险评估。

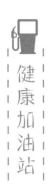

孕期应该进行几次检查

合理的产前检查可以为孕妈妈的健康保驾护航。按照卫生部 2011 年发布的《孕产期保健工作规范》要求，女性在孕期至少应进行 5 次检查，妊娠早期（孕 12 周前）至少进行 1 次检查，孕中期至少进行 2 次检查（建议在孕 16~20 周、孕 21~24 周各进行 1 次检查），孕晚期至少进行 2 次检查（其中至少在孕 36 周后进行 1 次检查），发现异常应增加检查次数。

不同地区、不同机构孕期检查项目和次数不尽相同，对于有条件地区的孕妇，建议进行 7~11 次孕期检查，分别于孕 6~13 周、孕 14~19 周、孕 20~24 周、孕 25~28 周、孕 29~32 周、孕 33~36 周各进行 1 次，孕 37~41 周每周 1 次。有高危因素的孕妇，可以在医生的指导下酌情增加检查次数。

（宋　波）

2. 孕妈妈如何计算
孕周和预产期

俗话说"十月怀胎，一朝分娩"，妈妈怀宝宝的时间一定是 10 个月吗？宝宝什么时候可以"瓜熟蒂落"呢？

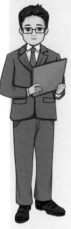

专家说

孕周就是大家常说的怀孕周数，预产期就是预计胎儿出生的日子。虽然俗话说"十月怀胎，一朝分娩"，但是医学上怀孕的时间不是平时日历上的 10 个月，而是以周为单位计算，按照每 4 周为 1 个月，整个孕期是 40 周，即 280 天。

以下方法可以帮助孕妈妈推算孕周和预产期。

对于月经规律的孕妈妈　有个简单的预产期计算公式：从末次月经第 1 日算起，月份减 3 或加 9，日数加 7。举个例子：如末次月经是 2023 年 2 月 5 日，月份 2+9，日期 5+7，则预产期是 2023 年 11 月 12 日；如果末次月经是 2023 年 4 月 5 日，月份 4-3，日期 5+7，则预产期为 2024 年 1 月 12 日。如果孕妈妈仅记得农历日期的末次月经，应转为公历日期后再推算预产期。

对于记不清末次月经、月经周期不规律或者哺乳期无月经来潮的孕妈妈　医生需要通过超声检查来协助推算孕周和预产期。孕早期超声检查可以根据胎芽长度或胎儿冠 - 臀长来核对孕周，这是最为准确的估算孕周的方法。如果根据末次月经推算的孕周与孕早期超声检查推算的孕周间隔超过 5 日，医生会根据孕早期超声检查结果提示的孕周来校正预产期。

如果孕妈妈错过了孕早期超声检查，孕期的一些表现也可以帮助推算孕周和预产期。如部分孕妈妈孕 6 周末出现孕吐，孕 18~20 周出现胎动，因此可以根据孕吐和胎动的出现时间推测孕周，从而推算预产期。然而，由于孕妈妈的表现个体差异较大，上述两种方法推算孕周和预产期的误差也较大。一般情况下，医生会根据末次月经、超声检查、产科检查等结果，结合孕妈妈的表现综合判断孕周和预产期。

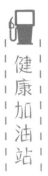

健康加油站

预产期一定是宝宝出生的日期吗

据统计，只有约5%的孕妈妈在预产期（孕40周）当天分娩，在预产期前后2周内分娩的大约占80%。医学上规定，孕37周至41^{+6}周分娩为足月产，即宝宝孕37周就已经发育成熟，具备了独立生存的条件。所以，孕妈妈到了孕37周就要随时做好分娩的准备。如果孕41周还没有分娩征兆出现，则需要根据医嘱住院观察或适时引产。

（宋　波）

3. 为什么孕妈妈
要进行**唐氏筛查**

在孕期，孕妈妈要进行针对唐氏综合征的筛查或者诊断，以尽早发现胎儿是否存在唐氏综合征或其他遗传性疾病。

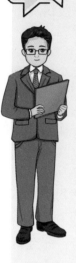

专家说

什么是唐氏综合征

唐氏综合征是最常见的新生儿染色体数目异常性遗传性疾病，是由于染色体组成中存在额外的 21 号染色体，使得 21 号染色体变成三体而引起的。据报道，全球每 800~1 000 名新生儿中就有一名唐氏综合征患儿。患有唐氏综合征的婴儿面临着许多健康问题，包括智力发育迟缓、心脏缺陷和视力问题等。唐氏综合征是受精卵形成过程中偶发的染色体异常，其发生与孕妈妈的怀孕年龄有关，怀孕年龄越大，胎儿患唐氏综合征的风险就越高。

有哪些针对唐氏综合征的筛查方法

比较常见的筛查唐氏综合征的方法包括非侵入性胎儿游离 DNA 产前筛查（NIPT）、孕早中期联合筛查和孕中期孕妇血清学筛查。NIPT 是一种血液检测，可以检测孕妈妈血液中的胎儿 DNA。这种检测方法可以准确地检测出胎儿是否为唐氏综合征。孕早中期联合筛查是在孕 11~14 周进行的孕妇外周血液检测和超声检查；孕中期孕妇血清学筛查是在孕 15~20 周进行的孕妇血液检测。上述方法都是通过检测与唐氏综合征相关的多种胎盘蛋白质和激素的含量，结合孕妈妈的孕周和年龄共同计算胎儿患唐氏综合征的风险。

唐氏综合征高风险意味着什么

唐氏筛查不是诊断性检查，高风险的筛查结果不一定意味着胎儿一定患有唐氏综合征，而低风险的筛查结果也不一定意味着胎儿未患有唐氏综合征。如果筛查结果显示胎儿唐氏综合征的风险较高，则建议进行进一步产前诊断。唐氏综合征的产前诊断方法包括绒毛膜穿刺、羊膜腔穿刺及脐血穿刺。这些检查主要是从胎盘或羊水中取出少量胎儿细胞样本，用以对唐氏综合征进行明确诊断。

（蒋宇林）

4. 产前检查能不能
百分百确诊**胎儿畸形**

通过产前检查可以发现许多胎儿发育的异常问题，但是产前检查能不能百分百确诊胎儿畸形呢？

即使在产前检查技术不断提升的情况下，仍然不能检测到所有的胎儿畸形，这与以下因素有关。

妊娠的时间

一些胎儿异常要在孕后期才会在超声检查中显现出来，这时可能已经为时已晚。例如，一些结构性心

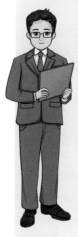

脏缺陷可能直到孕晚期才会被发现。此时，由于存在缺陷，胎儿的心脏可能已经承受了较大的压力。同样，一些神经管缺陷可能直到孕20周后才能看到，此时胎儿的大脑和脊柱已经开始发育。

过小的畸形

过小的畸形可能在超声检查中较难检测出来，特别是如果它们位于难以在超声下显示的部位，就会给检测带来更大困难。例如，心脏较小的室间隔缺陷可能很难在超声检查中发现，特别是胎儿的位置使得心脏难以清晰显示的时候。手指的数量、耳廓的形态等往往由于过小而使得超声检出变得非常困难。

胎儿的位置

胎儿的位置可能使某些畸形难以检测。例如，如果胎儿处于臀位（足部朝下），则可能很难在超声检查中看到骶尾部发育情况；如果胎儿背对超声探头，则可能很难看到身体面部的一些发育情况。

此外，超声医生的操作水平和技能，以及是否遵循相关规范进行检测，也可能影响产前检查的准确性。因此，孕妈妈一定要到有资质的产前诊断机构接受产前诊断服务，以降低漏检或者错检的可能性。

产前检查可能出现漏检的情况。没有任何一种产前检查是100%准确的，因此始终存在漏检的可能性。例如，尽管胎儿患有唐氏综合征，但仍然可能出现阴性结果，这被称为假阴性结果，可能是由于各种原因导致的，包括检查本身的问题或样品采集方式的问题等。

最后，一些胎儿畸形非常罕见，以致目前的产前检测方法可能无法检测到。例如，某种非常罕见的遗传性疾病可能无法通过当前的基因测试检测出来。

总之，由于多种因素，如孕期、畸形的大小和位置、医生操作水平、假阴性结果和罕见畸形等，使得无法在孕期检测到所有的胎儿畸形，这是准爸爸和准妈妈都应该知晓的。

（蒋宇林）

5. 产前超声检查提示
胎儿异常应该怎么办

胎儿可能出现各种异常情况，包括代谢性异常、染色体异常和一些宫内感染带来的疾病等，还包括各种超声检查下发现的软指标异常以及胎儿结构发育异常。需要注意的是，并非所有异常情况都可以在孕期检测到，也并非所有异常情况都会引起胎儿或新生儿的重大健康问题。在某些情况下，异常的发育情况可能直到宝宝出生后才能被检测出来。

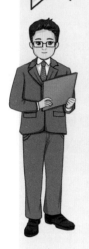

什么是超声软指标

胎儿超声软指标是产前超声检查中发现的表示某种程度上胎儿存在染色体异常风险的指标。这些指标通常不属于结构异常，但可能暗示某些染色体异常的风险。胎儿超声软指标主要在孕早期和孕中期超声检查中发现，如胎儿颈后透明层厚度（NT）增加、股骨长度短、心室内强回声异常、轻度肾盂分离等。这些超声软指标的出现可能与唐氏综合征、特纳综合征和其他染色体异常风险增加有关。

超声软指标异常的处理方式

当发现胎儿超声软指标异常时，首先不要过于担忧，因为超声软指标并不是确诊某种疾病的直接证据，而是提示可能存在某些风险。这种情况下，可以根据医生的建议考虑进行更详细的超声检查，以便对胎儿的发育情况进行更全面的评估。此外，需要考虑进行相应的无创性产前筛查或羊水穿刺等检查，以便对胎儿染色体状况进行更准确的评估。

如何面对胎儿结构发育异常

超声检查能发现许多严重程度不一的结构发育异常，经超声检查发现的胎儿期常见结构发育异常包括：胎儿水肿；室间隔缺损等多种心脏发育异常；肾脏发育不良、多囊肾等肾脏结构缺陷；脊柱和颅骨异常，如脊柱裂、脑积水、神经管缺陷；各种肢体发育异常，包括肢体缺失、畸形等。当发现胎儿存在结构发育异常时，首先要保持冷静，不要慌张，因为大多数的结构发育异常不会致死，可以进行治疗，而且很多可以获得良好的治疗效果。

家长需要与医生充分沟通，了解胎儿结构发育异常的具体情况，包括异常的部位、程度和可能的原因等。必要的情况下完成进一步的检查，如可以进行更详细的超声检查、磁共振成像（MRI）检查等，以便对胎儿的结构发育异常进行更全面的评估。根据检查结果和医生的建议，制订相应的诊疗方案，包括继续观察、宫内或出生后药物治疗、手术干预等。在某些复杂的情况下，还可以寻求多位专家的意见。发现胎儿存在结构发育异常可能给准爸爸、准妈妈带来很大的心理压力。在这种情况下，寻求心理支持和倾诉，如与家人、朋友或专业心理医生交流，有助于减轻焦虑、缓解紧张情绪。

如果产前检查发现胎儿存在问题，家庭就会面临很多困难和痛苦，此时需要注意以下几点。

保持理性和冷静　产前检查结果的准确性并不一定是百分之百的，有可能是假阳性结果。即使诊断结果准确，许多问题也不会立即威胁到胎儿的生命，仍有希望通过治疗改善。因此，准爸爸、准妈妈要保持理性和冷静，不要过分担心。

与医生充分沟通　医生有专业知识，可以更客观地判断问题的严重程度并制订下一步处理方案。准爸爸、准妈妈要向医生提出所有疑问，全面了解胎儿现在的状况及可能的预后。

与家人和朋友保持密切联系　家人和朋友可以给予准爸爸、准妈妈心理支持和帮助，让他们感觉不那么孤单。准爸爸、准妈妈可以与他们分享自己的感受，寻求意见。

积极准备　要积极准备应对各种情况，包括最坏的结果。准爸爸、准妈妈要事先向医生了解可能采取的各种治疗措施，为胎儿选择最佳的治疗方案。

保持乐观的心态　即便确实存在问题，宝宝仍然有机会健康成长。准爸爸、准妈妈要为宝宝创造一个积极的生长环境，给予他关爱与鼓励。只有这样，宝宝才有可能战胜疾病。

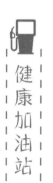

健康加油站

常见的胎儿异常情况

染色体异常所致遗传病　如唐氏综合征，是由于存在额外的 21 号染色体引起。其他染色体异常包括特纳综合征以及克氏综合征等。

结构发育异常　包括胎儿身体上的发育畸形，如心脏缺陷、唇裂或腭裂、脊柱裂和内翻足等。这些异常通常可以在超声检查中发现。

传染病　某些病原微生物可以由母亲传播给胎儿并引起胎儿异常。常见的包括风疹病毒、巨细胞病毒、弓形虫和梅毒螺旋体等导致的传染病。

（蒋宇林）

6. 为什么胎儿
颈后透明层厚度增厚
需要进行**羊水穿刺**

孕期通常需要通过超声检查来监测胎儿发育情况并评估发生潜在并发症的风险。其中一项检查是胎儿颈后透明层厚度（NT），指测量位于胎儿颈部皮肤下液体积聚部分的宽度范围。NT 增厚一般被定义为 >3mm。NT 是孕早期一项重要的超声检查测量指标，通常在孕 11~14 周进行检测。

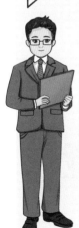

胎儿出现 NT 增厚的可能原因

首先，胎儿存在染色体等遗传异常，如唐氏综合征、18- 三体综合征等，以及其他多种染色体异常。其次，其他因素也可能导致 NT 增厚，包括胎儿心脏结构缺陷、骨骼发育异常等。

出现 NT 增厚的后续处理方案

如果发现 NT 增厚，医生通常会建议孕妈妈进行产前诊断以确定 NT 增厚的原因。常用的诊断方法是羊水穿刺，它指的是从胎儿羊膜囊中抽出少量羊水，分析羊水中胎儿脱落细胞的染色体是否存在异常以及是否存在其他遗传病。

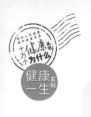

虽然羊水穿刺是一种针对胎儿染色体的高度全面、准确的诊断方法，但仍存在相关风险。最常见的风险是穿刺后流产，发生概率为 2/1 000~3/1 000。其他风险包括术后感染、出血和羊水渗漏等。

除了羊水穿刺，还有其他可用于 NT 增厚的检查，包括绒毛膜取样以及非侵入性产前测试（NIPT）。NIPT 是用孕妈妈的外周血检测其中的胎儿游离 DNA，仅针对唐氏综合征、18- 三体综合征和 13- 三体综合征。

根据我国当前的技术规范，建议 NT 增厚的孕妈妈进行羊水穿刺或绒毛膜取样，而非进行 NIPT 等筛查性质的检查。

需要注意的是，NT 增厚并非确定胎儿存在异常。在某些情况下，NT 增厚可能是由于胎儿发育过程中的正常变异或其他因素所致。因此，发现 NT 增厚之后最重要的是积极进行产前遗传诊断，并根据诊断结果与医务人员确定适当的诊疗方案。

（蒋宇林）

7. 如何安排
整个**孕期**的**超声检查**

孕期超声检查可以帮助医生了解胎儿的发育情况，明确胎儿是否存在结构发育异常；检查胎儿以及胎盘的位置和大小、羊水量等，从而帮助医生了解孕妈妈和胎儿的身体状况，发现潜在问题并监测胎儿的生长，所以超声检查是孕期监测胎儿健康和发育的重要工具。

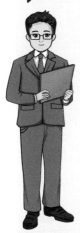

孕期超声检查的时间和频率取决于许多因素，包括孕妈妈的年龄、病史以及可能出现的任何相关并发症的风险。通常情况下，大多数孕妈妈在孕期要进行4~6 次超声检查。

第一次超声检查

本次检查被称为测孕检查，通常在孕 8~10 周进行。主要用于确定预产期、确认胎儿数量以及检查胎儿是否存在任何早期出现的重大结构发育异常。

第二次超声检查

本次检查被称为孕早期检查，通常在孕 11~14 周进行。主要用于检查 NT、鼻骨等与孕早期染色体异常相关的指标，双胎重点关注绒毛膜性。

第三次超声检查

本次检查被称为胎儿系统超声检查，通常在孕 22~24 周进行。检查更为详细，用于发现胎儿是否存在任何重大的结构异常或发育问题。在本次检查中，医务人员将重点检查胎儿的大脑、心脏、肾脏和其他器官。

超声检查 孕期检查 结构发育异常

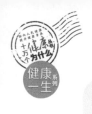

第四次超声检查

本次检查通常是第三次超声检查的补充，将会对系统超声检查无法清晰显示的脏器切面给予更准确的检查。

此后的超声检查一般间隔 2~3 周进行，以持续评估胎儿的大小和体重、羊水的情况以及胎方位等，这种检查一般会持续到分娩。

在某些情况下，医生可能还会推荐孕妈妈进行额外的超声检查，如孕妈妈存在并发症或有并发症史，医生有可能建议其进行额外的超声检查以监测胎儿的生长和发育情况。

需要注意的是，尽管超声检查是监测胎儿生长和发育的有用工具，但并非没有风险。一些研究表明，接触超声波可能与胎儿发育问题的风险增加有关，尽管这方面的证据存在争议。因此，医生通常只会在必要时推荐孕妈妈进行超声检查。

总之，超声检查是产前检查的重要组成部分，检查的时间和频率因多种因素而异，大多数孕妈妈在孕期要进行 4~6 次超声检查，这项检查通常被认为是安全的。

（蒋宇林）

8. 为什么孕妈妈要进行乙型肝炎和**肝功能检查**

关键词

乙型肝炎　肝功能　垂直传播　母婴传播

　　垂直传播又称母婴传播，是指病原体由母亲传给子女的方式。乙肝表面抗原阳性孕妇的新生儿是感染乙肝病毒的高危人群，新生儿期感染后，90%以上表现为慢性感染，是家族聚集性乙肝感染的主要原因。

专家说

为什么孕妈妈要进行乙肝检查

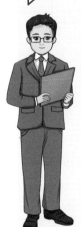

　　乙型肝炎病毒的垂直传播是我国慢性乙型肝炎（简称"乙肝"）的主要病因，许多新生儿可能因垂直传播而感染乙型肝炎。研究显示，乙型肝炎病毒感染者发病年龄逐代提前，成年后患肝硬化、肝癌的风险显著升高。孕妈妈可以通过乙肝相关检查和肝功能检查及时发现乙肝病毒感染，了解病情变化，及时进行相应处理，避免新生儿感染，这对预防乙肝垂直传播非常重要，有利于孕妈妈和新生儿的健康。

为什么孕妈妈要进行肝功能检查

　　由于孕期肝血流量显著增加，肝功能会发生相应变化，特别是感染乙肝病毒的孕妈妈，孕期出现肝功能异常，容易转化为慢性乙肝，因此孕期需要定期进行乙肝和肝功能检查。

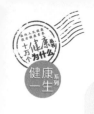

为什么孕妈妈要在孕早期进行乙肝相关检查

　　乙肝表面抗原阳性孕妇的新生儿出生后需要注射乙肝免疫球蛋白和乙肝疫苗，即进行联合免疫预防接种。乙肝表面抗原阴性孕妇娩出的新生儿通常仅需要接种乙肝疫苗。由于各地孕期孕妇监测、分娩后新生儿处理等存在差异，所以孕期尽早进行乙肝相关检查就显得非常重要。孕妈妈应在孕早期就进行乙肝相关检查，以便早期发现乙肝病毒感染并及时采取措施，阻断垂直传播。

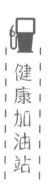

健康加油站

如何预防乙肝垂直传播

　　孕妈妈进行乙肝垂直传播的预防，避免新生儿感染，需要抓好以下三个关键点。

　　1. 确认怀孕以后，孕妈妈应尽早进行乙肝血液筛查。筛查时间以孕早期为宜，以便在整个孕期进行相关监测和随访，必要时及时进行干预。

　　2. 乙肝表面抗原阳性的孕妈妈应定期进行病毒学指标和肝功能检查，当达到抗病毒治疗指征时，可以在医生的指导下服用抗病毒药物。

　　3. 乙肝表面抗原阴性的孕妈妈，其新生儿按0、1、6个月方案接种乙肝疫苗，不需要注射乙肝免疫球蛋白。乙肝表面抗原阳性的孕妈妈，新生儿出生后应接种乙肝免疫球蛋白和乙肝疫苗，即进行联合免疫预防接种。

在此基础上，乙肝表面抗原阳性的孕妈妈需要在婴儿完成最后一次乙肝疫苗接种后 1~2 个月，即在宝宝 7~12 月龄时进行乙肝病毒表面抗原和表面抗体检测，明确垂直传播的干预效果。

（王 岚 宋 波）

9. 为什么孕妈妈会**贫血**

红细胞具有运输氧的功能，贫血后红细胞数目减少，机体携氧功能降低，如果没有及时发现并纠正，将会对母儿健康产生不利影响。所以，孕妈妈要格外关注孕期贫血的问题。

孕妈妈为什么会发生贫血

怀孕后，随着孕周增加，孕妈妈血容量增加大于红细胞增加，血液处于稀释状态；同时，胎儿在母体内生长发育，对铁的需要量增加，母体的铁储备相对不足。因此，如果没有充足的铁摄入，孕妈妈非常容易出现缺铁性贫血。

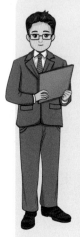

贫血对孕妈妈和胎儿有哪些影响

贫血轻者症状不明显，或只有皮肤、口唇和睑结膜稍苍白；随着贫血程度加重，可出现乏力、头晕、心慌、气短、食欲不振等情况。贫血可以增加妊娠高血压、产后出血、产褥感染、产后抑郁及早产、低体重儿、新生儿窒息、婴幼儿贫血等的危险，严重贫血还可危及孕妈妈和胎儿的生命。

孕妈妈如何判断自己是否贫血

人体内有一定的铁储备，贫血之前身体会经历铁减少期、红细胞生成缺铁期，最后才会出现贫血。研究表明，中国孕妇贫血率为 19.10%，而铁缺乏的比例高达 61.70%。如果把孕期缺铁看成是一座冰山，临床诊断出的妊娠合并贫血就只是冰山一角。如果能在早期缺铁的时候就积极补充铁，则可以避免贫血的发生。

临床上常用的诊断早期缺铁最可靠的指标是血清铁蛋白。如果血清铁蛋白低于 30μg/L 就提示机体储存铁耗尽，处于缺铁早期，需要及时治疗；如果血红蛋白低于 110g/L，就提示已经处于贫血阶段了。

孕妈妈应该如何补铁

孕早期，孕妈妈就应该注意摄入含铁丰富的食物，最大程度地提高铁的摄入和吸收。医生通常建议孕妈妈每天吃红肉 50~100g，每周吃 1~2 次动物血或肝脏（20~50g），同时常吃富含维生素 C 的蔬菜和水果，促进铁的吸收。红肉、动物的肝脏和血液（俗称"铁三角"）所含的铁是血红素铁，容易吸收，最适合补铁。海带、紫菜、木耳等植物性食物所含的铁虽然含量也较高，但为非血红素铁，不易吸收。另外，大家通常认为的"红枣、红糖可以补铁"并没有科学依据，过多进食还容易引起血糖升高，孕妈妈要注意。

　　孕期对铁的需要量增加，一旦储存铁耗尽，仅通过食物难以补充足够的铁，通常需要服用药物补铁。医生会根据孕妈妈的病情开具适宜的补铁药，孕妈妈应遵医嘱服药，不要自行停药或调整药物。

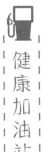

健康加油站

孕期补铁建议

　　1. 蔬菜中的植酸以及牛奶、蛋类影响铁剂的吸收，建议进餐前 1 小时口服铁剂。除非胃肠道不良反应明显，否则不建议随餐服用铁剂。

　　2. 茶、咖啡、可可等成分会影响铁的吸收，孕期应尽量避免饮用含有上述成分的饮品。维生素 C 可以促进铁的吸收，建议与铁剂同服。

　　3. 服用铁剂期间，应遵医嘱定期复查血红蛋白，血红蛋白正常后依然需要坚持服用铁剂两个月，才能提高身体的储存铁含量。

（王　芩　郑睿敏）

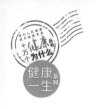

10. 为什么孕妈妈
要进行**妊娠糖尿病**筛查

妊娠糖尿病　糖耐量　母儿影响

　　和老年患者相比，妊娠期女性所患的妊娠糖尿病症状往往比较轻，很少出现典型的"三多一少"（多饮、多食、多尿、消瘦）症状，孕妈妈往往不知道自己的血糖是否正常。孕24~28周时，医生会建议孕妈妈空腹口服75g葡萄糖进行口服葡萄糖耐量试验，筛查是否患有妊娠糖尿病。很多孕妈妈不明白医生为什么要安排自己进行妊娠糖尿病筛查，也不理解即便血糖超出正常值，但自己没有明显不适，医生为什么还是那么紧张。

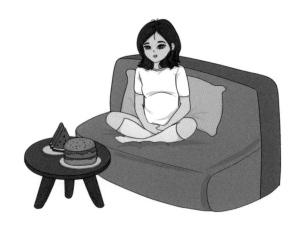

专家说

妊娠糖尿病对胎儿有哪些影响

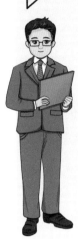

巨大胎儿　孕妈妈血糖升高，高浓度的葡萄糖通过胎盘进入胎儿体内，刺激胎儿体内胰岛素的分泌，使胎儿过度发育，形成巨大胎儿，导致阴道分娩困难。

胎儿生长受限　妊娠早期高血糖有抑制胚胎发育的作用，使胎儿发育落后、生长受限甚至导致流产或早产。

畸形　女性孕前或孕早期血糖升高，胎儿严重畸形的发生率为正常妊娠的 7~10 倍。

胎儿宫内窘迫或死胎　孕期长期的高血糖、高胰岛素状态会影响胎儿肺的发育，导致胎儿宫内缺氧或出生后呼吸困难，引发新生儿死亡。

这些问题都让产科医生很担心。不仅如此，"糖妈妈"生的宝宝属于高危儿，成年以后罹患肥胖、高血压、糖尿病、高脂血症及心脑血管疾病的风险也会显著增加。

妊娠糖尿病对孕妈妈有哪些影响

妊娠高血压　血糖升高的孕妈妈，其血压升高的风险比正常孕妇高 2~4 倍。

羊水过多　血糖升高，胎儿出现高渗性利尿，排尿增多，导致孕妈妈羊水过多，容易引起胎膜早破和早产。

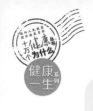

感染　妊娠糖尿病患者身体抵抗力下降，容易发生感染，尤其是泌尿系统感染。

患有妊娠糖尿病的孕妈妈再次妊娠时血糖升高的风险大大增加，而且随着年龄的增加，将来患 2 型糖尿病的风险也会比正常孕妇高。

了解了妊娠糖尿病对母儿的影响，相信孕妈妈也就明白了医生为什么要安排她进行口服葡萄糖耐量试验了。一旦孕妈妈被诊断为妊娠糖尿病，一定要遵医嘱进行营养治疗、运动管理、血糖监测甚至药物治疗。

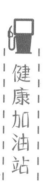

健康加油站

如何进行口服葡萄糖耐量试验

试验流程　空腹抽取第一次静脉血。将 75g 葡萄糖粉溶于 300mL 温水中，形成葡萄糖水，5 分钟内喝完，从饮用第一口葡萄糖水开始计时，分别于 1 小时、2 小时采静脉血，检测血清葡萄糖浓度。

结果判定　三次检测的正常结果分别为低于 5.1mmol/L、10.0mmol/L、8.5mmol/L，若三项中任何一项超过正常值，即可诊断为妊娠糖尿病。

注意事项　①口服葡萄糖耐量试验前 3 天应正常饮食；②进行口服葡萄糖耐量试验前需要空腹 8~14 小时；③试验期间不能进食、饮水；④试验期间忌剧烈活动、情绪波动。

（王　苓　郑睿敏）

11. 为什么医生
建议孕妈妈选择**自然分娩**

关键词

自然分娩 剖宫产 分娩方式

随着生育政策的调整，孕妈妈应充分了解自然分娩的好处，树立自然分娩的信心，为自然分娩做好准备。

专家说

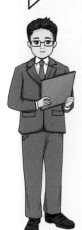

自然分娩对孕妈妈有哪些好处

自然分娩的产妇身体康复得更快　自然分娩的产妇在分娩后即可正常饮食，并且在产后 4 小时就可以适当下床活动，利于产妇的恢复。剖宫产则有可能导致近期、远期并发症，如切口感染、脂肪液化、盆腔粘连、子宫内膜异位症、子宫切口憩室等，进而增加女性再次怀孕和不孕的风险。

自然分娩对母乳喂养有促进作用　自然分娩的产妇分娩后可以立即进行母婴皮肤接触、早吸吮，增进母子感情，有助于早开奶，同时可以减少产后抑郁的发生。

自然分娩对新生儿有哪些好处

胎儿经过母亲产道时可以获得母体产道和肠道的微生物，而这一获菌过程在剖宫产分娩的婴儿中是缺失的，自然分娩能促进新生儿肠道菌群的建立，促进新生儿的生长发育。另外，胎儿经过产道挤压，适应外界能力较强。胎儿头部受到产道挤压会使呼吸中枢处于兴奋状态，使新生儿出生后能够更好地建立正常呼吸

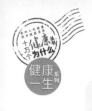

反射，再加上子宫收缩使新生儿肾上腺皮质激素分泌增加而促进肺成熟的作用，会大大降低新生儿肺透明膜病（又称新生儿呼吸窘迫综合征）的发生。

自然分娩是最为理想的分娩方式，因为它是一种正常的生理现象，对母亲和胎儿的损伤很小，因此要提倡自然分娩。

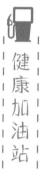

如何促进自然分娩

许多孕妈妈非常希望自己能够自然分娩，因为自然分娩不会损伤子宫，对孕妇下一次生育不会造成影响。但部分孕妈妈会担心自然分娩的宫缩疼痛和产道损伤。由于现代医学分娩镇痛的方式很多，可以大幅降低孕产妇的分娩疼痛感。

为了实现自然分娩，孕妈妈在孕期需要控制好自身体重，避免胎儿生长过大。过大的胎儿发生难产及阴道助产的概率会相应增加，有可能增加剖宫产和阴道助产的概率。

孕妈妈应在孕期进行适当运动，保证自己的肌力，使得在进入第二产程时有足够的体力及精力自然分娩，包括采取自由体位生产，如坐瑜伽球、站立高抬腿、左右侧卧位调整胎方位，不局限于平卧在产床上。

建立自然分娩的信心尤为重要，此外还要保证产程中充分的营养摄入及心情愉悦，尽可能地顺利分娩。

（王　岚　宋　波）

二

孕妇健康
自我管理

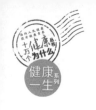

12. 为什么孕妈妈
要**好好吃饭**、**吃好饭**

关键词

营养不良　平衡膳食　合理增重

妊娠期营养关乎母儿健康，所以要求孕妈妈要好好吃饭并且吃好饭。前者是理念，后者是技能，这两者是母儿安全的基本保障，都需要用心习得。

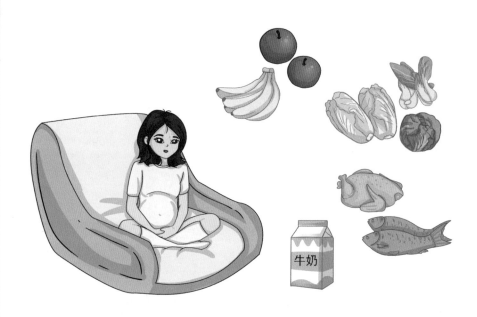

牛奶

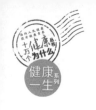

12. 为什么孕妈妈
要**好好吃饭**、**吃好饭**

营养不良　平衡膳食　合理增重

妊娠期营养关乎母儿健康，所以要求孕妈妈要好好吃饭并且吃好饭。前者是理念，后者是技能，这两者是母儿安全的基本保障，都需要用心习得。

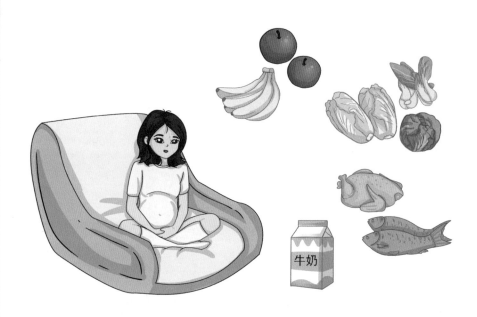

牛奶

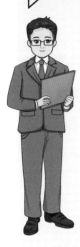

专家说

孕妈妈为什么要好好吃饭

大家都知道，任何一种疾病都是遗传和环境因素共同作用的结果。营养作为最重要的环境因素，对母儿的近期和远期健康都将产生至关重要的影响。目前，孕妈妈营养不良的问题包括营养过剩和营养不足两个方面，突出表现为总能量摄入过量，而某些营养素摄入不足。

相关研究显示，孕期营养不良和大部分不良妊娠结局有关，尤其是与孕妈妈妊娠高血糖、妊娠高血压、贫血、低蛋白血症、产后出血相关，同时与宝宝体格和智力发育密切相关。所以，孕妈妈一定要注意平衡膳食、合理摄入各类营养素，留出一定时间和精力用于调整饮食，好好吃饭。

孕妈妈如何才能吃好饭

孕早期，由于宝宝生长发育速度比较慢，不需要额外增加能量，可以继续维持孕前的营养摄入水平。如果早孕反应比较严重，则不必强调平衡膳食，应鼓励孕妈妈尽可能摄入自己喜欢的食物，但是应保证每天摄入的碳水化合物不少于 130g。

孕中期，孕妈妈应适当增加各类营养素的摄入量，尤其是富含优质蛋白、钙、铁、碘等营养素的食物。建议孕中晚期孕妈妈每天喝约 500mL 牛奶，孕中期鱼禽肉蛋合计摄入量为每天 150~200g，孕晚期则增至每天 175~225g。建议孕妈妈每周食用动物血或肝脏 1~2 次，有条件的孕妈妈建议每周食用海产品

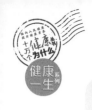

2~3 次，增加不饱和脂肪酸的摄入。

孕妈妈要定期测量体重，以保持合理的体重增长，鼓励健康的孕妈妈每天进行不少于 30 分钟的中等强度运动。

（王 芩 郑睿敏）

13. 为什么孕妈妈
要保持**合理**的**体重增长**

很多人听到过这样的说法："怀孕了是'一人吃两人补'，孕妈妈体重长得越多越健康"，真的是这样吗？这种说法并不科学，甚至可能会给孕妈妈和宝宝的健康带来负面影响。孕妈妈一定要结合孕前身体储备和健康状况，摄入适量的营养，保持合理的孕期体重增长。

孕妈妈体重增长过多有哪些危害

研究显示，如果孕期体重增长过多，不仅孕妈妈患妊娠糖尿病和妊娠高血压的风险将大幅增加，还会影响产后身材的恢复。此外，孕期增重过多也容易让宝宝成为巨大胎儿，这样孕妈妈可能将不得不进行剖宫产，同时宝宝成人后患肥胖、心血管疾病等慢性疾

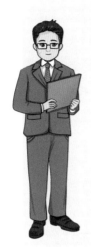

病的风险也会明显增加。

孕妈妈体重增长不足有哪些危害

如果孕期体重增长不足，就会导致胎儿生长受限，增加早产的可能性，同时宝宝可能会比较弱小，成人后患慢性疾病的概率也会增加。

因此，孕期要保持适宜的体重增长，这样才有利于保证母婴营养并获得良好的妊娠结局，有利于宝宝的远期健康。

孕期体重增长多少合适

一般而言，孕前体重正常（$18.5kg/m^2 \leqslant BMI<24.0kg/m^2$）的孕妈妈整个孕期体重增长范围为 8~14kg 比较合适，孕早期体重增长最多不超过 2kg，孕中晚期每周增重不超过 0.5kg。孕前低体重（$BMI<18.5kg/m^2$）的孕妈妈可以多增加一些体重，而孕前超重（$24.0kg/m^2 \leqslant BMI<28.0kg/m^2$）、肥胖（$BMI \geqslant 28.0kg/m^2$）的孕妈妈应该少增加一些体重。如果孕期体重增加过多或不足都要及时就医。

以下是我国孕期女性体重增长范围和孕中晚期每周体重增长推荐值，孕妈妈可以结合自身情况在整个孕期参考执行。

孕期女性体重增长范围和孕中晚期每周体重增长推荐值

孕前 BMI/kg·m⁻²	总增长范围 /kg	孕早期增长范围 /kg	孕中晚期每周体重增长值及范围 /kg
低体重（BMI<18.5）	11.0~16.0	0~2.0	0.46（0.37~0.56）
正常体重（18.5≤BMI<24.0）	8.0~14.0	0~2.0	0.37（0.26~0.48）
超重（24.0≤BMI<28.0）	7.0~11.0	0~2.0	0.30（0.22~0.37）
肥胖（BMI≥28.0）	5.0~9.0	0~2.0	0.22（0.15~0.30）

注：资料来源于中国营养学会团体标准《中国妇女妊娠期体重监测与评价》。

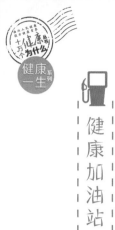

如何判断自己的体重增长是否正常

孕妈妈可以准备一个称量准确的体重秤，每周称重 1 次。在称量体重时应注意在时间和身体状态方面保持一致，如均在晨起空腹后先排空大、小便，脱鞋，仅穿单衣称重，以保证测量数据的真实、准确。

每次测量体重后，孕妈妈可以将计算出的当前增重（当前体重−上一次体重）标注在根据孕前 BMI 绘制的孕期体重增长曲线的相应孕周处，形成曲线图，动态监测体重增长。特别提醒：不同孕前 BMI 女性的孕期体重增长图可以参考由中国营养学会发布的《中国妇女妊娠期体重监测与评价》。

如果体重增长超出或低于正常范围，应通过饮食和运动来调整，必要时可以寻求医生的帮助，以使体重在整个孕期按计划增长。

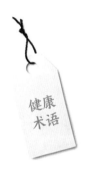

健康术语

身体质量指数

又称体质指数，是反映人体营养状况及健康状况的指标之一。身体质量指数（BMI）= 体重（kg）÷ 身高（m）^{2}

低体重：BMI < 18.5kg/m^2	正常体重：18.5kg/m^2 ≤ BMI < 24.0kg/m^2
超重：24.0kg/m^2 ≤ BMI < 28.0kg/m^2	肥胖：BMI ≥ 28kg/m^2

（宋　波　王海俊）

14. 为什么孕妈妈
要补充**优质蛋白**

关键词

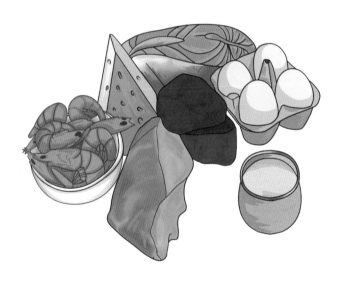

优质蛋白　推荐摄入量

　　蛋白质是一切生命的物质基础，可以说没有蛋白质就没有生命。正常成人体内每天约有 3% 的蛋白质被更新。足月宝宝体内含蛋白质 400~800g，加上胎盘及孕妈妈自身组织增长的需要，孕期共需要积蓄蛋白质约 925g。如果孕妈妈蛋白质摄入不足，会导致抵抗力下降，发生低蛋白性水肿，同时会导致宝宝生长发育落后、出生体重不足等。

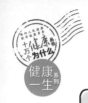

专家说

孕妈妈需要补充多少蛋白质

中国营养学会建议正常女性蛋白质推荐摄入量（RIN）为 55g/d。孕早期可以不额外增加摄入，孕中期和孕晚期每天分别增加 15g 和 30g 蛋白质摄入，即孕中期蛋白质推荐摄入量为 70g/d，孕晚期为 85g/d，其中优质蛋白要占到 1/2 以上。

哪些食物含有优质蛋白

蛋白质广泛存在于动植物性食物中。植物性蛋白质由于氨基酸种类不全、比例不合适，故营养价值较低；动物性蛋白质质量好、利用率高，被称为优质蛋白，尤其是奶、鱼、禽、蛋、瘦肉，是蛋白质的良好来源。有一种食材比较特殊，那就是大豆，虽然是植物性食物，但是大豆及其制品可提供丰富的优质蛋白，其对人体健康的益处逐渐获得认可，是素食者必选的食物。

孕妈妈如何吃才能满足蛋白质的营养摄入需求

建议孕妈妈在平衡膳食的基础上要重点关注优质蛋白的摄入，同时从孕早期开始每天摄入大豆 20g，坚果 10g。

孕早期　每天摄入 1 个鸡蛋、1 盒（袋）牛奶、50g 鱼虾、50g 瘦畜肉 / 禽肉。

孕中期　在孕早期的基础上，每天鱼虾或瘦畜肉 / 禽肉增加至 100~150g，牛奶增加至 2 盒（袋）。

孕晚期　在孕中期的基础上，每天鱼虾或瘦畜肉／禽肉增加至 125~175g。

需要提醒孕妈妈的是，同等重量的鱼类与畜禽类相比，提供的优质蛋白含量相差无几，但鱼类所含脂肪和能量明显少于禽畜类。因此，当孕妈妈体重增长较多时，可食用鱼类而少食用畜禽类。此外，鱼类，尤其是深海鱼，还含有较丰富的 n-3 不饱和脂肪酸，对胎儿脑和视网膜发育有益，最好每周食用 2~3 次。如果大豆和坚果的摄入达不到推荐量，应该适当增加动物性食物的摄入。

另外，由于禽类和鱼类含有能溶于水的含氮浸出物，所以炖出的汤味道很鲜美，不过大部分营养物质不能溶解到汤中，所以孕妈妈一定要改变喝汤弃肉的习惯，肉和汤一起食用才能充分吸收营养。

（王　苓　郑睿敏）

15. 孕妈妈应该
如何补充**维生素**

维生素是一个大家族，水溶性维生素包括 B 族维生素（包括叶酸）和维生素 C；脂溶性维生素包括维生素 A、维生素 D、维生素 E

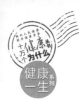

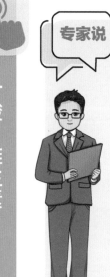

关键词

叶酸 维生素

和维生素 K。维生素虽然不能提供能量，但却在人体物质和能量代谢过程中发挥重要作用，在孕期补充维生素对保障母体健康及胎儿正常发育均具有至关重要的作用。

大多数维生素不能在人体内合成，也不能大量储存于人体组织中，虽然需要量很小，但是必须由食物提供。所以，关注孕期营养，就必须关注维生素的适量摄入。

专家说

孕妈妈补充维生素首先应该强调食补。中国营养学会发布的《中国孕妇、乳母膳食指南（2022）》要求孕妇的每日膳食中应包括谷薯，蔬果，鱼禽肉蛋，奶、豆制品和坚果，油和盐五大类食物。建议每日摄入全谷物或杂豆 50~150g 以提供 B 族维生素；蔬菜 400~500g（新鲜蔬菜和黄绿色蔬菜占 2/3 以上）、水果 200~300g 以提供维生素 C 和叶酸；烹调油 25~30g 以提供维生素 E；每日 1 个鸡蛋、每周 1~2 次动物肝脏以提供维生素 A、维生素 D 等。孕妈妈应该遵循平衡膳食、食物多样的原则，只有这样才能保证食物中各种维生素的充足摄入。

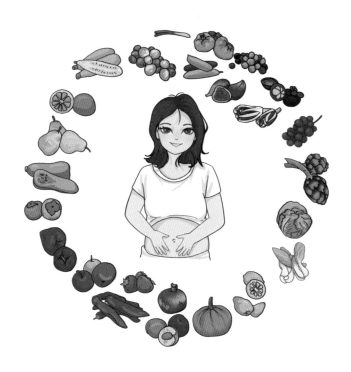

孕期需要特别关注的维生素

维生素 A、维生素 D 及叶酸和母儿健康关系尤其密切，需要孕妈妈特别关注。

维生素 A 孕期维生素 A 的推荐摄入量（RNI）：孕早期 700μgRAE/d，孕中晚期 770μgRAE/d，最大摄入量（UL）3 000μgRAE/d。一般来讲，饮食中的维生素 A 是安全的，应用营养补充剂的孕妈妈一定要注意维生素 A 的含量。成人在平衡膳食的情况下不易缺乏维生素 A，如果孕妈妈过量补充维生素 A 不仅会引发急慢性中毒，还可能引起胎儿畸形，尤其是在孕早期。

维生素 D 维生素 D 最重要的生理功能是促进钙

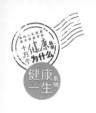

磷的吸收。近年来大量研究发现，维生素 D 水平与妊娠高血压、妊娠糖尿病及自身免疫性疾病密切相关。维生素 D 的推荐摄入量（RNI）为 400 国际单位，最大摄入量（UL）为 2 000 国际单位。维生素 D 的食物来源主要是海鱼、动物肝脏和蛋黄，但是天然食物中维生素 D 的含量普遍较低，目前孕妈妈维生素 D 不足的现象比较普遍。经常晒太阳是人体获得充足维生素 D 的最好来源，孕妈妈应每天接受阳光照射 10~20 分钟，所合成的维生素 D 基本能满足身体需要。如果维生素 D 不足，建议服用维生素 D 胶丸补充。

叶酸　叶酸是孕期最需要关注的一种维生素。对于大部分女性孕前每天补充 400μg 叶酸，持续 3 个月，可使红细胞叶酸浓度达到有效预防子代神经管畸形发生的水平。孕期继续每天补充叶酸 400μg，可满足机体的需要。

（王　芩　郑睿敏）

16. 为什么孕妈妈会**缺钙**

钙是人体中含量最多的矿物质，99% 存在于骨骼和牙齿中，1% 存在于血液和软组织中。

怀孕后，胎儿骨骼生长发育和牙齿钙化需要的大量钙，这些钙都由母体提供。母体的钙经过胎盘，以主动转运的方式向胎儿转运，这种转运被称为"无私转运"，也就是不管孕妈妈自身是否缺钙，胎盘都会从母体向胎儿转运钙。如果孕妈妈血钙浓度降低，就会启动身体的调节机制，从骨骼中脱出钙以继续供给胎儿，加之妊娠后自身代谢的需要，孕妈妈对钙的需求量增大，如不及时补充，孕妈妈就会缺钙，出现小腿抽筋等症状。孕妈妈长期缺钙还会引起胎儿发育异常，导致先天性佝偻病等疾患。

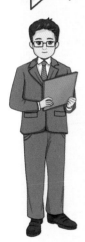

孕妈妈如何判断自己是否缺钙

钙主要存在于骨骼和牙齿中，孕期可以通过超声骨密度检查来判断是否缺钙，同时还可以通过检测 25-羟维生素 D_3 水平来判断是否存在维生素 D 缺乏。由于维生素 D 能促进钙吸收，如果维生素 D 缺乏，大量补钙不仅不会改善缺钙的营养状态，还会增加身体负担。

孕妈妈应该如何补钙

中国营养学会提出孕期钙的推荐摄入量（RIN）为孕早期 800mg/d，孕中晚期 1 000mg/d，最大摄入量（UL）2 000mg/d。

奶及奶制品是钙较好的食物来源，100mL 奶中含有 110mg 钙。建议孕妈妈在孕早期每天饮奶 300mL，孕中晚期每天饮奶 500mL。另外，虾皮、芝麻酱含钙量也相对较高，可以适当多摄入一些。为了促进钙的吸收，孕妈妈还要多晒太阳，增加体内维生素 D 的含量，促进钙的吸收和利用。

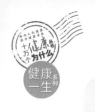

对于饮食中钙摄入不足的孕妈妈，可以在医生的指导下适当补充钙剂，以保证母亲和胎儿的需要。

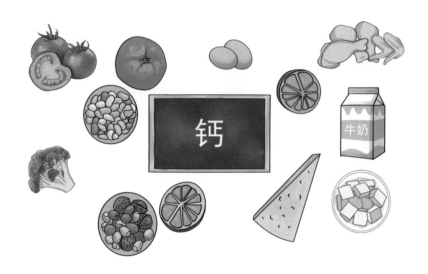

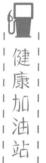
孕妈妈补充钙剂的注意事项

谷类、蔬菜等植物性食物中含有较多草酸、植酸、磷酸，均能与钙形成难溶的钙盐，所以以上食物应该避免和钙剂同时服用。补钙的最佳时机是睡前和两餐之间。

目前市场上钙剂种类很多，孕妈妈应在医生的指导下根据个人情况综合选择适宜的钙剂。如果孕妈妈同时缺乏维生素 D，最好选择含有 400~600U 维生素 D 的钙剂。

（王　苓　王海俊）

17. 为什么孕期
要继续补充**叶酸**

关键词

叶酸是一种重要的维生素，和出生缺陷、肿瘤、心血管疾病等密切相关。对于孕妇而言，缺乏叶酸，除了会增加胎儿神经管缺陷的风险，还与早产、流产、妊娠高血压、胎盘早剥等有关。对于孕妈妈来说，需要特别关注叶酸的补充。

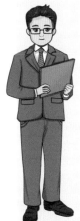

叶酸不仅存在于蔬菜、水果中，蛋类、动物肝脏中叶酸含量也很丰富。但是，食物中的叶酸并不稳定，烹调加工后损失率会达到 50%~90%。合成的叶酸稳定，不易被破坏，且人体利用度高，所以怀孕前后，女性除了要尽量选择叶酸含量高的食物外，还需要额外补充叶酸制剂。

在备孕期和孕期，女性应根据自身情况选择适宜的叶酸补充量。

正常孕妇

从孕前三个月开始，一直持续到哺乳期结束，每天口服叶酸 0.4mg。

叶酸 神经管缺陷 高危孕妇

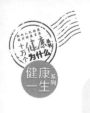

高危孕妇

有神经管缺陷孕产史或服用抗癫痫药的女性　从孕前三个月至孕 12 周，每天口服叶酸 4mg（是正常孕妇剂量的 10 倍），孕 12 周后到哺乳期结束，每天口服叶酸 0.4mg。

患先天性脑积水、先天性心脏病、唇腭裂、肢体缺陷、泌尿系统缺陷；或一、二级直系亲属中有神经管缺陷生育史；或肥胖、糖尿病女性　从孕前三个月至孕 12 周，每天口服叶酸 0.8mg（是正常孕妇剂量的 2 倍），孕 12 周后到哺乳期结束，每天口服叶酸 0.4mg。

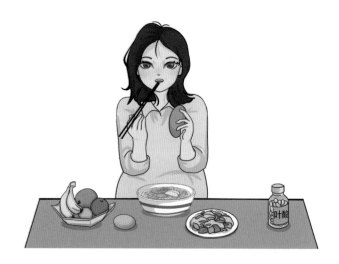

（王　苓　王海俊）

18. 为什么医生建议
孕妈妈**戒烟戒酒**

孕期吸烟和过度饮酒会增加胎儿多种发育异常的风险。吸烟可以影响胎儿的生长和发育，导致出生体重过轻、早产等问题；过度饮酒会影响胎儿的神经系统发育，导致智力发育迟缓、行为问题等。因此，孕妈妈应该尽量避免吸烟和饮酒，保障胎儿的健康。

孕期吸烟的危害有哪些

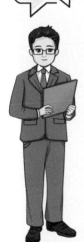

孕妈妈吸烟可能增加宝宝出生后多种健康问题的风险。香烟中的尼古丁和其他化学物质可以穿过胎盘，对发育中的胎儿产生负面影响，引发低体重儿、早产、呼吸问题和死胎等风险。尼古丁还可以收缩血管，减少到达发育中的胎儿的氧气和营养物质的量，引发宫内生长和发育问题，并可能对宝宝的健康造成影响。

孕期饮酒的危害有哪些

孕妈妈饮酒同样可能对胎儿产生不良影响。胎儿酒精综合征（FAS）是一种孕期过度饮酒的孕妈妈所孕育的宝宝可能发生的病症。FAS可能导致一系列身体和认知问题，包括发育缺陷、面部畸形和学习障碍，严重程度取决于孕妈妈饮酒的量和时间。然而，即使孕妈妈少量饮酒也可能对发育中的胎儿产生危害。

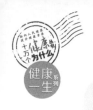

孕期饮酒还可能对孕妈妈自身健康产生负面影响。孕期饮酒的女性患妊娠高血压和子痫前期的可能性更高，严重情况下可能危及母亲和胎儿的生命。

孕期如何戒烟戒酒

已经有充分的证据证明孕期吸烟和饮酒的危害，所以强烈建议孕妈妈在孕期戒烟戒酒。然而，戒烟和戒酒具有较大的挑战性，孕妈妈可能需要支持来克服烟酒成瘾的问题。

目前有许多网站、书籍或者专业健康团体可以帮助孕妈妈戒烟戒酒，专业的医务人员可以为孕妈妈提供建议和支持，并能够提供药物或其他治疗方法来帮助孕妈妈戒烟戒酒。正在努力戒烟戒酒的孕妈妈还可以寻求家人、朋友的支持，并告诉他们自己决心戒烟戒酒。孕妈妈要注意改变生活习惯和社交活动，尽量避免接触二手烟或者参加可能会干扰戒烟戒酒计划的社交活动，适当增加体育锻炼可以在一定程度上减轻戒烟戒酒带来的压力和焦虑。充分了解孕期烟酒接触会对胎儿产生危害的信息可以帮助孕妈妈增强戒烟戒酒的决心。

在孕期戒烟戒酒并不容易，但对母亲和发育中的胎儿健康至关重要。通过戒烟戒酒，孕妈妈可以减少相关并发症的发生风险，降低对胎儿健康的影响。

（蒋宇林）

19. 为什么孕期
要防止"**病从口入**"

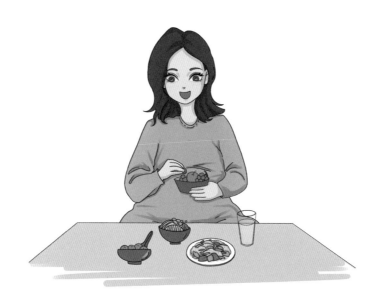

俗话说"病从口入",孕妈妈如饮食不当,不仅会损害自身健康,还会对胎儿的生长发育产生不利影响,可见孕期防止"病从口入"至关重要。所谓饮食不当,主要包括两个方面,首先是孕期饮食结构不合理;其次是孕期饮食不卫生、不健康。

专家说

孕期饮食结构不合理

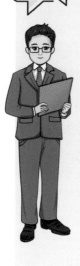

怀孕是一个复杂的生理过程，孕期是胚胎在母体内逐渐生长发育的过程，孕妈妈在此阶段因自身和胎儿的不断变化对营养的需求不尽相同。因此，孕妈妈对营养物质的要求极高，营养摄入过量或不足都会影响妊娠结局，甚至影响宝宝在出生后的生长发育。

近年来，随着我国经济水平的发展，孕妈妈的整体营养状况已经得到了逐步改善，孕期营养缺乏已很少见，伴随的却是越来越多的营养不均衡及营养过剩问题。营养过剩的突出表现是能量摄入过多，大众认为怀孕后就应该"一个人吃两个人的饭"，水果、点心、鱼禽肉蛋，甚至海参、燕窝、鱼翅，应有尽有，让孕妈妈无节制地摄入，导致增重过多。

孕妈妈营养过剩和孕期增重过多与妊娠高血压、妊娠糖尿病、巨大胎儿、新生儿低血糖、围产儿死亡率升高、婴儿及儿童肥胖的发生有着密切的关系，严重影响母儿健康，正是孕妇"吃"出来的病。

孕期饮食不卫生、不健康

随着生活水平的提高，饮食卫生问题得到了很大改善，但是依然存在一些常见的误区需要提醒孕妈妈注意。

误区 1：将剩饭剩菜放在冰箱保存很安全。冰箱温度低，虽然能够在一定程度上抑制细菌、病毒的滋生，但冰箱不是保险箱，有一些耐低温的细菌，如李斯特菌，可以在冰箱里生存污染食物。孕妈妈一旦感染李斯特菌会出现严重的腹痛、腹泻，甚至危及生命。建议孕妈妈吃新鲜的饭菜，尽量不吃隔夜菜和冰箱内存放的剩饭剩菜。

误区 2：加工的熟肉制品方便、有营养。孕妈妈为了增加优质蛋白的摄入，可能会选择一些加工好的熟肉制品，如火腿肠、熏肉、肉罐头等。肉类食物在加工过程中会添加一些着色剂、增味剂或防腐剂，孕期应尽量减少这类化学物质的摄入。建议孕妈妈选择新鲜的畜禽类食物自己烹饪，放心又健康。

误区 3：甜品、饮料能改善食欲，孕期不需要忌口。大部分甜品、饮料能量高、营养密度低，容易引起体重增加过多，使妊娠糖尿病的患病风险升高。同时，甜品中往往含有反式脂肪酸，会导致血脂升高。建议孕妈妈尽可能减少甜品、饮料的摄入。

（王　苓）

20. 为什么孕妈妈经常**头晕眼花**

有些孕妈妈常常出现头晕眼花的情况，这是正常现象还是异常情况呢？头晕眼花是由什么原因导致的，又该如何预防呢？

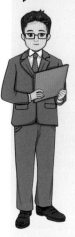

专家说

怀孕后，一些生理或病理改变可以引起孕妈妈头晕眼花的症状，以下三种情况是导致孕妈妈经常出现头晕眼花的"元凶"。

仰卧位或体位突然改变

怀孕后为容纳胎儿、胎盘和羊水，子宫逐渐增大，到分娩前子宫容量是非孕期的500~1 000倍，重量增加约1 000g。从孕中期开始，增大的子宫逐渐超出盆腔，将周围脏器推开。孕妈妈在仰卧位或者体位突然改变（如起床时突然由卧位变为直立位）时，增大的子宫压迫大血管，使盆腔和下腔静脉的血液回流心脏受阻，到达心脏的血量减少，心排血量迅速下降，导致动脉血压降低，引起短暂或长期的缺血缺氧，表现为头晕眼花等症状。

孕晚期子宫增大

孕晚期增大的子宫几乎会达到肝脏位置，可能压迫横膈引起迷走神经兴奋，使心率减慢、心脏血管扩张，导致血压下降。由于胎儿、胎盘的生长依赖胎盘灌注，特别是孕晚期子宫胎盘血流大幅增加，也会影响返回心脏的血量，回心血量的减少会导致血压下降，表现为头晕眼花等症状。

疾病

孕妈妈在妊娠过程中可能出现一些妊娠合并症或并发症，如贫血、低血糖、妊娠高血压等，上述疾病会引起头晕眼花等症状。

头晕　仰卧位低血压　体位改变

如果孕妈妈反复出现头晕眼花等症状就需要尽快就医，在医生的指导下进行相应检查，并采取必要的治疗措施。

健康加油站

如何预防仰卧位低血压和直立性低血压

仰卧位低血压是指孕晚期孕妈妈仰卧位时，增大的子宫压迫下腔静脉，出现不同程度的血压下降，导致头晕眼花等症状，严重者可危及母儿生命。在孕晚期，建议孕妈妈采取左侧卧位，减少子宫对大血管的压迫，有利于血液回到心脏，避免仰卧位低血压的发生。如果发生了仰卧位低血压，孕妈妈应立即改变体位，由仰卧位改为左侧卧位，及时地解决增大的子宫对大血管的压迫，恢复正常的回心血量。改变体位后，通常仰卧位低血压的症状能够得到有效缓解。

直立性低血压是由于体位改变，如从平卧位突然转换为直立位，或长时间站立导致脑供血不足引起的低血压。为预防直立性低血压的发生，孕妈妈在改变体位时动作应缓慢，可以在站立前先做一些准备动作，如先轻微活动四肢，这样做有助于促进静脉血向心脏回流；做好体位转换的过渡动作，即先由平卧位转换为坐位，再由坐位转换为直立位，从而避免直立性低血压的发生。

（王　岚　宋　波）

21. 孕妈妈如何做**运动**

关键词

运动 中等强度 禁忌证

生命在于运动，孕妈妈也不例外，适宜的孕期运动可以让孕妈妈及胎儿获益，那么是所有的孕妈妈都适合运动吗，应该如何运动呢？

专家说 **孕妈妈能运动吗**

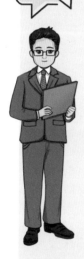

大量研究证实，健康的孕妈妈在孕期进行中等强度的运动对母儿安全是有益的。运动可以有效缓解孕妈妈的腰背痛和便秘，减少妊娠糖尿病、妊娠高血压，促进孕期体重合理增长、提高身体素质，增强心血管功能，促进产后形体恢复，同时，孕期运动还可改善孕妈妈的情绪。所有无孕期运动禁忌证的孕妈妈均建议在孕期进行规律运动。

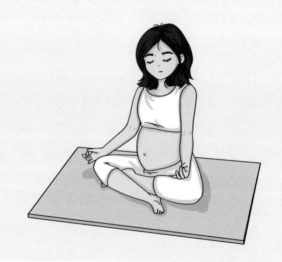

所有孕妈妈都适合运动吗

若无医学禁忌证，那么孕期运动就是安全的。孕期运动禁忌证包括：严重心脏或呼吸系统疾病、重度子痫前期/子痫、控制不良的高血压、甲状腺疾病及1型糖尿病、宫颈功能不全、持续阴道出血、先兆早产、前置胎盘、胎膜早破、重度贫血、胎儿生长受限、多胎妊娠（双胎及以上）等。因此，孕妈妈在运动之前应接受专业人员（如妇产科医生）对其身体状况的充分评估。

如果孕妈妈在运动中出现以下情况，建议立即终止运动并就医，如阴道出血、腹痛、胎膜早破、胎动异常、头痛、头晕、胸痛、呼吸困难、乏力、下肢疼痛或肿胀。

孕妈妈应该如何运动

每周至少5天，每次持续30分钟的中等强度运动有利于孕妈妈的健康。对于孕前无运动习惯的女性，建议从散步等低强度运动开始；对于孕前有一定运动基础的女性，可以继续孕前的有氧运动和抗阻训练，其中步行、慢跑、骑自行车和游泳等对孕妈妈都是安全的。孕妈妈可根据自己的身体状况和孕前运动习惯，结合主观感受，选择熟悉的运动类型，量力而行。

需要强调的是，孕妈妈应避免从事一些容易导致腹部受压的运动（如举重）、碰撞的运动（如踢足球、打篮球）、容易摔倒的运动（如柔道、滑雪、骑马）、压力显著变化的运动（如潜水、高空跳水）以及仰卧位运动等。

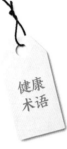

健康
术语

中等强度运动

特点为心率明显加快、微微出汗、呼吸加快、运动中能说话但不能唱歌，运动后心率达到最大心率的 50%~70%，主观感觉稍疲劳，休息 10 分钟左右可恢复。

最大心率 =220－年龄。举例：一位孕妈妈的年龄是 30岁，那么她的最大心率为 220-30=190 次 /min，运动后心率以 95~133 次 /min 为宜。

（王　苓）

22. 为什么孕妈妈
要学会**数胎动**

胎动是胎儿的躯体活动冲击到孕妈妈的子宫壁，而使孕妈妈产生的一种主观感受，正常的胎动是胎儿安全、舒适的表现。孕妈妈一般在孕 18~20 周时感到胎动，随着孕周的增加，胎动逐渐由弱变强，在孕 28~32 周时胎动逐渐变得规律。正确数胎动对于评估胎儿在宫内的情况尤为重要。

为什么要数胎动

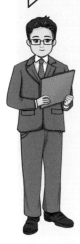

胎动与胎盘功能状态、胎儿宫内安危关系密切。胎动异常，可能提示胎儿宫内状况不良。数胎动是孕妈妈评估胎儿宫内情况最简便、有效的方法。胎动减少与胎儿生长受限、死胎、胎儿神经发育异常、母胎输血、胎盘功能不全、脐带并发症等不良妊娠结局密切相关，胎动减少者发生死胎的风险较胎动正常者增加4倍。胎动突然频繁、强烈，特别是随之出现胎动减少或消失，则可能是急性胎儿窘迫的表现，如强烈胎动不缓解，要警惕进一步发生胎儿宫内死亡的风险。

总之，数胎动对于早期识别死胎风险、降低围产儿死亡率、改善妊娠结局具有重要作用。因此，孕妈妈需要学会数胎动。通过数胎动能够自己在家对胎儿状态进行监测，出现异常情况时应该及早去医院进行检查或治疗。

如何数胎动

胎动呈现昼夜变化，下午和晚上是胎动的高峰期。胎动还具有周期性，当胎儿处于"睡眠"周期时通常无胎动，一般睡眠会持续20~40分钟。建议孕妈妈从孕28周开始根据每日胎动变化规律及胎儿醒睡周期自行监测胎动。目前国内多采用每日固定3小时计数胎动法，即在每日早、中、晚固定的时间各测胎动1小时，将胎动数相加乘以4即得12小时的胎动数。12小时的胎动数 >30次为正常，<20次为异常，若 <10次则提示胎儿已存在明显缺氧。

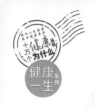

需要注意的是，胎儿如果一直动，那么只算一次胎动，胎动间隔 5 分钟才能算是两次胎动。饭后胎动会较明显，比较适合数胎动，建议孕妈妈在餐后 1~2 小时数胎动。一旦感到胎动增加或减少，尤其是改变在既往平均水平的 50% 以上，则应尽早到医院就诊，请医生对胎儿宫内情况进行评估。

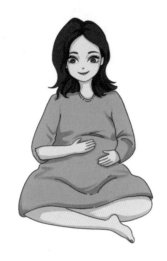

（王　芩）

23. 孕妈妈应该如何应对**牙痛**

俗话说"牙痛不是病，痛起来真要命"。孕妈妈如果出现牙痛，是该治还是该忍呢，如果治疗会不会对胎儿产生不利影响？相信这是每个饱受牙痛折磨的孕妈妈都会纠结的问题。

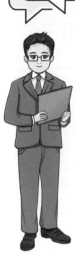

由于孕期饮食习惯、口腔卫生习惯、孕吐及激素水平的改变，导致口腔环境改变，各种口腔疾患易在此阶段加重，如原有的龋病，未治疗的残根、残冠可能发展为牙髓炎、根尖周炎；原有的牙周炎进一步发展为牙周脓肿、牙龈瘤等；未拔除的龋齿、阻生齿忽然发展为冠周炎。这些情况都能引起疼痛、肿胀甚至间隙感染。

牙齿疼痛不仅会影响孕妈妈的休息、进食，口腔感染还有可能随血运到达全身，对孕妈妈和胎儿产生不良影响，严重者可危及母儿生命安全。因此，孕期出现任何口腔问题都不能拖、不能等，应及早到正规口腔医疗机构就诊，及时进行干预和治疗。

看牙的时候拍摄 X 线片是否对胎儿有不良影响

口腔科疾病通常需要拍摄 X 线片进行诊断，特殊情况下还需要进行计算机断层扫描（CT）检查。X 线片的辐射剂量很小，而且医生会对孕妈妈进行必要的防护，因此不会对孕妈妈及胎儿造成伤害，可见口腔诊断性 X 线检查是安全的。

孕期治牙可以注射麻醉药吗

孕期口腔问题的治疗最重要的是保证无痛，所以医生会在必要的情况下选择对胎儿最为安全的麻醉药，以防治疗过程中的疼痛引起孕妈妈的紧张不适。口腔科通常采用局部麻醉，特点是应用的麻醉药剂量比较小，大部分药物在麻醉区域就会被分解，不会通过胎盘传输到胎儿体内，因而不会对胎儿产生危害。

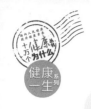

孕期可以拔牙吗

对于无法保留且会引起孕妈妈牙齿疼痛的简单牙齿可以拔除。对于较复杂的非必要拔除的智齿，可以择期拔除。

孕期牙痛可以吃药吗

孕期是特殊时期，各类药物的使用应咨询专业的妇产科医生。口腔疾病大多需要口腔科医生的治疗才能取得满意结果，吃药仅能起到辅助作用，并不能解决根本问题，因此一旦孕期出现口腔问题，应及时寻求专业医生的帮助。

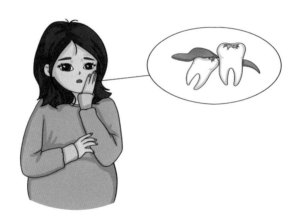

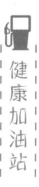

健康加油站

预防孕期牙痛的小妙招

孕前口腔检查　孕期牙痛多数是孕前口腔疾病进一步发展的结果。每一位准备怀孕的女性在怀孕前均应进行系统的口腔检查，将各种可能在孕期发生的口腔问题消灭在萌芽状态。

孕期做好口腔保健 包括坚持每日两次使用含氟牙膏有效刷牙，饭后漱口（可以使用含氟漱口水），必要时适当采用局部涂氟等预防措施。定期进行口腔检查，及早发现问题，及早进行治疗。

（王 芩）

关键词

睡眠障碍 焦虑

24. 为什么孕妈妈容易睡不好

孕期是女性生命中的特殊时期，这一时期由于女性生理结构的一系列变化，导致其机体功能、激素水平及生活行为方式发生改变。有调查发现，88.8% 的健康孕妈妈睡眠模式发生改变，包括失眠增加、白天清醒度降低。有研究表明，孕早期有 25% 的孕妈妈、孕晚期有 75% 的孕妈妈有明显的睡眠障碍，学会有效改善睡眠质量对于孕妈妈是非常重要的。

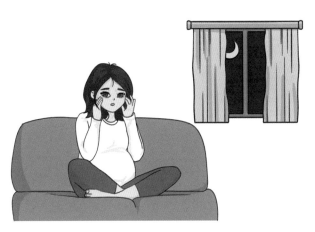

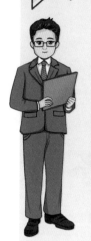

孕期睡眠质量主要与孕妈妈自身生理状况、心理状况及生活习惯等相关。

生理状况

首先，孕妈妈的内分泌变化明显，神经 - 体液调节失衡，容易引起睡眠紊乱。其次，孕妈妈身体日渐笨重，各脏器受压影响其功能，易出现呼吸不畅，进而影响睡眠。此外，随着子宫逐渐增大压迫膀胱，孕妈妈小便次数增多，晚上睡觉时也要起床小便，干扰正常睡眠。部分孕妈妈夜间可能长时间处于仰卧位，导致胎儿宫内缺氧，胎动频繁，也会影响睡眠质量。

心理状况

部分孕妈妈担心自己不能适应母亲的角色，担心分娩方式、胎儿安全以及婴儿养育等问题，出现焦虑、抑郁等心理变化，影响睡眠质量。此外，部分孕妈妈工作压力大，也会影响睡眠质量。

生活习惯

部分孕妈妈睡眠习惯不良，白天睡太多，夜间难入睡。还有部分孕妈妈由于枕头或床垫不适、卧室环境嘈杂等原因影响睡眠质量。此外，饮食安排不合理，导致夜间肚子饿或者胃胀不舒服等情况也会影响睡眠质量。

缓解睡眠障碍的小妙招

1. 掌握自我稳定情绪的技巧，通过深呼吸、听音乐等方法缓解心理压力。

2. 进行规范的产前检查，主动参加孕妇学校组织的学习，通过多种渠道了解怀孕、分娩及育儿等相关知识，减少焦虑心理。

3. 纠正不良的睡眠习惯，规律作息，每天进行适度运动，建立合理的睡眠 - 觉醒节律。

4. 少量多餐，进食易消化食物，夜间少饮水。

5. 创造一个安静、舒适的睡眠环境，及时解决床垫、枕头等的不适问题。

6. 睡觉时避免仰卧位，保证胎盘的血液供应，以免因胎儿宫内缺氧导致夜间胎动频繁。

（王　苓）

25. 孕妈妈应该如何**着装**

美是女性永恒的话题，也是女性不懈的追求。怀孕后，随着孕周的增加，孕妈妈呈现出特有的"孕妇体态"。因此，孕期着装，除了要展现美，更要兼顾孕期身体的变化。衣服要随着体重的增加以及身材的变化进行针对性选择。

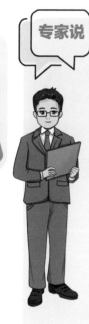

关键词

着装 舒适 安全

专家说

怀孕后，汗腺、皮脂腺分泌增多，吸汗且透气的棉质衣物是最好的选择，如果穿化纤类衣服，会影响皮肤的循环，甚至发生皮肤过敏。随着胎儿长大，孕妈妈会慢慢"变胖"，尤其是乳房、腹部和腰部。穿过紧的衣服不仅不舒服，而且会影响局部血液循环，对于自身的健康和胎儿的发育都是不利的。所以在整个孕期要穿柔软、宽松、舒适的衣服。

随着体内激素水平的变化，孕妈妈的乳腺也会发生一定变化，乳房的体积会有所增加，乳头会比原来增大、突起。为防止乳房下垂，胸罩应选择大小合适、罩窝较深、能有效支撑乳房底部及侧边的款式。腹部是孕妈妈的重点保护部位，紧身内裤的腹部、腰部、大腿部位相对较紧，不利于血液循环。可选择上口较低的内裤或上口较高的高腰内裤，以适应不断变大的腹部。孕妇内裤也是很好的选择。此外，宽松的 T 恤、运动装的裤子以及合身的背带装，既舒服又能从视觉效果上修饰日渐臃肿的体型，孕妈妈应在保证舒适和安全的前提下，根据自身的需求选择适宜的着装。

孕期增大的子宫会对下腔静脉和髂静脉产生持续压迫，使下肢静脉血液回流不畅，导致下肢静脉压力增高。这个不利因素会使孕妈妈出现轻微的下肢水肿，也会使孕妈妈下肢静脉曲张发生率增高。除避免长时间站立外，穿着医用弹力袜可防止脚踝肿胀和下肢静脉曲张，尤其是对于在孕期仍需要坚持工作的孕妈妈，其作用会更为明显。孕期雌激素等分泌增加会使全身的韧带放松，增加扭伤的风险，因此孕妈妈应选购鞋跟较低、穿着舒适的鞋子。到了孕晚期，足踝等部位会出现水肿，可穿大一点儿的鞋子，鞋底要具备防滑功能。

总之，孕妈妈着装的原则是美观大方、宽松舒适、简洁安全。

（王　苓）

26. 孕妈妈在**旅行**中有哪些**注意事项**

孕期适当出行对缓解孕妈妈的压力、放松心情有很大帮助。作为特殊的旅行者，孕妈妈需要注意哪些问题呢？

专家说

出行前的准备

孕妈妈在旅行前最好到医院进行体格检查，了解近期的身体情况，医生会据此判断孕妈妈是否适宜旅行。如果有异常情况或临近预产期，最好避免长途旅

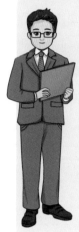

行。如果孕妈妈患有妊娠高血压，建议带上血压计以便随时监测血压。如果孕妈妈患有妊娠糖尿病，建议带上血糖仪以便随时监测血糖。此外，还要带上《母子健康手册》各项产检资料以及平日服用的药物，以备不时之需。孕妈妈出行之前要做好行程安排，避免劳累，出行目的地应远离传染病流行区域。

出行方式选择

一般情况下，在怀孕的前 12 周或者孕 32 周之后不要乘坐飞机。在孕早期乘坐飞机会加重早孕反应，而且孕早期是胎儿生长发育的关键时期，起飞时的超重状态以及下降时的失重状态，都可能对胎儿造成不利影响。孕 32 周之后，随着子宫增大，子宫变得敏感，可能由于内外舱压力差诱发子宫收缩导致早产、胎盘早剥等严重并发症。

对于孕妈妈来说，轮船也不是合适的交通方式。当轮船遇到大风浪时，船体会出现颠簸，孕妈妈很容易发生碰撞，造成流产或是早产。

火车是一个不错的出行选择，孕妈妈最好选择卧铺。因为长时间坐着会加重下肢水肿，而且增大的子宫压迫血管会影响血液回流，容易造成血栓。

出行途中的注意事项

孕妈妈在旅行时应避免到人群拥挤的场所，防止外伤、跌倒，预防流产、早产的发生。应注意劳逸结合、减少颠簸，保持良好的精神状态。饮食上要选择容易消化、清淡可口的食物，宜少食多餐。旅行中由于地理环境的改变，有可能因水土、气候不适引发健康问题，如呕吐、腹泻、头晕等，此时应及时找当地医生咨询指导。旅途中，最好有亲属陪同，如途中出现腹痛、阴道出血、胎膜早破等情况，应及时去当地医院就诊。

（王　苓）

27. 孕期能过性生活吗

性生活是影响夫妻亲密关系的重要因素，而良好的夫妻关系有利于妊娠和分娩结局。孕期能过性生活吗，有什么注意事项，相信这是准爸爸和准妈妈非常关心的话题。

专家说

孕期能过性生活吗

怀孕与性生活并不是完全对立的，受母体羊水、宫颈口黏液等保护，在正常情况下，孕期夫妻适当过性生活并无害处。美国妇产科学会指出，相比禁欲，更推荐孕期进行科学的性生活。也有研究指出，孕期一定频率的性生活有利于增进夫妻感情，并有利于胎儿对母体子宫收缩的耐受。但是对于有早产及流产

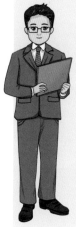

经历、阴道流血、阴道分泌物异常（或配偶生殖器炎症）、宫颈管松弛、前置胎盘等高危因素的孕妈妈，应当避免性生活。

孕期哪个阶段可以过性生活

正常孕妇在怀孕的前 3 个月和后 3 个月（尤其是最后 1 个月）应禁止性生活。怀孕的前 3 个月，胚胎正处于发育阶段，胎盘尚未发育完成，状态不稳定，如果过性生活很可能造成流产。即使性生活时十分小心，由于盆腔充血、子宫收缩，也容易造成流产。怀孕的后 3 个月，尤其是孕末一个月，性生活会将细菌带入阴道，一旦临产，细菌在体内上行可引起严重的产时或产后感染，也极易导致早产，故此阶段严禁过性生活。孕中期，胎盘已形成，孕妈妈和胎儿情况较稳定，适度过性生活有益于夫妻感情和胎儿的健康发育。

孕期过性生活的注意事项

1. 孕中期以后可以过性生活，但不宜过于频繁，可采取夫妻双方均感到舒适的姿势，注意不要压迫孕妈妈的腹部。

2. 孕妈妈阴道和子宫黏膜的血管变粗、充血，容易受伤、出血，因而性生活时动作要温柔，不可粗暴、猛烈。

3. 要注意性生活的卫生，孕妈妈在性生活后应立即排尿并洗净外阴，以防引起上行性尿路感染和宫腔感染。

4. 如果孕妈妈出现腹痛、阴道出血、胎膜早破等情况，要及时中断性生活并尽快就医。

（王　苓）

关键词

28. 孕妈妈应该**避免**接触哪些**物品**

环境因素　物品　日常用品

日常生活中存在一些会对妊娠和胎儿发育产生不良影响的物品，包括猫砂、杀虫剂、除草剂、漂白剂、氨水和某些含有重金属的清洁剂等，以及多种孕期不宜使用的药物。

专家说

部分物品可能含有有害物质，会导致胎儿先天畸形、发育问题或其他健康问题。孕妈妈应避免接触或使用以下物品，以保护自己和胎儿的健康。

猫砂

猫粪便可能含有一种叫作弓形虫的寄生虫，会导致弓形体病。弓形虫感染可能给发育中的胎儿带来严重的健康问题，包括脑损伤、视力丧失和抽搐。孕妈

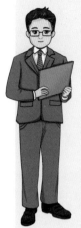

妈应避免清理猫砂盒或处理猫粪便。

甲醛等多种化学物质

多种化学物质，如杀虫剂、除草剂和部分溶剂，可能对发育中的胎儿产生危害。孕妈妈应避免使用这些化学物质或接触使用过这些化学物质的区域。此外，孕妈妈还应避免使用部分清洁产品，如漂白剂、氨水和含有重金属的清洁剂。

部分药物

孕妈妈应避免接触或使用某些孕期禁止使用的药物，如用于治疗严重痤疮的异维 A 酸和环磷酰胺等细胞毒性药物，它们可对胎儿的发育造成损害。孕妈妈在服用任何药物之前都要向产科医生或药师进行咨询，包括处方药、非处方药、中草药和补品。

部分食物和饮料

在孕期还应避免摄入某些类型的食物和饮料。生或未煮熟的肉类、鱼类和蛋类可能含有细菌或寄生虫，导致食源性疾病。孕妈妈应避免食用某些含汞量高的鱼类，如鲨鱼、旗鱼、马鲛鱼和瓦片鱼。在孕期应避免饮酒，已经证明孕期饮酒会增加流产、死胎和胎儿发育问题的风险。

除了避免接触上述具体的物品外，孕妈妈还应尽量避免暴露在二手烟中，二手烟会增加低体重儿、早产和死胎的风险。此外，孕妈妈应尽量避免进行有较高受伤风险的活动，如对抗激烈的接触性运动。

总之，了解在孕期应该避免接触或使用的物品，可以更好地保护孕妈妈和发育中胎儿的健康。

（蒋宇林）

29. 孕妈妈
如何保持**心情舒畅**

孕妈妈的心理健康对自身及胎儿的健康成长都非常重要。受到怀孕后激素水平波动、身体变化以及对怀孕不同心理反应的影响，大多数女性怀孕后会发现自己变得有些情绪化，敏感、紧张、总是想哭，甚至伴随失眠、身体不适。当面对扑面而来的负面情绪时，需要孕妈妈及时发现并作出相应调整，保持情绪稳定。

专家说

为什么孕妈妈要保持心情舒畅

孕期稳定、舒畅的心情既可以增加孕妈妈的幸福感，使其更好地投入怀孕这一状态中，又可以帮助其平稳健康地度过孕期。孕期良好的心态可以降低孕妈妈妊娠高血压、妊娠糖尿病的患病风险，增加顺产概率，降低产后出血发生率。稳定的孕期状态还可以帮

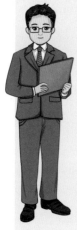

助孕妈妈更好地进行产后角色适应，对产后抑郁的预防有着至关重要的作用。在孕期保持心情舒畅也有利于维持良好的夫妻关系，良好的沟通和稳定和谐的婚姻状态有助于孕妈妈顺利度过孕期。

在既往的很多研究中发现，孕妈妈长期紧张会使机体处于应激状态，破坏了机体的稳定性，使神经系统、免疫系统及内分泌系统功能紊乱，导致皮质醇含量明显升高，抑制黄体酮分泌，增加流产、胚胎停育的风险。

此外，孕妈妈的各种心理变化都会对胎儿的健康产生较大影响。孕妈妈保持心情舒畅，会给胎儿带来安全感和满足感。孕期压力过大会导致胎儿神经系统发育异常、早产、低体重儿，胎儿未来罹患心脏病、糖尿病的危险也会增加。

因此，孕妈妈需要持续关注自身情绪变化，除了自我觉察和询问身边人自己的情绪反应外，还可以通过做心理筛查得到更为科学、客观的结果。现在很多医疗机构已经开展孕产期心理筛查，孕妈妈不要错过这个机会，要做到早筛查、早发现、早干预。

孕妈妈应该如何保持心情舒畅

1. 孕妈妈要积极寻找适合的自我调适方法，如通过听音乐、规律运动等适当转移注意力，或者找好朋友沟通、倾诉，也可以利用孕期培养新的爱好。关注自己及身边发生的有趣的、积极的事，体会属于自己的孕期快乐。

2. 准爸爸及家人应积极关注孕妈妈的心理变化，常沟通、多交流，给予孕妈妈生活上的照顾，利用孕期增进感情，为共同迎接新生命做好准备。

3. 如果孕妈妈情绪不稳定影响到日常生活，且持续时间较长，可带其到专业医疗机构寻求帮助，进行及时、合理的治疗，帮助孕妈妈改善或消除不良情绪。

（王 芩）

30. 家有孕妈妈，**准爸爸**应该如何做

准爸爸是家庭中不可或缺的一员，在孕期可以与孕妈妈一起做好迎接宝宝到来的准备，给予孕妈妈情感上的支持和鼓励。那么准爸爸应该如何做呢？

专家说

怀孕是一段伟大而充满挑战的旅程，作为丈夫的准爸爸在其中扮演着至关重要的角色。准爸爸可以帮助孕妈妈缓解孕期的不适，面对孕期的挑战，并为分娩和育儿做好准备。虽然每个家庭的情况不同，但以

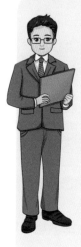

下内容可供准爸爸参考。

要成为孕妈妈的支持者和理解者

孕期，孕妈妈的身体和情绪都会发生变化，而准爸爸可以通过提供情感支持和耐心倾听来帮助孕妈妈度过这一阶段。准爸爸还可以帮助孕妈妈处理日常事务，如多做家务和照顾其他孩子，以减轻孕妈妈的负担。

要帮助孕妈妈保持健康状态

包括鼓励孕妈妈健康饮食，帮助她保持一定的运动，以及帮助她面对任何与怀孕相关的医疗问题。鼓励准爸爸多陪同孕妈妈去产检，并在需要时帮助孕妈妈就医就诊。

要帮助孕妈妈做好分娩准备

如一起参加分娩课程、建立分娩计划，并准备好住院所需的物品包。在分娩过程中，准爸爸可以在一旁给予孕妈妈关爱、鼓励和情感支持，如握住孕妈妈的手、鼓励和夸赞她的表现，并帮助她缓解分娩的疼痛和不适。

宝宝出生后，丈夫可以发挥更加重要的作用，照顾妻子、照护新生儿、为妻子提供情感支持。具体包括更换尿布、协助新手妈妈进行母乳喂养、配奶、喂奶、哄睡，以及当妻子在适应母亲角色遇到挑战时提供鼓励、理解和支持。

尽管孕期丈夫的角色可能因家庭情况而异，但总体而言，他们可以通过支持和理解，帮助孕妈妈度过这段伟大而充满挑战的旅程。最终，这将有助于整个家庭度过健康、幸福的孕期时光。

（蒋宇林）

31. 如何判断孕妈妈是否**临产**

十月怀胎，一朝分娩。随着预产期一天天临近，孕妈妈的心情也会越来越紧张，焦急等待分娩时刻的来临。分娩之前通常有一些"信号"，孕妈妈如果能够准确掌握，就能做到心中有数，选择恰当的时机从容入院。

分娩启动有哪些信号

临产先兆 大多数孕妈妈在孕晚期常觉轻微腰酸，伴有不规则腹坠，其特点是持续时间较短，往往少于30秒，程度不重而且不会逐渐加强，这些症状多在晚间出现而在清晨消失，不伴有宫颈管长度改变，也不伴有子宫口扩张，常被称为"假临产"。若孕妈妈出现以下情况，则预示临产，应做好入院待产准备，这些

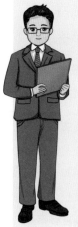

现象包括：①胎儿"下沉"感；②规律宫缩；③阴道流出黏液或淡红色血性黏液；④阴道流液（破水）。

临产启动信号　正常情况下，分娩启动是在孕37~41周，临产发动时孕妈妈会出现规律且逐渐增强的宫缩，持续时间在30秒以上，间歇5~6分钟，同时伴有宫颈管扩张和胎先露下降的改变。孕后期到临产发动再到产程进展是一个连续的过程，医务人员主要依靠阴道检查及临床症状来确定临产时间。

如何正确选择住院时机

建议正常足月孕妈妈在定期产检的基础上，临产启动后再到医院住院分娩，以减少过早入院后催引产药物的使用和医疗干预。此外，临产判断不准确，过早入院还会增加孕妈妈的心理负担，降低自然分娩的信心。

然而，孕妈妈一旦出现以下症状，无论在何时何地，都要及时去医院：①阴道出血；②阴道流液（破水）；③腹部剧痛；④忽然的胎动频繁、胎动减少、胎动消失等。

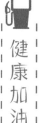

健康加油站

即将临产的征兆有哪些

胎儿"下沉"感　临产时孕妈妈可能会有下腹坠胀感，感觉胎儿在下沉，这种感觉会随着时间的推移而逐渐加重。除此之外，骨盆受到的压迫感也会加剧，但胸廓下方的压力会明显减轻，呼吸也比以往顺畅很多。

规律宫缩　若在 10 分钟内有 2 次宫缩，其强度足以引起腹胀或腰酸的感觉，而且每次宫缩持续时间达 30 秒以上，其发展趋势是强度逐渐增加、持续时间逐渐延长、间歇期逐渐缩短，频繁而强烈的宫缩会使疼痛感越来越明显。

阴道流出黏液或淡红色血性黏液　临产前随着宫颈管扩张，封闭宫颈管的宫颈黏液栓被排出，呈透明黏稠状，多数孕妈妈还会有暗红色或者粉红色黏性血性分泌物排出，俗称"见红"，这是由于不规则的宫缩使宫颈内口附近的子宫壁和胎膜处毛细血管破裂，随着宫颈黏液栓脱落。如果出血量不多，可继续观察；若出血量较多，需要立即入院待产。

阴道流液（破水）　孕妈妈感觉突然有大量或少量持续好似尿液一样的液体浸湿内裤，可能为胎膜破裂，胎膜破裂发生在临产前称为"胎膜早破"。胎膜破裂会增加上行感染的机会，在胎头浮动或胎位不正时还会增加脐带脱垂的危险。因此，确定胎膜破裂的孕妈妈无论是否有宫缩都应立即入院，局部应使用消毒会阴垫，胎头浮动或胎位不正者应就地取卧位再转送医院，以减少脐带脱垂的危险。

（王　岚　宋　波）

孕期常见问题及处理

32. 孕期**阴道出血**
究竟意味着什么

通常情况下，孕期不应该出现阴道出血的情况。但是万一出现，孕妈妈也不必过于紧张，很多时候少量阴道出血并不意味着出现了非常紧急危重的状况。

孕早期阴道出血

在孕早期，部分女性会出现少量阴道出血的情况，这种出血通常被称为"点滴性出血"，由多种因素引起。

孕早期点滴性出血的一个可能原因是着床出血。这种情况发生在受精卵植入子宫内膜时。着床出血通常出血量很少，可能仅持续几天。一般来说着床出血发生在孕 8 周之前，非常常见，孕妈妈只需要多注意休息并减少活动，几天之内就能缓解。

孕早期点滴性出血的另一个可能原因是宫颈息肉。在孕期，孕妈妈的身体经历了显著的激素水平变化，可能使宫颈变得更敏感、更容易出血。如果同时存在宫颈息肉的情况，往往会导致间断出现的点滴性出血。这种情况并不常见，出血持续时间短，但往往会反复出现，而且常与活动量增加有关。出现这种情况，孕妈妈应该到医院进行妇科检查，如果宫颈息肉引起阴道出血的情

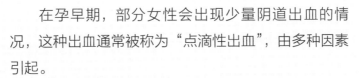

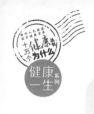

况反复出现，建议进行息肉摘除手术。

　　在某些情况下，孕早期点滴性出血可能是更严重的健康问题的信号，如流产或异位妊娠。流产是指在孕 28 周之前自发终止妊娠，可能引起阴道出血、宫缩腹痛及其他症状。异位妊娠是指受精卵植入的位置在正常子宫外，最常见的是输卵管内。随着孕周的增加，如果出现输卵管破裂，可能导致阴道出血和严重的腹部疼痛，这是一种需要立即到医院进行救治的急症。

　　如果在孕早期出现不明原因的、较大量的阴道出血，孕妈妈应尽快到医院就诊以确保得到适当的评估和护理。在某些情况下，孕妈妈可能需要进行更多的医学检查或监测，以确定出血原因，并确保母亲和胎儿的安全。

孕晚期阴道出血

　　孕晚期阴道出血的情况相对常见。如果不到孕 37 周而出现少量阴道出血，需要警惕先兆流产或早产，可能是产程即将发动的征象，孕妈妈需要及时到医院就诊。在没有腹痛发作的情况下出现较大量的阴道出血，需要警惕前置胎盘出血，这是一种比较危急的情况，孕妈妈需要尽快到医院就诊。孕 37 周后出现少量阴道出血并伴有不规律宫缩，就是大家俗称的"见红"，是先兆临产的表现，预示着几天内可能临产，提示孕妈妈要做好分娩准备，出现这种情况也建议孕妈妈及时去医院就诊。

　　对于晚孕期阴道出血，孕妈妈要更加重视和警惕，一旦出现阴道出血，不管量多少，都建议尽快到医院完善相关检查和评估。

如何应对孕期阴道出血

孕早期阴道出血是很常见的现象，接近 20% 的女性会在孕早期出现点滴出血的症状，如果不伴有不适感，往往通过静养就能缓解，对胎儿基本没有负面影响。如果出现反复阴道出血，或者出现相当于月经第 1~2 天出血量的阴道出血，应立即去医院就诊，在医生的指导下进行观察和评估。

孕晚期阴道出血不论出血量有多少，都应该尽快就医，在到达医院之前孕妈妈可以采取以下措施。

保持情绪稳定　虽然阴道出血可能让孕妈妈感到恐慌，但是保持冷静很重要。大多数情况下，轻微的阴道出血并不意味着严重问题。

注意休息　尽量减少活动，多休息，避免剧烈运动和性行为。

观察出血情况　注意观察出血的颜色、量和持续时间，这将有助于医生更好地了解病情。

记录相关信息　记录阴道出血的发生时间、持续时间和伴随症状，这些信息将有助于医生作出诊断。

此外，建议孕妈妈穿着宽松的内裤、使用卫生巾。需要特别提醒的是，孕妈妈要避免使用卫生棉条，以免对阴道造成额外刺激。

（蒋宇林）

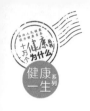

33. 怀孕后为什么会出现**呕吐**

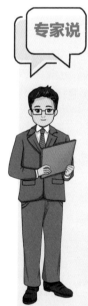

关键词

早孕反应 恶心呕吐 妊娠剧吐 人绒毛膜促性腺激素

早孕反应是指女性在怀孕初期由于激素水平的变化而出现的一系列身体和心理症状。常见的早孕反应包括恶心呕吐、乏力、疲劳、头晕、头痛等。这些症状通常在怀孕的前三个月内出现，反应程度和持续时间因人而异。虽然早孕反应可能对孕妈妈的身体和心理造成一定影响，但大部分情况下是正常的生理反应。了解早孕反应的症状和缓解方法，有助于减轻孕妈妈的不适感，保障母儿健康。

专家说

孕早期的恶心呕吐，通常被称为孕吐、晨吐或者早反应，是许多孕妈妈在怀孕早期经历的常见症状。虽然目前还不清楚为什么有些女性会经历更严重的孕吐，但研究表明，激素和免疫系统等的变化可能是因素之一，孕吐的原因主要与以下几点有关。

激素变化

孕期女性体内的激素水平会发生显著变化，尤其是人绒毛膜促性腺激素（HCG）、雌激素和孕酮。这些激素的变化可能导致消化道平滑肌松弛，从而引发恶心呕吐。特别是在孕早期，HCG水平通常最高，这也是许多女性经历最严重症状的时期。

免疫系统的变化

一些研究表明，孕吐可能是对发育中胎儿的一种免疫反应，这种免疫反应可能导致炎症和其他与晨吐相关的症状。

胃排空延迟

孕期胃排空速度可能减缓，导致胃内食物停留时间较长，进而引发恶心呕吐。

胃酸分泌增加

孕期胃酸分泌可能增加，这可能刺激胃黏膜，引发恶心呕吐。

嗅觉敏感

孕期女性的嗅觉可能变得更加敏感，对某些气味更容易产生恶心反应。

压力和情绪因素

孕期压力和情绪的波动可能导致恶心呕吐。

值得注意的是，每个女性的怀孕经历都是独特的，有些女性可能经历较重的孕吐，而有些则可能完全没有这种症状。严重的孕吐，临床上称为妊娠剧吐症，是一种较严重的并发症。妊娠剧吐症的女性会经历更严重的症状，包括持续的恶心呕吐、消化道黏膜损伤、脱水和体重减轻，如不及时治疗可能对孕妈妈的健康造成损害，必要时需要住院治疗。如果孕吐影响到孕妈妈的日常生活和身体健康，请及时就医。

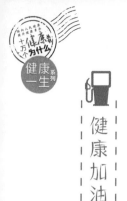

怀孕后呕吐怎么办

孕吐是许多孕妈妈经历的常见症状，虽然激素变化和免疫系统变化被认为在晨吐的发展中起着一定作用，但确切的原因还不清楚。以下一些建议可以用来帮助缓解早孕反应并确保健康妊娠。

饮食方面

少量多餐　避免一顿吃太多，而是分成几小顿，每次吃少量食物。

选择清淡的食物　避免摄入油腻、辛辣、刺激性食物。

少量增加一些高碳水化合物食物　食用如面包、饼干、米饭等高碳水化合物食物，这样可能有助于减轻恶心感。

保持水分　喝足够的水，避免脱水。可以尝试喝一些淡盐水、淡柠檬水或姜茶。

生活习惯方面

保持室内通风　确保房间内空气流通，减少不良气味。

适当休息　保证充足的睡眠和休息，避免疲劳。

避免应激　保持情绪稳定，避免紧张和焦虑。

生活方式的调整

保持适当的户外运动，积极调整身心状态，摄入平衡膳食，可补充一些维生素制剂，如维生素 B_6。

需要提醒的是，症状严重的孕妈妈应寻求医生的帮助，以确保得到适当的治疗和管理。

（蒋宇林）

34. 被医生判断为"**高危**孕妇"应该怎么办

怀孕后孕妈妈应当进行产前检查，产检时医生会对孕妈妈进行高危风险评估。

专家说

为什么要进行高危风险评估

怀孕后，为了满足胎儿生长发育的需求，孕妈妈自身各器官系统会发生一系列适应性改变。孕妈妈定期产检并进行高危风险评估，是为了及时发现高危情况，同时监测胎儿宫内生长发育情况，更好地帮助医生对孕妈妈进行高危因素和疾病监测，保证母儿健康。

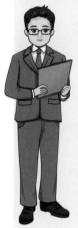

如何进行高危风险评估

在首次建档时，医生会对孕妈妈进行妊娠风险等级评估。根据病史、体征、辅助检查结果，将孕妈妈的妊娠风险等级从低到高分为五类，并用相应颜色标识，包括妊娠风险低（绿色）、妊娠风险一般（黄色）、妊娠风险较高（橙色）、妊娠风险高（红色）、孕妇患有传染性疾病（紫色）。妊娠风险等级不同，对应的孕期监测和关注程度则存在差异。

风险等级会发生变化吗

孕妈妈的妊娠风险等级会随着孕期的进展呈动态变化，同样高危孕产妇的分级也会随之发生变化，每次产检时医生都会对孕妈妈进行动态评估，核查高危分级是否需要进行调整。当病情加重或者进展，妊娠风险等级升高，医生就会调高高危分级；当病情好转或高危因素消失，妊娠风险等级降低，医生就会调低高危分级。根据不同的高危分级，医生会相应调整产检的时间间隔、产检次数以及产检内容等。

孕妈妈确定为"高危孕妇"应该怎么办

在进行常规产检时，医生会对孕妈妈进行综合评估，如果评估结果是"高危"，孕妈妈也不要惊慌，这只是代表医生会更加关注你的情况。孕妈妈可以和医生沟通，确定产检的医疗机构和产检时间，日常生活中做好自我监测，在医务人员的帮助下顺利度过整个孕期。

妊娠风险等级评估

颜色分级	妊娠风险	意义	管理
绿色	妊娠风险低	孕妇基本情况良好；未发现妊娠合并症、并发症	规范提供孕产期保健服务
黄色	妊娠风险一般	孕妇基本情况存在一定危险因素，或患有妊娠合并症、并发症，但病情较轻且稳定	在二级以上医疗机构接受孕期保健和住院分娩
橙色	妊娠风险较高	孕妇年龄≥40岁或BMI≥28kg/m²，或患有较严重的妊娠合并症、并发症，对母儿安全有一定威胁	在二级以上危重孕产妇救治中心接受孕期保健，有条件的孕妇原则上应在三级医疗机构住院分娩
红色	妊娠风险高	孕妇患有严重的妊娠合并症、并发症，继续妊娠可能危及孕妇生命	尽快到三级医疗机构接受是否适宜继续妊娠的评估；如适宜继续妊娠，应在二级以上危重孕产妇救治中心接受孕期保健，在三级医疗机构住院分娩
紫色	孕妇患有传染性疾病	紫色标识孕妇可同时伴有其他颜色的风险标识	按医生要求到定点医疗机构接受产检及分娩

（王　岚　宋　波）

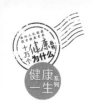

35. 怀孕后**血糖升高**怎么办

关键词

妊娠糖尿病　胰岛素抵抗　高危人群

相信很多人听说过"妊娠糖尿病"，但是部分孕妈妈觉得自己平时体检血糖正常，又不爱吃甜食，家里也没有糖尿病患者，应该不会得这个病。据统计，我国妊娠糖尿病的发病率高达 14.8%，也就是说，每 7~8 位孕妈妈中就有 1 位是妊娠糖尿病患者，而且近年来妊娠糖尿病的发病率还在逐年增加，孕妈妈对此一定不能大意。

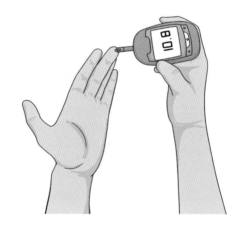

专家说 **为什么平时血糖正常的女性怀孕后血糖会升高**

怀孕后，由于胎盘分泌的一些激素，如雌激素、孕激素、胎盘催乳素等，使得胰岛素的工作效率下降，产生所谓的"胰岛素抵抗"现象。胰岛 B 细胞需要加倍工作，分泌相当于孕前 2~5 倍的胰岛素，才能将血

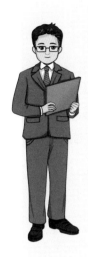

糖维持在正常范围。妊娠 24 周后，孕妈妈胰岛素抵抗的现象越来越明显，一直处于超负荷工作状态下的部分胰岛 B 细胞功能衰竭，胰岛素分泌受限，血糖就会升高。加之孕妈妈摄入的碳水化合物增加，胰岛素的需要量进一步增加，也会进一步增加胰岛 B 细胞的负担，导致血糖升高的风险增加。

哪些孕妈妈更容易患妊娠糖尿病

部分孕妈妈属于妊娠糖尿病高危人群，包括：高龄、肥胖 / 超重、多胎、糖尿病家族史、多囊卵巢病史、既往妊娠糖尿病史等。这些人胰岛素分泌不足或存在胰岛素抵抗，所以更应该关注血糖，科学膳食、合理增重，预防妊娠糖尿病。

血糖高了应该怎么办

孕妈妈一旦发现血糖升高，需要尽快就医，请医生判断是否患有妊娠糖尿病。待明确诊断后，应制订相应的治疗方案。首先是改变生活方式，如果孕妈妈通过运动、控制饮食能够使血糖水平达标，那就继续保持该生活方式并监测血糖；如果通过改变生活方式血糖水平依然不能达标，则需要使用胰岛素进行治疗。

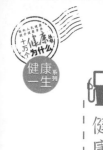

健康加油站

糖尿病是怎么回事

人体摄入的碳水化合物（米、面、薯类等食物）经过消化成为葡萄糖吸收进入血液，形成一定的血糖浓度。胰岛素是一种由胰岛 B 细胞分泌的激素，是体内唯一能降低血糖的激素，它负责把葡萄糖带到全身各部位的细胞内分解，为人体提供能量，使血糖维持在正常范围。如果胰岛素分泌不足，或胰岛素工作效能降低（胰岛素抵抗），血液中的葡萄糖就不能被组织细胞利用，此时血糖升高，部分葡萄糖会进入尿液形成尿糖，这就是所谓的糖尿病。

（王　芩）

36. 怀孕后**血压升高**怎么办

妊娠高血压是一种常见的妊娠期疾病，全国发病率约为 9.4%。它是妊娠与高血压并存的一组疾病，包括妊娠合并高血压、子痫前期、子痫、高血压并发子痫前期及高血压合并妊娠等。该病对母儿健康影响较大，严重时会危及母儿生命安全。

为什么妊娠期血压会升高

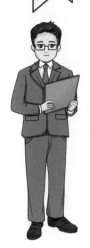

目前妊娠期血压升高的病因尚不十分明确，很多学者认为是母体、胎盘、胎儿等多种因素共同作用的结果。部分孕妈妈的血压之所以会升高，主要是怀孕本身的生理变化，使得孕妈妈心血管系统发生适应性改变，同时由于激素水平的变化，机体需要进行血压调节。此外，各种原因导致的全身血管内皮细胞损伤，引起全身小血管痉挛是血压升高的主要原因。

妊娠高血压对母儿有哪些危害

当妊娠高血压的病情较轻时，孕妈妈常没有明显症状。血压升高是该病早期最直观的预警信息。病情加重时，孕妈妈会出现头晕、头痛、视物模糊等症状，还可能增加胎盘早剥、产后出血等概率，严重者有可能导致重要器官损伤；对胎儿来说，妊娠高血压可以导致胎儿窘迫、新生儿并发症、新生儿死亡等，严重危害母儿健康。

哪些孕妈妈容易发生妊娠高血压

妊娠高血压的高危人群包括：年龄 ≥ 35 岁；肥胖；有妊娠高血压家族史，尤其是母亲及姐妹曾经发生过妊娠高血压；既往妊娠高血压病史；妊娠糖尿病；孕前合并免疫系统异常；子宫张力过高，如羊水过多、双胎、多胎或巨大胎儿及葡萄胎等；孕期精神紧张；应用辅助生殖技术怀孕等。

关键词

妊娠 高血压 妊娠高血压

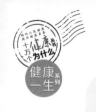

血压升高应该怎么办

孕妈妈应该按照医生的指导和安排按时产检，同时做好孕期的自我健康管理，关注突然出现的异常情况，当发生头晕、头痛、视物模糊、腹痛等症状时，及时到医疗机构就诊。

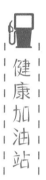

如何正确测量血压

妊娠高血压的正确诊断有赖于规范的血压测量。正确测量血压，孕妈妈需要注意以下内容。

血压计和袖带的选择　传统水银式血压计仍然是临床上用于妊娠期血压测量的"金标准"。孕妈妈选择血压计时应根据自己的臂围选择合适的袖带，标准规格的袖带为气囊长 22~26cm、宽 12cm，肥胖者或臂围大者（>32cm）应使用大规格气囊袖带。

血压测量方法　首诊时应测量双侧上臂血压，以血压读数较高的一侧作为测量的上臂。测量前安静休息至少 5 分钟后开始测量坐位上臂血压，上臂应保持在心脏水平。测量血压时，应间隔 1~2 分钟重复测量，取 2 次读数的平均值记录。如果收缩压或舒张压的 2 次读数相差 5mmHg 以上，应再次测量，取 3 次读数的平均值记录。

对于疑似特殊类型的高血压　对白大衣高血压（在诊室测量血压高，而家庭自测血压不高）、隐匿性高血压（在诊室测量血压不高，但有明确的靶器官损害）以及孕中期出现的一过性高血压，建议孕妈妈行 24 小时动态血压监测及家庭血压自测以了解血压情况，帮助明确诊断。

（王 岚 王海俊）

37. 孕妈妈

艾滋病、**梅毒**或者

乙肝检查阳性应该怎么办

关键词

艾滋病 梅毒 乙肝 预防垂直传播

初次产检的孕妈妈应该进行艾滋病、梅毒、乙肝检查，如果检查结果为阳性，应该及时联系产检医生解读检查报告，确定进一步的处理方案，落实孕期随访复查时间。如果确诊，应及时采取措施预防垂直传播。

专家说

艾滋病检查结果呈阳性

艾滋病抗体筛查试验分为初筛试验与复检试验，初筛结果为阳性的孕妈妈，需要进行复检。如果确诊为艾滋病，应该做好三项关键措施以有效预防垂直传播。首先，孕期抗病毒治疗，医生会根据具体情况和检查结果确定抗病毒用药方案，并在孕期对孕妈妈的

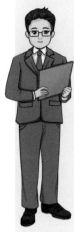

病情、实验室检查指标等进行监测。其次，分娩时安全助产，孕妈妈应当在分娩前和产检医生沟通确定合适的分娩方式。最后，新生儿科学喂养，孕妈妈可以咨询医务人员以获得综合评估指导，保障婴儿健康饮食和营养充足。

梅毒检查结果呈阳性

梅毒血清学检测阳性的孕妈妈，需要联系产检医生确定梅毒感染状态。为有效预防梅毒的垂直传播，孕妈妈一旦确诊为妊娠合并梅毒感染，需要即刻开始治疗。在治疗过程中，孕妈妈应该按时就诊，全程、足量、规范治疗，只有这样才能获得良好的预防垂直传播的效果。除了孕期进行定期监测随访，在分娩前孕妈妈还需要进行梅毒血清学检测，再次了解感染状态。梅毒感染孕产妇所生的孩子自出生时开始，应定期进行梅毒血清学检测和随访，直至排除或诊断先天梅毒。

乙肝检查结果呈阳性

乙肝表面抗原阳性的孕妈妈需要在医生的指导下进行肝功能等生化指标的监测，根据病情和检查结果确定是否进行抗病毒治疗。婴儿出生后应注射乙肝免疫球蛋白和乙肝疫苗，即进行联合免疫预防接种。

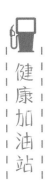

健康加油站

"乙肝两对半"

乙肝病毒感染血清学标志物，就是我们平常所说的"乙肝两对半"。"乙肝两对半"检测结果的临床意义如下。

"乙肝两对半"检测结果的临床意义

HBsAg	抗-HBs	HBeAg	抗-HBe	抗-HBc	临床意义
−	−	−	−	−	从未感染过乙肝病毒
−	+	−	−	−	接种乙肝疫苗或注射乙肝免疫球蛋白后产生免疫
−	−	−	+/−	+	隐匿性感染,少见,但对于免疫抑制或放化疗患者的监测有意义
+	−	+/−	+/−	+	急性感染或慢性感染急性发作
+	−	+/−	+/−	+	慢性感染
−	+	−	+/−	+	既往感染已恢复,具有免疫力

注：HBsAg，乙型肝炎表面抗原；抗-HBs，乙型肝炎表面抗体；HBeAg，乙型肝炎e抗原；抗-HBe，乙型肝炎e抗体；抗-HBc，乙型肝炎核心抗体。

（王　岚　王海俊）

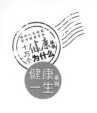

38. 为什么**孕期**
生病不能随意**吃药**

孕期生病后能不能用药是许多孕妈妈关心的问题。孕期合理安全用药，对孕妈妈和胎儿都是有益的。但孕期相对特殊，很多既往能用的药物可能并不适合孕期使用，所以孕期能用药，但是不能乱用药。

专家说

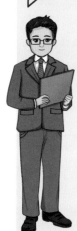

孕期能不能用药

孕期生病了能不能用药？能！怀孕是可以吃药的，很多孕妈妈担心孕期用药会影响胎儿，生病了总是选择能拖就拖。实际上，这样不仅让孕妈妈非常痛苦，还有可能耽误病情，病情加重给孕妈妈和胎儿带来的伤害更大。

孕期能不能随意用药呢？当然不能！盲目用药不仅会造成胎儿畸形，还可能导致流产。

孕妈妈滥用药物会对胎儿产生不利影响，但并不能因此就禁止孕妈妈用药，而是应该合理安全用药。如妊娠高血压、妊娠糖尿病、感染、贫血等，都不可避免地需要用药。同时，随着生育政策的不断改变，出现了越来越多的高龄孕妈妈，妊娠合并慢性疾病的情况逐渐增加，因此，妊娠期女性比非妊娠期女性接触药物的概率更高。

孕期不同阶段用药对胎儿的影响

孕期不同阶段用药对胎儿的影响是不一样的。根据人类胚胎在发育过程中的致畸敏感程度，可以将孕期分为三个阶段。

致畸不敏感时期　停经后 4 周内，由于受精卵尚未着床，如未受到影响，则可继续发育，一般不会出现异常；如受到影响，可能会停止发育或者流产。

致畸敏感期　停经后第 5~10 周，是胎儿主要器官发育的最关键和最危险的时期，这一时期随意用药会导致胎儿畸形或者流产。

致畸低敏感期　停经后第 11~40 周，胎儿的器官组织已经分化完成，此时用药对胎儿的影响相对较小，主要是影响胎儿的生长发育，导致生长受限、低体重儿和功能行为异常等。

孕期用药的注意事项

孕妈妈患病就医，应该向医生详细描述自己的妊娠情况和疾病情况，以便医生据此权衡利弊，选择合理的治疗方案。孕妈妈应该遵循医生开具的医嘱用药，不能擅自用药、修改剂量或随意停药，这些行为都是非常危险的。

凡事都有两面性，孕期随意用药确实有风险，但部分药物的使用是有益的，如叶酸和维生素，这直接关系着孕妈妈以及胎儿的营养摄入能否达到标准。此外，疾病本身对于孕妈妈以及胎儿的不利影响大于服用药物带来的不利影响，这时候就应该在医生的指导下合理用药。

（王　岚）

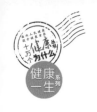

39. 为什么孕期
容易出现**外阴瘙痒**

关键词

外阴瘙痒　阴道炎

怀孕后体内雌激素水平升高，使阴道黏膜糖原增加，孕妈妈容易出现外阴瘙痒。外阴瘙痒有可能是支原体、衣原体或者滴虫感染引起的，妊娠糖尿病、妊娠期肝内胆汁淤积症也可能引起外阴瘙痒，具体原因需要医生辨别，必要时对症用药。

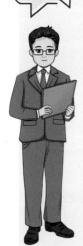

专家说

外阴瘙痒常见于阴道炎，主要表现为白带增加、外阴灼热以及瘙痒等。孕期阴道炎主要包括外阴阴道假丝酵母菌病、滴虫性阴道炎和细菌性阴道病。

外阴阴道假丝酵母菌病　旧称念珠菌性阴道炎，由假丝酵母菌感染引起，即使是健康人群也可能存在。在妊娠期，女性对假丝酵母菌易感。外阴阴道假丝酵母菌病主要表现为外阴明显的灼热感和瘙痒感，白带增多，为凝乳状或豆腐渣样，也可为水样稀薄白带。

滴虫性阴道炎　由阴道毛滴虫感染引起，表现为白带稀薄，呈脓性、泡沫状、有腐臭气味，白带呈灰黄色、黄白色或黄绿色，伴随外阴瘙痒等症状。阴道毛滴虫不仅寄生在阴道内，还有可能入侵尿道、膀胱等。

细菌性阴道病　部分孕妈妈没有症状，部分孕妈妈表现为白带增多，呈乳黄色或者灰黄色，带有鱼腥味，同时伴有外阴瘙痒等症状。细菌性阴道病可能造成早产、胎膜早破，手术时易出现感染。

孕期出现阴道分泌物明显增多，伴有分泌物的颜色、气味改变，外阴瘙痒、灼热感等，应该及时就诊，在医生的指导下正确规范用药，以防因不合理用药影响疗效或对胎儿产生不利影响。

健康加油站

孕期如何预防阴道炎

1. 孕妈妈要保持良好的心态，适当锻炼，改善自身免疫力，这对于预防阴道炎是非常重要的。

2. 多食用富含 B 族维生素的食物，如豆腐、新鲜的水果蔬菜等，忌辛辣油腻的食物。

3. 孕妈妈在公共场所要注意卫生，外出时尽量携带洗漱用品，少去公共泳池和温泉泡浴。

4. 久坐会影响阴部血液流通，孕妈妈平时要注意避免久坐。

5. 孕妈妈应选择纯棉质地、舒适、透气的衣物，勤洗澡、勤换内裤，避免会阴部长期潮湿、闷热。清洁外阴时，水温建议控制在 38~40℃ 。

（王　岚）

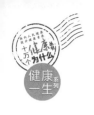

40. 如何应对孕期**水肿**

　　怀孕后，随着腹中胎儿的生长，很多孕妈发现自己双腿变"粗"，手脚也变"胖"了，而且一按一个坑，这很有可能是水肿。由于孕期生理、病理变化，不少孕妈妈要面对孕期水肿这个问题。孕期水肿可分为生理性和病理性，要注意区分。

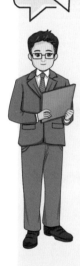

如何区分生理性水肿和病理性水肿

　　孕期水肿常出现在孕晚期，程度随着孕周的增加而加重。孕妈妈常有踝部、小腿下半部等人体较低部位轻度水肿现象出现，多为凹陷性水肿，晨间轻，夜间重。大多数水肿是暂时性的生理表现，症状较轻，通过休息能缓解，不会对胎儿造成不良影响，不需要特殊处理，称为生理性水肿。

　　如果水肿出现时间早，下肢水肿明显或出现全身性水肿，休息后水肿不能消退，伴有高血压、蛋白尿、贫血等症状或既往有高血压、心血管系统疾病、慢性肾炎等病史，就要考虑病理性水肿的可能性。

如何缓解孕期水肿

　　若孕期发现水肿，应在判断水肿性质（生理性或病理性）后予以不同处理。生理性水肿可通过下列措施缓解。

休息　休息时采取左侧卧位，这样可以减轻子宫对盆腔静脉和下腔静脉的压迫，减轻血液回流的阻力。

避免久坐久站　久坐久站会加重下肢静脉回流受阻的情况，可在医生的指导下做踝泵运动或者抬高双下肢 15°，可帮助下肢血液和淋巴回流。

饮食健康　低盐高蛋白饮食，怀孕后身体需要大量优质蛋白以保证充足的蛋白供应，这样不仅有助于胎儿的生长发育，而且还能提高孕妈妈的血浆白蛋白含量，提高血浆胶体渗透压。此外，孕期机体可出现水钠潴留，因此在日常生活中要适当控制盐分的摄取。

穿着合适的衣物　穿着紧身衣服会导致血液循环不畅，引发身体水肿。因此，孕妈妈应该尽量穿着宽松保暖的衣服。为了减少过多血液聚积在下肢，需要长期站立或是保持坐姿的孕妈妈可以选择孕妇专用袜。

吃足量的蔬菜水果　蔬菜水果中含有人体必需的多种维生素和微量元素，可以改善机体抵抗力，加快新陈代谢，还具有解毒利尿等作用。

如果采用上述措施后水肿并没有缓解，则有可能是病理性水肿，应该尽快就医查找病因，治疗原发病。

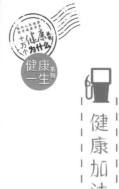
孕期水肿的主要原因

1. 孕期循环血容量大幅增加，以适应子宫、胎盘及各组织器官增加的血流量。

2. 孕期激素、醛固酮分泌增多，体内钠和水分潴留。

3. 孕晚期增大的子宫压迫盆腔静脉和下腔静脉，血液回流受阻。

（王　岚）

41. 如何应对
孕期下肢**静脉曲张**

静脉曲张是一种常见疾病，是由于血液淤滞、静脉管壁薄弱等因素导致的静脉迂曲、扩张。腿部出现一条条紫色、蓝色的凸出且弯曲像蚯蚓一样的血管，身体多个部位的静脉均可发生曲张。很多孕妈妈容易出现下肢静脉曲张。

专家说 孕期为什么会发生静脉曲张

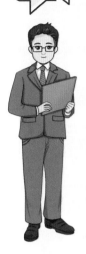

引发孕期静脉曲张的原因很多：子宫增大、后倾和腹腔内压力增加，对周围血管压力增大，导致下肢血液回流受阻；随着孕周的增加，孕妈妈的血容量增多，血管壁压力增加，血管壁变得易突出；子宫后倾压迫周围肠道，使得大便在肠管停留时间延长，大便干结，排便时用力，增加下肢压力；孕妈妈活动较少，长时间坐着或躺着，血液处于高凝状态，下肢和外阴静脉回流受影响；孕期并发症，如妊娠高血压，会导致静脉回流不畅，下肢静脉压力升高，形成下肢静脉曲张。

如何预防孕期静脉曲张

孕期应保持适当的运动，避免久站、久坐、久蹲，同时保证合理的孕期体重增长，缓解对下肢静脉的压迫程度。休息时，可以在双下肢放置一个枕头，抬高下肢，从而促进下肢血液回流。

孕期要注意避免便秘，多喝水，多食用富含膳食纤维的蔬菜，保持大便通畅，防止排便时用力而增加下肢压力。避免用过热的水洗澡，以免下肢血管受热扩张，加重静脉曲张。

如静脉曲张过于严重或孕妈妈存在发生血栓的高危因素，应听取医生的建议，及时穿着医用弹力袜并进行药物治疗。

（王　岚）

关键词

孕期　静脉曲张　血管壁压力

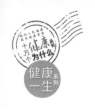

42. 如何应对
孕期**尿路感染**

　　由于生理结构和激素水平等的变化，孕妇容易发生尿路感染。尿路感染是孕期最常并发的细菌感染，临床表现以无症状性菌尿最为常见。无症状性菌尿指女性尿路中持续存在增殖活跃的细菌，但没有临床症状。孕妈妈无症状性菌尿的发病率为 2%~7%，如果未对无症状性菌尿进行治疗，约 25% 的孕妈妈会进展为有症状的尿路感染。有症状的尿路感染包括膀胱炎和膀胱炎累及肾脏导致的肾盂肾炎等。

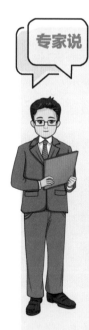

专家说

　　研究显示，无症状性菌尿与早产或低体重儿相关；孕期尿路感染与母亲妊娠相关性高血压、贫血甚至败血症、早产及低体重儿等风险增加相关，从而影响母儿健康。

　　孕妈妈在孕期首次产检时即应进行尿常规检查，在孕期要注意补充水分、进行自我监测。如果孕妈妈发现自己有尿频、尿急、尿痛等症状，需要及时到医院就诊，进行相应的检查和处理，避免病情进展，影响母儿健康。治疗后的无症状性菌尿复发率大约是30%，因此初始治疗后需要定期监测以防尿路感染复发。

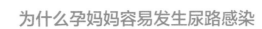

为什么孕妈妈容易发生尿路感染

引起尿路感染的病原体来自正常的会阴微生物群，孕期会阴部分泌物增多、尿液潴留、膀胱输尿管反流、糖尿病等使孕妈妈容易发生尿路感染。

孕期女性泌尿系统发生了明显变化，肾脏体积增加、肾盂扩张、膀胱受压，解剖结构的改变导致尿液潴留，引起输尿管扩张、肾盂积水、膀胱水肿，容易发生尿路感染。

怀孕后随着子宫增大，压迫输尿管，由于子宫通常处于右旋状态，右侧输尿管扩张、右侧肾盂积水往往更为明显。接近足月时胎儿入盆，胎头压迫孕妈妈的膀胱，导致膀胱水肿，容易发生尿路感染。

产褥期同样容易发生尿路感染，由于分娩时产伤等降低了产妇膀胱敏感性，阴道或会阴损伤可能引起膀胱麻痹，正常产后多尿又进一步加重膀胱过度膨胀的情况，容易导致尿潴留。此外，生产时的一些操作也有可能增加尿路感染的概率。

（王　岚）

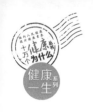

43. 如何**预防**孕期**便秘**

关键词

孕期

便秘

很多孕妈妈在孕期会出现便秘，尤其是孕前就存在便秘的孕妈妈，到了孕期后便秘往往会加重。便秘是孕期常见的症状，可引起腹痛、腹胀，严重者可导致肠梗阻，引发早产，危及母婴安全。分娩时，堆积在肠管中的粪便会妨碍胎儿下降，导致产程延长，甚至难产。长期便秘还会诱发孕期肛门直肠疾患，影响孕妈妈的健康状态。

专家说

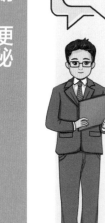

对于孕期便秘，最有效的改善方式是从生活方式着手，而非用药物解决。孕期预防便秘的方法如下。

调整饮食结构

增加膳食纤维的摄入，如糙米、麦芽、全麦面包，以及新鲜蔬菜和水果，推荐每日摄入膳食纤维25~35g。尽量少吃辛辣食品；避免过多食用煎炒类食物、寒凉生冷食物。

确保充足的水分摄入

每天多喝白开水或牛奶可以刺激肠道蠕动。孕妈妈每天早晨起床后可以喝一杯温开水，建议每天饮水1 500~2 000mL，少喝碳酸饮料，避免饮酒。孕期如果出现严重水肿以及心功能、肾功能异常，应遵医嘱限制水分的摄入。

养成良好的排便习惯

在晨起或早餐后如厕，早餐后结肠推进动作较为活跃，易于启动排便，早餐后一小时左右为最佳排便时间。排便时要集中注意力，不要阅读书报或看手机，养成专心排便的好习惯，切记不要忍着不排便，一有便意就要去卫生间排便。

适当运动、睡眠充足、心情愉快

每日坚持进行适当运动，如散步，也可做一些家务劳动；多休息，保证充足的睡眠；多做一些感兴趣的事，尽量回避不良的精神刺激。

若长期"食疗＋运动"效果不明显，可在专科医生的指导下选用药物治疗，缓泻剂可增加肠道的渗透压，使肠腔水分聚集，促使肠道扩张、蠕动而排便，如开塞露。值得注意的是，孕妈妈便秘不能用蓖麻油、番泻叶等刺激性泻药，它们可引起腹部绞痛，甚至引起子宫收缩而造成流产。

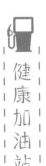

健康加油站

为什么孕期容易便秘

孕期便秘往往以孕后期最为严重，其诱因主要有以下几点。

1. 孕期分泌的大量孕激素可以使子宫平滑肌松弛，同时也使胃肠蠕动减弱；加之怀孕后胃酸分泌减少，吃的食物过于精细或偏食，食物在胃肠道停留时间延长，食物残渣中的水分被肠壁细胞重新吸收，粪

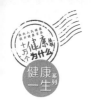

便变得又干又硬，难以排出。

2. 随着胎儿的发育，不断增大的子宫压迫直肠，造成胃肠蠕动减弱，血液循环不良，导致排便功能减弱。

3. 怀孕后女性运动减少，腹部肌肉变弱，导致粪便难以排出。

另外，孕期便秘的发生还与腹痛、饮水过少、担心用力排便影响胎儿、精神压力大、睡眠质量差、体质差异等因素有关。

（王　岚）

44. 如何应对孕期**手腕疼痛**

许多孕妈妈从怀孕 7 个月开始出现手腕、拇指、示指及中指麻木、刺痛感、握物困难等症状，夜间加重，这种情况在临床上被称为腕管综合征。2%~35% 的孕妈妈会出现腕管综合征。

孕期为什么会出现腕管综合征

手腕的屈侧有一个由腕骨和韧带形成的管道，被称为腕管，腕管内有肌腱及正中神经通过。正常情况下，滑膜分泌适量润滑液使肌腱在鞘内正常滑动，孕

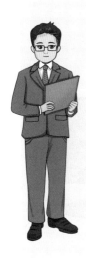

晚期滑膜分泌的润滑液量可增加。腕管内有丰富的毛细血管分布，孕晚期这些血管及淋巴组织有大量液体渗出。腕管与前臂和手掌是相通的，孕晚期全身水肿及组织压力升高时会压迫正中神经，出现手部麻木、疼痛及握力下降，且夜间症状加重。另外，当腕关节弯曲或背伸 90° 时，手部会出现异常疼痛；叩击腕屈侧部位时手部有刺痛感或蚁行感。

如何缓解孕期手腕疼痛

1. 注意保暖，尽量不接触凉水，可用热毛巾湿敷疼痛部位。

2. 避免手部过于用力或做持久的运动，如长时间玩手机、用鼠标。

3. 坚持锻炼，如多做大拇指与手腕的弯曲、伸直、外展、内收等动作。

4. 抬高手腕，增加静脉及淋巴回流，减轻患部水肿。

5. 调节饮食结构，减少盐的摄入量，预防水肿的发生。

6. 当疼痛明显影响正常生活时，应及时咨询产科医生，在医生的指导下治疗，分娩后症状会逐渐缓解。治疗主要针对病因应用利尿剂脱水，减轻或消除组织水肿；可适当应用镇痛药、镇静药，腕管内局部封闭治疗效果明显。

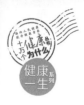

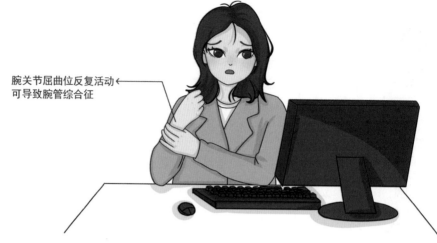

腕关节屈曲位反复活动
可导致腕管综合征

（王　岚）

45. 如何应对
孕期**腿抽筋**和**腰背痛**

　　腿抽筋和腰背痛是孕妈妈经常遇到的问题，这和孕妈妈的特殊生理变化有关，日常不良生活习惯也在很大程度上加剧了这种疼痛。

为什么孕期会出现腿抽筋和腰背痛

　　长期久站　如果孕妈妈在孕期走路时间过长或站立太久，会因小腿肌肉活动量增多导致局部酸性代谢

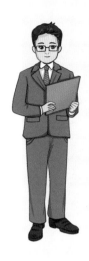

产物堆积，从而引起腿抽筋。孕期增大的子宫会令整个身体的重心向前移动，当孕妈妈长期站立时，为了保持身体平衡，上身会不自觉后仰，这样就容易引起骨盆过度前倾和脊柱过度前凸，腰背部代偿性受力，容易引起腰背痛。

孕期钙缺乏 胎儿的生长发育需要充足的钙质，尤其是到了孕晚期，胎儿对钙质的需求量增大，如果供给不足，母体会动用自身骨骼中存储的钙来满足胎儿骨骼生长发育的需要。这样一来，就可能造成孕妈妈缺钙情况加重，进而引起腿抽筋、腰背痛。

体重增长过多 有些孕妈妈孕期体重增长过多，腿部和腰背部肌肉负重过大，使肌肉长时间处于紧张疲劳状态，同时体重增加也会使血管受压，再加上孕期的生理改变，容易引起腿抽筋和腰背痛。

除了上述原因，孕期缺乏运动、孕激素改变、受凉、不良体态或过度劳累也是引起孕期腿抽筋和腰背痛的主要原因。

如何预防孕期腿抽筋和腰背痛

补钙 建议孕妈妈遵医嘱按时、按量补钙。2016 年中国营养学会建议孕妇在孕早期每日摄入钙 800mg，孕中期每日摄入钙 1 000mg，孕晚期钙摄入量增加到每日 1 200mg。当然，补钙也不是越多越好，上限为每日 2 000mg（包括膳食中获取的钙和额外补充的钙）。补钙的同时要加强维生素 D 的摄入以促进钙的吸收。

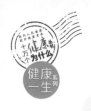

　　适当运动　走路、游泳、孕妇瑜伽或其他形式的适度运动不仅有助于防止腿抽筋和腰背痛，还能有效控制孕期体重过度增长。因此，建议孕妈妈在保障安全的前提下多做一些力所能及的运动。

　　减少肌肉受压　建议孕妈妈穿着舒适的衣物，采取侧卧睡姿，起卧时要慢慢来，动作幅度不要过大，以免扭伤腰部；可以适当垫高、按摩腿部，让肌肉充分放松、减少下肢血液瘀滞。

　　科学均衡饮食　建议孕妈妈注意孕期营养均衡，多吃含钙丰富的食物，如牛奶、鱼虾、豆制品。此外，还要多吃富含镁、维生素的食物，如绿叶蔬菜、坚果、苹果、橙子或柚子、番茄等。

（王　岚）

46. 为什么部分孕妈妈会**变丑**

　　由于孕期激素水平的变化，部分孕妈妈会出现皮肤变黑、长斑等情况，孕妈妈感觉自己变丑了。这种情况为什么会发生，孕妈妈需要注意什么呢？

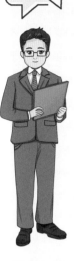

在孕 3~5 个月时，体内的雌激素和孕激素水平升高，使皮肤黑色素合成增多，刺激黑素颗粒分泌，促进黑素小体的转运和扩散，容易导致皮肤出现色斑、口唇颜色加重等症状，称为黄褐斑。50%~70% 的孕妈妈容易出现黄褐斑，即生活中常说的妊娠斑。

孕期黄褐斑主要为黄褐色或深褐色斑片，常对称分布于颧颊部，也可累及眶周、前额、上唇和鼻部，边缘一般较明显，无主观症状和全身不适。引发黄褐斑的原因很多，除了妊娠外，还有服用口服避孕药；内分泌紊乱导致体内雌激素、孕激素水平异常；紫外线照射、使用劣质化妆品、遗传等因素。据统计，87% 的黄褐斑在分娩后可逐渐淡化直至消失。

孕期黄褐斑的护理

在室外活动时，采用戴帽子、打遮阳伞等物理防护方式可以预防黄褐斑进一步加重。孕期尽量不要自行使用针对黄褐斑的防护霜、外用药和口服药等，必要时应在医生的指导下使用。

孕期饮食要清淡且富有营养，每日多喝水，多吃蔬菜，少食辛辣刺激的食物。保证足够的睡眠时间，不熬夜。睡眠时间不足容易导致眼周色素沉着和皮肤暗沉。

孕期焦虑、烦躁等不良情绪可能对身体造成伤害。因此，孕期要尽可能保持情绪稳定、心情愉快，及时排解不良情绪，促进母儿健康。

（王　岚）

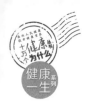

47. 为什么**未到临产**也会出现**宫缩**

很多孕妈妈在接近预产期时或者分娩前数周会发现自己的腹部有阵阵不规律疼痛，这是一种生理性宫缩，也被称为假宫缩，往往会让孕妈妈产生紧张情绪。

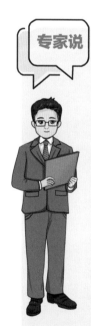

专家说

随着孕期进展，子宫内容积增大，子宫壁的伸展张力增加，子宫壁收缩的敏感性增加。在孕后期羊水量逐渐减少而胎儿不断生长，胎儿与子宫壁，特别是与子宫下段和宫颈部密切接触，胎儿先露部下降压迫到宫颈部的神经丛，导致机械性刺激，可能引起宫缩。同时，在临产前孕妇体内的前列腺素、雌孕激素、缩宫素会发生相应的改变，在这些激素的作用下子宫会发生功能性改变，引发宫缩。

分娩前数周子宫肌肉较敏感，会出现不规则的宫缩，持续时间短、力量弱，或只限于子宫下部；偶尔出现的宫缩也可能经数小时后停止。宫缩的出现不规则、无周期性，不会使子宫颈口张开，并非临产征兆，故被称为假宫缩。出现生理性宫缩不必担心，只要没有阴道流血和不自主阴道流液，就可以在家继续休息观察、定期产检。

如何预防生理性宫缩频繁出现

首先，孕妈妈在预产期前数周应适当减少运动，忌持重物。走路过多，胎儿的体重会给母体带来很大负担，胎先露压迫宫颈过久容易引起宫缩。其次，保持愉快的心情，精神疲劳和身体疲劳一样会引发各种问题，压力累积后腹部也容易变硬，最好能做到身心放松。最后，还要防止着凉，空调使下肢和腰部过于寒冷，容易引起宫缩。当然，频繁出现生理性宫缩不排除有早产的可能，孕妈妈需要特别警惕。

如何缓解生理性宫缩

当生理性宫缩发生时，可以通过以下几种方式缓解：①冷静，发生生理性宫缩，一定不要太过紧张，先让自己平静下来，因为过度紧张反而会加剧宫缩。②休息，发生生理性宫缩时，要立刻停下手中的工作，尽量平躺休息，深呼吸，放松腹部。③喝温水，发生生理性宫缩时可适当喝些温水，部分孕妈妈会因脱水引发生理性宫缩。如果出现宫缩逐渐增强，疼痛感明显，持续时间较长，甚至阴道出现血性分泌物、流血、流液等情况，则需要立即到医院就诊。

（王　岚）

48. 到了**预产期**
还**没动静**怎么办

孕妈妈产检时，医生会预计宝宝的出生时间，就是大家常说的"预产期"。但是有一部分孕妈妈，到了预产期却还是没有动静，为此感到焦虑和紧张。

专家说

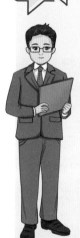

预产期是指妊娠按末次月经第一日开始计算，妊娠达到40周（280天）的日期；过期妊娠是指平时月经规则，妊娠达到或超过42周（294天）尚未分娩。当孕妈妈发现到了预产期仍没有预产征兆，并不等同于过期妊娠。

到了预产期，也就是孕40周以后胎盘功能逐渐下降，孕42周以后明显下降。因此在孕41周以后，医生通常会考虑终止妊娠以避免过期妊娠。终止妊娠的方式根据母亲的情况、胎儿宫内状况等综合判断，可以选择进行促宫颈成熟、催引产或剖宫产终止妊娠。

孕妈妈到了预产期还没动静也不要焦虑，此时应联系产检医生，首先准确核实妊娠周数，然后了解自己的身体状态、有无妊娠合并症或并发症，通过辅助检查了解胎儿宫内状况，完成相应检查后和医生共同决定下一步的处理方式。

（王 岚）

49. 为什么怀孕后
会发生**耻骨联合分离**

随着怀孕月份的增大，胎儿逐渐长大，孕妈妈的身体会作出相应的生理性调节，子宫容积增加，骨骼肌肉系统发生适应性变化，部分孕妈妈会出现骨盆痛。

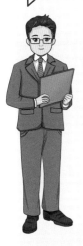

孕期，当增大的子宫向前凸起，为了抵消这种改变，孕妈妈的脊柱发生改变，进行性前凸将重心后移至下肢。同时，孕期骨盆的关节和耻骨联合的活动度增加，关节松弛。在孕晚期或分娩时骨盆、耻骨联合可能发生一定程度的分离，以适应孕晚期以及分娩这一生理过程。如果耻骨之间的距离超过一定程度，即耻骨联合过度分离，则会引起较严重的疼痛。此时，孕妈妈坐、立、卧床、翻身都会非常困难，甚至走路都会步履蹒跚。

一旦发生耻骨联合分离，孕妈妈应尽量保持侧卧位休息并在医生的指导下选择合适的骨盆绷带固定，大部分症状在产后可以逐渐恢复。对于某些耻骨联合分离特别严重的患者，偶尔需要手术治疗。如果孕期发生耻骨联合分离，医生会通过检查判断病情并制订治疗方案，孕妈妈一般恢复较好。

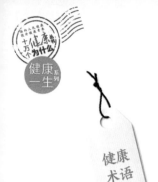

耻骨联合分离

　　是指骨盆前方两侧耻骨纤维软骨联合处，因外力而发生微小的错移，表现为耻骨联合距离增宽或上下错动，出现局部疼痛和下肢抬举困难等功能障碍的软组织损伤性疾病。按照分离程度可分为 3 级：1 级，较小的前侧损伤，轻度分离（<25mm）；2 级，耻骨联合间隙较宽的分离（>25mm），破坏了连接髂骨和骶骨的骶髂前韧带，合并耻骨支骨折；3 级，骶髂关节和耻骨联合完全分离（>25mm）。

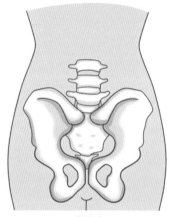

正常状态

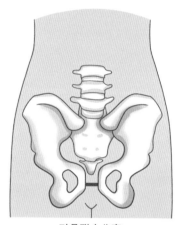

耻骨联合分离

（王　岚）

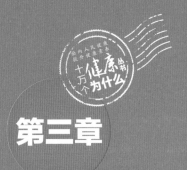

第三章

分娩及产后保健

一

分娩常见问题

1. **临产**前出现
阴道流水怎么办

孕中晚期，约有 8% 的孕妈妈会在临产前（阵发性腹部疼痛前）出现阴道流水，部分孕妈妈会误认为这种情况是发生了尿失禁。其实，这是胎膜自然破裂，医学上称为胎膜早破，俗称"破水"。

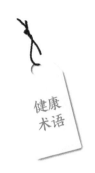

健康术语

胎膜早破

是指临产前发生胎膜破裂，表现为羊水经阴道流出。采用 pH 试纸测试阴道流出液呈碱性，用显微镜观察阴道流出液可见羊齿状结晶。发生于孕 37 周之前的胎膜早破称为未足月胎膜早破。

专家说

引发胎膜早破的原因很复杂，通常孕 37 周后发生胎膜早破多数会导致宫缩，随后会出现自发临产和分娩。

孕妈妈一旦发现胎膜早破，请保持冷静，为了防止脐带脱垂，出现胎膜早破时应尽量平躺。此外，胎膜早破后孕妈妈可以在身下垫干净、卫生的护垫，同时换上干净的内裤。由于胎膜早破可能导致宫内感

胎膜早破　破水　阴道流水　临产

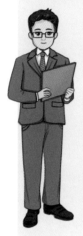

染等威胁母儿安全的情况，所以一旦发生就应立即就诊。

部分胎膜早破发生在孕 37 周前，称为未足月胎膜早破。未足月胎膜早破最常见的病因是感染，细菌可以产生蛋白酶、胶质酶和弹性蛋白酶，这些酶可以直接降解胎膜的基质和胶质，使胎膜局部抗张力下降而破裂，因此对于发生未足月胎膜早破的孕妈妈，医生通常会给予抗生素以防治下生殖道感染。

如果胎膜早破时间过长可导致绒毛膜羊膜炎，主要发生在孕 20 周以后。未满孕 34 周发生胎膜早破而需要保胎者，破膜后阴道内的病原微生物易上行感染，感染程度与胎膜早破的时间有关，超过 24 小时，感染率增加 5~10 倍。

足月的孕妈妈如果发生胎膜早破 12 小时后还没有生产，医生会给予抗生素预防感染。此外，如果宫腔内大量羊水涌出，子宫内张力骤减，有可能导致在胎儿娩出前胎盘自子宫壁早期剥离，即胎盘早剥，这种情况会严重威胁母体和新生儿生命。胎膜早破还可能引起脐带受压、脐带脱出阴道，导致胎儿缺氧，甚至死胎。

胎膜早破对母儿均有不利影响，需要积极预防未足月胎膜早破，具体方法包括：加强围产期卫生，孕晚期禁止性生活，避免突然增加腹压；饮食方面注意营养均衡，在孕期补充足量的维生素和钙、锌、铜等营养素，使胎膜抗张力增强，进而不易引起胎膜早破。

健康加油站

如何判断自己是否已经破水

一般情况下，发生胎膜早破时孕妈妈会突然感到自阴道内不受控制地流出大量液体，伴有温热感，伴或不伴腹痛，很多孕妈妈以为是自己漏尿了，其实是羊水不受控制持续外流。部分小孔破膜的孕妈妈可能只会觉得阴道分泌物比以往增多，外阴比较湿润。羊水流出时，大多是清亮液体，也有可能混有胎膜、胎脂，若羊水混浊，可呈现出黄绿色，或较黏稠，此时多提示胎儿缺氧。

（陈敦金）

2. 分娩镇痛有必要吗

说到"生孩子到底有多痛"的问题，经历过分娩的妈妈会提供各种回答："感觉腰部被大锤狠狠地碾碎了""下腹部爆裂性疼痛""痛得发抖，身体蜷缩得像个虾米""每痛一次，全身都会被汗水湿透"……虽然回答的内容各不相同，但所有答案都令人心惊，分娩究竟有多痛？

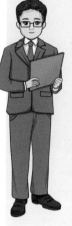

关键词

分娩镇痛　胎儿安全

其实，医生对疼痛有一个程度分级：0级为完全没有痛感；1~3级为轻度疼痛；4~6级为中度疼痛；7~9级为重度疼痛；10级为几乎无法忍受的剧烈疼痛。以往的研究结果显示分娩痛常达8~9级，部分可达10级。

分娩痛会带来哪些负面影响

正常的分娩过程平均需要10小时左右，在整个生产过程中，尤其在生产过程的后期，每一次宫缩产妇都要承受一次疼痛。生产过程中的疼痛会导致产妇情绪紧张、焦虑，超过90%的产妇会有恐惧感。有研究证实，恐惧可以减少胎盘血液供应，造成胎儿缺氧；分娩痛会使产妇进食减少，导致宫缩乏力，产程延长；疼痛刺激导致子宫动脉收缩，氧耗增加，产妇过度换气，可能造成胎儿供血供氧不足；分娩痛还会明显增加产后抑郁症的发生率。基于以上情况，以往很多产妇因惧怕分娩时的疼痛而拒绝阴道分娩。

有办法减轻甚至消除分娩痛吗

目前临床开展的分娩镇痛方法和技术可以达到减轻甚至消除分娩痛的目的。分娩镇痛是指利用合理的医学手段使分娩过程中不可忍受的疼痛减轻至可耐受的程度甚至消失。总体上看，镇痛方法有药物性的、非药物性的，但目前认为镇痛效果最好、较为安全的方法是由麻醉医生开展的硬脊膜腔外穿刺后给药，镇痛有效率达97%。此外，还有一些非药物方式可以用于分娩镇痛，如在专业助产士的协助下，在丈夫及家人的全程陪伴下，利用分娩球、自由体位、改善呼吸疗法、按摩疗法、音乐疗法等非药物方式镇痛。

分娩镇痛最大的优点是缓解了产妇的疼痛，使产程中宫缩痛不再那么难以忍受。这样可以大大减少产妇因害怕疼痛而选择剖宫产的可能，在一定程度上可以降低剖宫产率。另外，分娩镇痛也降低了产妇因疼痛不适造成的体力消耗，能更好地在第二产程使用腹压，同时减少不必要的耗氧，减少母儿代谢性酸中毒的发生。此外，在非药物镇痛分娩模式下，由于有家人的参与，阴道分娩不再是孤独的、消极的体验。

非药物镇痛和实施椎管内分娩镇痛的产妇，经医生允许，一般均可以正常活动，如适当进食（注意避免摄入固体食物，可饮用高能量无渣饮料）。疼痛缓解后，鼓励产妇充分休息，这样既可以缓解焦虑，又可以为最后的分娩积蓄体力。分娩镇痛不会影响产妇分娩的肌肉力量，产妇可以主动配合分娩全过程。实施分娩镇痛后，产妇会携带一个小药包，此时建议产妇尽量不要快速变换姿势，或用力摩擦背部，其他活动通常不受影响。

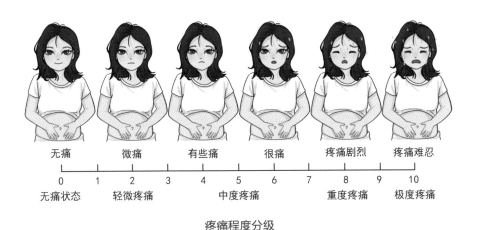

疼痛程度分级

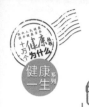

健
康
加
油
站

椎管穿刺后给药镇痛会伤害胎儿吗

实施分娩镇痛是以维护产妇和胎儿安全为最高原则。分娩镇痛同常规剖宫产的麻醉操作方式一样，但使用的药物浓度大约只有剖宫产手术的 1/10，药物直接注入产妇椎管内，而不是通过静脉，这样药物扩散的速度会缓慢很多。吸收的药物进入母亲的血液循环后，通过胎盘进入胎儿体内的药物成分微乎其微，故对胎儿无不良影响。

哪些人不适合进行椎管内分娩镇痛

绝大多数有意愿的产妇可以安全实施椎管内分娩镇痛，但少数产妇可能存在风险，不适合采用这种分娩镇痛方式。如对局部麻醉药或阿片类药物过敏的产妇以及无法配合椎管内穿刺的产妇均不适合进行椎管内分娩镇痛；存在椎管内分娩镇痛禁忌证，如存在凝血功能障碍、出血倾向、穿刺部位感染或损伤，以及未纠正的低血容量或低血压、颅内压增高、严重脊柱畸形等情况的产妇，亦无法进行椎管内分娩镇痛。

（陈敦金）

3. 为什么会发生**羊水污染**

子宫腔内的羊水颜色随孕期的变化而有少许改变，孕早期多为无色半透明或者呈淡黄色；随着妊娠的进展、胎儿器官的成熟，胎脂、脱落上皮细胞等成分进入羊水，孕中晚期羊水逐渐呈乳白色；当羊水呈现其他颜色或质地，如绿色、脓性等时，提示胎儿有可能发生异常。

专家说

发生羊水污染的可能原因

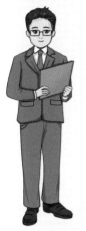

胎儿在宫腔内排出粪便。虽然影响胎儿粪便排出的因素较多，但胎儿宫内缺氧是比较重要的因素。当存在这种情况时，为了保证胎儿心、脑、肾等重要器官的血液供应，缺氧时肠系膜血管收缩，从而导致肛门括约肌松弛，肠蠕动增加，于是更多的胎粪就被排入羊水中，导致羊水污染。

胎儿皮肤表面胎脂脱落后可以漂浮在羊水中，通常医生在做超声检查时可以发现，这种情况一般不会对胎儿造成伤害。

高龄孕妈妈发生羊水污染的概率要高于适龄孕妈妈，这与高龄孕妈妈妊娠糖尿病、妊娠高血压、贫血等发生概率更高有关。虽然医生可以根据具体情况处理羊水污染，但污染的羊水如果被胎儿吸入，可能出现新生儿吸入性肺炎，还有可能引起新生儿窒息。

近年研究结果发现，在羊水Ⅱ～Ⅲ度污染，但胎心无异常的情况下，经阴道分娩不会影响产后母婴结局。医生会对羊水污染孕妈妈的产程进展、阴道分娩条件和羊水污染程度进行充分评估，并根据胎心监护结果确定分娩方式，以改善围生儿结局，降低新生儿窒息率。

当发生羊水污染时，医生需要根据羊水污染的程度、胎儿心率变化等情况确定处理措施。轻度羊水污染时，如果胎心处于正

羊水污染　胎儿窘迫　妊娠结局　胎心监护

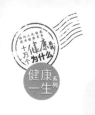

常，可以对孕妈妈进行严密监护而不需要进行特殊处理；如果胎心监护显示异常，则需要医生进行积极处理。

如果发生了羊水污染，孕妈妈应该足够重视，但也无须过度紧张，可以在医生的建议下进行胎心监测以评估胎儿在宫内的缺氧情况；配合医生积极寻找病因，对症治疗；同时可采取左侧卧位的姿势吸氧，这样做可以增加胎盘血液供应，缓解胎儿氧供情况。

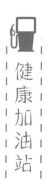

羊水污染的分度

一般来说，羊水污染的程度与胎粪排出时间及排出量有关，胎粪排出时间越长，污染颜色越深，羊水越黏稠。根据程度不同，羊水污染可以分为三度。

Ⅰ度污染 羊水呈浅绿色，质地稀薄，提示胎儿有慢性缺氧，处于代偿期。

Ⅱ度污染 羊水呈深绿色或者黄绿色，混浊质厚，有粪块，提示胎儿处于急性缺氧期。

Ⅲ度污染 羊水呈棕黄色，质地黏稠呈糊状。胎儿皮肤、脐带、胎膜、胎盘均可黄染。为缺氧的亚急性期，提示胎儿缺氧在 6 小时以上。

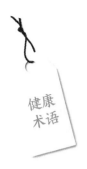

胎儿窘迫

指胎儿在宫内因急性或慢性缺氧危及其健康和生命的综合症状。

产程活跃期

分娩全过程即总产程，指从规律宫缩开始至胎儿、胎盘娩出的全过程，临床上分为三个产程。产程活跃期为宫口扩张的加速阶段，可在宫口开至 4~5cm 进入产程活跃期，最迟宫口开至 6cm 进入产程活跃期，直至宫口开全（10cm）。

新生儿窒息

是指新生儿出生时或生后数分钟无呼吸或呼吸抑制，肺不能充气，无血流灌注，导致缺氧、高碳酸血症及酸中毒，常合并低血压，组织有相对或绝对缺血。

（陈敦金）

4. 阴道助产
对新生儿有危害吗

当阴道分娩的产妇遇到难产时，产钳助产术是产科常用的解决难产的方式，往往在产妇宫口开全（10cm）时使用。操作方法是医生在检查确认后将产钳放在胎儿头部两侧，利用产钳在有宫缩（腹部疼痛）时向下牵引胎头，从而协助娩出胎儿。

专家说

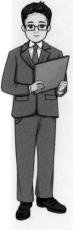

胎儿长时间卡在阴道中会存在窒息的风险，而生产时间过长，产妇出现大出血的可能性也会大幅增加。产钳助产术是一种解决难产的方法，并不是所有产妇都会用到，只有在产妇宫口已经开全，且胎头位置低，胎儿的头无法顺利娩出或产妇及胎儿有合并症需要尽快娩出胎儿时，医生为了保护母儿生命安全才会采用。

产钳助产术的确存在一些风险，如可能导致产妇子宫颈和阴道壁损伤、新生儿头皮损伤、水肿或血肿等，但是能够进行这项手术的产科医生都经过严格训练，多数情况下不会给产妇和胎儿带来大的伤害。

顺产对产妇和胎儿的好处大家都知道，在生产过程中，医生会尽力帮助产妇顺产，目前床上也提倡尽量减少产钳助产术的使用率。

医生往往在综合分析产妇、胎儿情况后认为需要尽快结束分娩，且具有产钳助产指征时会提出产钳助产的建议，在决定是否使用产钳助产术时，留给产妇考虑的时间并不多。此时若顾虑重重，则有可能贻误时机，造成更严重的后果。如果产妇对产钳助产术存在顾虑和担心，最好提前和自己的医生进行沟通，确定遇到不能顺产的情况时应该采取的措施，这样可以节省生产过程中的时间，对产妇和胎儿都有益。大量研究结果已经表明，如果产钳助产术使用正确，对宝宝的智力和身体发育很少造成不良影响。

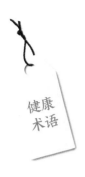

健康术语

第二产程

又称胎儿娩出期，指从宫口开全至胎儿娩出的阶段。

胎盘早剥

孕 20 周后或分娩期，正常位置的胎盘在胎儿娩出前部分或全部从子宫壁剥离，发病率为 1%。

（陈敦金）

关键词

阴道分娩 剖宫产 胎儿窘迫

5. 在**阴道分娩**过程中转为**剖宫产**安全吗

阴道分娩是人类的自然分娩方式。绝大多数正常足月妊娠的健康适龄女性可经阴道自然分娩。阴道分娩对母婴健康、产后恢复、再次妊娠等均有明显优势。但也有一些不确定因素或突发事件，如胎儿宫内缺氧，上述情况导致分娩过程中出现难产，需要转为剖宫产。

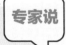

专家说

剖宫产是一种解决难产、母儿异常等不适宜阴道分娩情况的分娩方式。分娩过程中如发生胎儿窘迫、脐带脱垂、前置血管破裂、子宫破裂等突发紧急情况，可威胁母儿生命安全，应争取在最短的时间内结束分

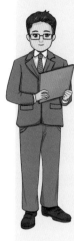

娩，紧急实施剖宫产能快速终止妊娠，是挽救母儿生命的有效手段。

剖宫产对于母儿可能的风险和影响

剖宫产的优点是方便、快捷、相对安全，但毕竟是有创性手术，对母儿存在一定的风险和影响。

对母体的影响 近期影响：①麻醉意外、术中术后出血、子宫切除、输尿管及膀胱等周围脏器损伤、子宫内膜炎、切口感染或愈合不良、羊水栓塞、术后肠梗阻、血栓栓塞性疾病等；②合并心脏病的产妇可能出现心搏骤停。远期影响包括子宫内膜异位症以及子宫憩室等。对再次妊娠的影响：①再次妊娠所需要的间隔时间延长；②再次妊娠分娩时剖宫产的可能性增加；③再次妊娠或分娩时发生子宫破裂的风险增加；④再次妊娠时出现前置胎盘、胎盘粘连甚至胎盘植入的风险增加；⑤再次妊娠时存在子宫瘢痕部位妊娠的风险。此外，一旦上述情况需要二次手术，则更易出现手术并发症，对产妇伤害大，且有生命危险。手术、麻醉等可能诱发产妇潜在的疾病，出现心脑血管意外、应激性胃溃疡、静脉血栓栓塞性疾病等。

对新生儿的影响 剖宫产术中可能需要使用产钳或手法等娩出胎儿，有发生新生儿产伤的风险，如锁骨骨折、颅骨骨折、臂丛神经损伤、面神经损伤等。剖宫产时新生儿因未经产道挤压，易发生新生儿湿肺、呼吸窘迫综合征、肺不张等。另外，剖宫产新生儿的远期并发症发生率高于阴道分娩的新生儿。

总而言之，阴道分娩及剖宫产分娩各有利弊，需要医生结合母儿具体情况具体分析，有指征地选择最佳的分娩方式，以便最大程度地保证母儿安全。

健康加油站

需要进行剖宫产的情况

1 类　直接威胁母儿生命安全的情况，如子宫破裂、严重胎盘早剥、脐带脱垂、持续胎心减速或胎心心动过缓等。

2 类　存在产妇或胎儿高度风险，但并不立即威胁母儿生命安全的情况，如胎心率异常、不存在胎儿窘迫的阴道助产失败、严重妊娠高血压、宫内感染、活跃期停滞等。

3 类　没有母体或胎儿损害的证据，但需要尽快分娩。

4 类　选择性剖宫产，由产妇和医生共同商定手术时间。

其中，1 类和 2 类情况进行剖宫产属于紧急剖宫产。

紧急剖宫产的手术指征

胎儿窘迫是紧急剖宫产最常见的手术指征。阴道分娩过程中出现的急性胎儿窘迫多由脐带压迫、胎盘

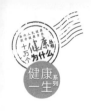

早剥、宫缩过强、产程延长等引起的突然缺氧导致，进而导致胎心率异常、羊水污染、胎动异常和胎儿酸中毒等。胎儿宫内缺氧时间的长短是新生儿发展为永久性缺氧缺血性脑损伤的重要影响因素。因此，阴道分娩过程中一旦发生胎儿窘迫等紧急情况，如估计短时间内不能经阴道分娩，则应选择紧急剖宫产以尽快结束分娩，减少胎儿宫内缺氧的时间，改善新生儿预后。

（陈敦金）

6. 剖宫产后**再次妊娠**应该如何**分娩**

目前，我国已经全面实施三孩政策，既往有剖宫产史的女性再次妊娠会面临分娩方式选择的问题。20 世纪 70 年代之前的观点是"一旦剖宫产，永远剖宫产"。近年来剖宫产术后再次妊娠选择阴道分娩已经被越来越多的孕产妇所接受。根据目前国内外的临床实践，对于适宜的产妇可以给予剖宫产术后再次妊娠阴道试产，相对安全，也就是说，剖宫产术后再次妊娠是可以选择阴道分娩的。

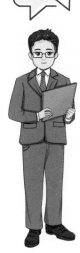

剖宫产术后阴道分娩的成功率并不一致，从 60% 至 80% 不等，虽有子宫破裂的风险，但整体风险率不足 1%；一旦发生子宫破裂，孕妇输血率、子宫切除率和围产儿发病率、死亡率明显增加。因此，对剖宫产术后再次妊娠但有阴道分娩意愿的孕产妇，必须在产前进行充分评估，在具备阴道分娩适应证、规范的产时管理、相应的应急预案的前提下实施阴道分娩。

那么既往有剖宫产史的孕产妇应该如何选择阴道分娩呢？

首先，既往有剖宫产史的孕产妇及家属应在充分了解阴道分娩的利弊后依然有阴道分娩的意愿；其次，在选择分娩的医疗机构时，应选择有抢救阴道分娩并发症条件及相应应急预案的医疗机构。另外，医生会对孕产妇既往剖宫产史和目前的妊娠情况进行评估，如符合指征，则可以尝试阴道分娩。医生评估的内容包括：①既往 1 次剖宫产史且为子宫下段横切口，前次手术顺利，切口无延裂，如期恢复，无晚期产后出血、产后感染等，除剖宫产切口外子宫无其他手术瘢痕；②胎位为头位；③本次妊娠不存在前次剖宫产指征，本次产前检查也未发现新的剖宫产指征；④两次分娩间隔 ≥ 18 个月；⑤超声检查提示子宫前壁下段肌层连续；⑥估计胎儿体重＜ 4 000g。

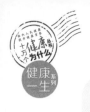

哪些情况不适合阴道分娩

既往有剖宫产史的孕产妇在某些情况下无法选择阴道分娩：①前次剖宫产为子宫体部剖宫产、子宫下段纵切口或 T 形切口；②前次剖宫产指征仍然存在；③既往有子宫破裂史或有穿透宫腔的子宫肌瘤剔除术史；④前次剖宫产术后出现了子宫切口相关并发症；⑤估计胎儿体重 ≥ 4 000g；⑥本次产前检查发现了不适宜阴道分娩的内外科合并症或产科并发症。

如果孕产妇既往有剖宫产史，再次妊娠后希望经阴道分娩，则应咨询产科医生的专业意见。

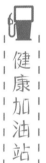

健康加油站

前一次剖宫产，再次妊娠应该注意哪些问题

首先，再次妊娠的时间距离前一次剖宫产的时间不能太短。子宫上的瘢痕需要一定的时间修复，如果瘢痕太薄，在平静状态下子宫可能也会破裂。所以，既往有剖宫产史的女性想要再次妊娠，建议再次分娩的时间应该间隔前次剖宫产的时间至少一年半，给子宫上的瘢痕足够的时间修复。当然，间隔时间也不是越长越好。

其次，孕期的管理十分重要，孕妇应定期到医院进行产前检查，动态评估孕期状态，保持适宜的营养及运动，合理控制孕期体重增长。

（陈敦金）

7. 在**分娩**过程中 如何**进食**更科学

足月分娩是妊娠的最后一环，需要经历三个产程：第一产程为临产到宫口开全，表现为在规律宫缩作用下宫口扩张、胎头下降及胎膜破裂。初产妇平均需要 11~12 小时，经产妇一般需要 6~8 小时。第二产程为胎儿娩出期，即宫口开全至胎儿娩出，耗时最长可达 3~4 小时，最短数分钟。第三产程为胎盘娩出期，即胎儿娩出到胎盘娩出，一般不超过 30 分钟。分娩过程中产妇需要大量的能量和水分来维持体能，进食可以补充体能、减轻疼痛和疲劳感，足够的体能有利于促进分娩并可有效降低产后出血的发生风险，从而确保母儿安全。

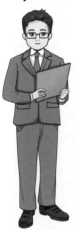

分娩过程中产妇的身体经历着巨大的能量消耗，部分产妇因疼痛或精神紧张而不吃或吃很少的食物，导致能量储备不足，分娩过程中容易感到疲劳、虚弱，从而影响宫缩，使得产程进展缓慢，易导致难产、需要助产或者中转剖宫产。分娩是个体力活儿，只有产妇的身体里储备足够的能量，才能以良好的状态更快地与宝宝见面。为了确保分娩过程中足够的能量储备，建议分娩期的饮食以"高热量、快速供能、流质饮食"为主。

第一产程持续时间较长，产妇多可正常进食，可选择在宫缩间歇时摄入一些清淡、营养丰富且易消化

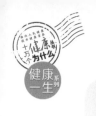

吸收的半流质饮食，如小馄饨、烂面条、稀饭；也可吃些容易消化吸收的蛋白质，如鸡蛋、酸奶。多样化、均衡的饮食有利于增进食欲；丰富的糖分、蛋白质和维生素可以有效地为产妇筑起一道坚实的身体能量墙，从而为第二产程作好准备。

进入第二产程，产妇需要配合宫缩用力屏气，此时子宫收缩间隙进一步缩短、收缩强度达到高峰，可能出现呕吐，这一时期产妇更加不愿进食。因此，可在宫缩间歇期给予产妇能迅速消化吸收的高热量、流质食物以快速补充体力以及因出汗而丧失的水分，如运动饮料、果汁、菜汤。

第三产程时间较短，产妇一般不用进食，但要禁食生冷食物。产后 2 小时产妇一般会在产房进行观察，这一阶段可进食一些清淡、易消化的软食、半流质食物，如粥、面条、蒸蛋羹，若来不及准备，可饮用一些温水应急。

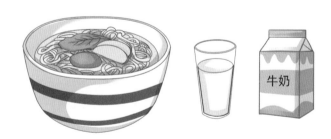

孕期血糖异常的产妇分娩过程中
应该如何进食

在分娩过程中，孕期血糖异常的产妇应避免摄入能导致血糖水平快速升高的白粥或含糖较多的饮料及甜食，以免在分娩过程中出现血糖飙升的情况，引发糖尿病酮症酸中毒、新生儿低血糖等。

产程中进食后万一要
中转剖宫产怎么办

分娩过程中可能出现一些特殊情况，如胎儿窘迫、宫内感染等，严重的可危及母儿安全，这些多需要中转剖宫产，在短时间内尽快结束分娩。正常情况下，胃内食物排空需要 6~8 小时，手术期间由于麻醉药的反应以及术中牵拉腹膜，产妇可能出现恶心、呕吐，甚至将呕吐物误吸入肺部发生窒息。易消化的食物在胃中存留时间短，可降低产程中中转剖宫产手术时误吸的发生风险，从而减少手术并发症。若真的情况紧急而产妇又刚刚进食，也可以插胃管后进行急诊手术。

（陈敦金）

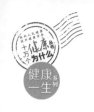

8. 发生**产后出血**
应该怎么办

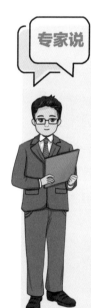

产后出血（PPH）指胎儿娩出后 24 小时内，阴道分娩者出血量 ≥ 500mL，剖宫产者出血量 ≥ 1 000mL，是分娩的严重并发症，也是导致孕产妇死亡的首位原因。国内外文献报道，产后出血的发病率为 5%~10%，但由于临床上估计的产后出血量往往比实际出血量低，因此产后出血的实际发病率更高。

专家说

产后出血一旦发生，医生会根据出血量、出血原因进行综合治疗，首先是针对产后出血的病因，如针对子宫收缩乏力、阴道损伤、胎盘植入、合并其他血液系统疾病等进行治疗，当以上处理效果欠佳且出血量大甚至威胁产妇生命安全时，有可能采用切除子宫的方式止血。

产后大出血都需要切除子宫吗

从原则上来说，切除子宫确实能够快速止血，对于保证产妇的生命安全有非常大的帮助，所以如果出现了非常严重的情况，医生会建议及时切除子宫，以尽量避免意外情况的发生。但子宫是孕育生命的场所，对女性非常重要，所以如果病情不是特别严重，除了切除子宫之外还可以采取其他方式进行治疗，那么医生会争取为产妇保留子宫。

切除子宫后身体会出现严重后遗症吗

很多人担心产后大出血切除子宫后产妇的身体会出现比较严重的后遗症，但其实大家不用过于担心，子宫全切术一般会保留卵巢，所以除了不能再生育和来月经之外，并不会影响女性其他正常生理功能。在日常生活中，切除子宫后女性要调整自己的心态，消除负面情绪，保持良好的心情，积极面对生活，这样才能让自己的身体尽快恢复到正常状态。

（陈敦金）

9. 为何医生不同意在孕 39 周前进行**择期剖宫产**

一般情况下，与新生儿预后相关的两大因素是胎龄和胎儿体重。胎儿身体的基本蓝图在生命的最初 8 周（胚胎期）已经确立，孕中期结束时，胎儿身体的各个系统已发育到能支持此时早产儿尽可能存活的状态。那为什么一些孕期检查正常的女性要求在孕 39 周剖宫产却被医生拒绝了呢？

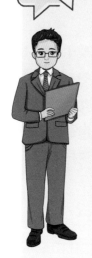

胎儿在孕晚期快速生长，为即将来到子宫外的世界做好了准备，随着孕周的增加，胎儿的身体发育更加完善。虽然自孕 37 周开始被定义为"足月"，但研究表明，在无医学指征的情况下终止妊娠的早期足月儿，出生后一系列认知和教育指标上的表现得分低于妊娠期满的足月儿，即使进行肺成熟度检测，其出生时的呼吸功能也较足孕周新生儿差。

孕 39 周是个分水岭，此时胎儿器官和功能发育基本完成，胎儿的呼吸功能加强，自身免疫力得到进一步完善。在产检正常的产妇中，与 39 周及以上分娩的新生儿相比，孕 37 周和孕 38 周分娩的新生儿发病率有所增加。在一项 4 645 例选择性分娩的研究中，孕 37~38 周无医学指征的选择性分娩，17.8% 的新生儿需要入住新生儿特别护理病房，平均住院时间为 4.5 天，而在孕 39 周及以上分娩的新生儿中，这一比例为 4.6%，存在统计学差异，说明孕 39 周前的选择性分娩与新生儿发病率增加相关。在另一项研究中，11 255 例重复剖宫产产妇发生不良结局在孕 37 周时为 7.43%，孕 38 周时为 7.47%，孕 39 周时为 6.56%，差异无统计学意义，说明提前于孕 37 周或孕 38 周终止妊娠并未降低产妇并发症的发生。

以上研究显示，孕 34 周至孕 41 周的单胎新生儿和婴儿死亡率，从孕 39 周开始呈现明显下降并趋于稳定。因此，无医学指征时，医生是不建议在孕 39 周之前终止妊娠的。

胎儿各器官发育时间和顺序

孕 8 周 胚胎初具人形，头大，约占整个胎体的一半，能分辨出眼、耳、鼻、口、手指及足趾，各器官开始分化发育，心脏已形成。

孕 12 周 胎儿身长约 9cm，外生殖器可初辨性别，胎儿四肢可活动。

孕 16 周 胎儿身长约 16cm，从外生殖器可确认胎儿性别，头皮已长出毛发，胎儿肺部开始发育，开始出现呼吸运动，皮肤菲薄呈深红色，无皮下脂肪。

孕 20 周 胎儿身长约 25cm，皮肤暗红，出现胎脂，可见少许头发，开始出现吞咽动作，泌尿系统基本发育完成，出现排尿功能，胎儿运动明显增加。

孕 24 周 胎儿身长约 30cm，肺部发育完成，细小支气管和肺泡已经发育，出生后可呼吸。各脏器均已发育，皮下脂肪开始沉积，因量不多，故皮肤呈皱缩状，出现眉毛和睫毛。

从胚胎形成到孕 24 周，胎儿各器官均已发育，之后的孕周胎儿各器官会逐渐发育至成熟状态，功能逐渐完善。孕 30 周大部分血细胞由骨髓产生，孕 31 周胎儿皮肤变厚，孕 34 周胎儿肺部血供发育完成，肺泡周围的细小血管在出生后可供气体交换。

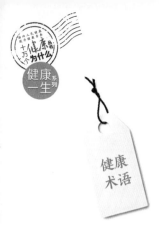

孕周

是胎龄的单位，指从卵子和精子结合成受精卵算起的怀孕周期。自然妊娠的孕妇，如月经规律（周期是 28 天或 1 个月），用末次月经（LMP）第一天计算孕周，完整的孕周为 40 周，比真正精卵结合的时间多 2 周；如月经不规律，孕早期用超声估算孕周与用末次月经估算孕周相差一周以上，以超声估算的孕周为准。试管婴儿根据胚胎的天数及移植的时间来推算孕周。

早期足月儿

孕周达 37 周为足月，孕 37 周至孕 38^{+6} 周称为早期足月儿。

（陈敦金）

科学坐月子

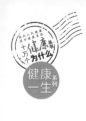

10. **坐月子**期间应该如何运动

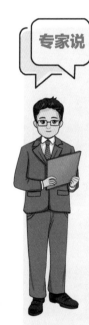

坐月子是我国的传统习俗，在现代医学上称为产褥期。产褥期是指分娩后到产后 42 天，是女性身体除乳房外逐渐恢复到孕前状态的时期，因此，月子应该坐足 42 天。很多人认为坐月子就是卧床休养，这种想法是错误的。坐月子期间新手妈妈应尽早开始适当运动，这对于促进身体康复大有益处。产后为什么要尽早运动，又应该如何运动呢？

专家说

新手妈妈产后应尽早恢复运动，减少卧床和久坐时间。产后适当运动有助于解决一些产后问题，如有效避免产后体重滞留；促进血液循环，降低血栓性疾病的发病风险；促进子宫收缩，减少产后出血；促进母乳分泌；减少产后尿失禁的风险；改善产后情绪波动，减少产后抑郁的发生风险等。新手妈妈可以根据自身情况，在医生的指导下尽早运动。产后运动应循序渐进，量力而行，逐渐增加运动量和运动时间。

自然分娩的产妇在分娩后 6~12 小时，剖宫产的产妇在分娩后 24 小时内就可以下床适当运动，剖宫产术后产妇可能由于静脉输液和尿管、术后伤口疼痛等影响运动的意愿，可以在专业人员的指导下根据身体状况由家属帮助其克服障碍，尽早运动。

产褥期以低强度运动为主，如日常生活活动、步

行、伸展运动、盆底运动等。自然分娩的产妇一般在分娩后第 2
天就可以练习产褥保健操，根据自身恢复情况逐渐增加产褥保健
操的练习节数（可每 1~2 天增加一节）。剖宫产分娩的产妇出院
后应听从医生的建议逐渐进行产褥保健操或其他运动。盆底运动
建议在专业医生的指导下进行。

健康加油站

产褥保健操

第一节　仰卧，深吸气，收腹，然后呼气。

第二节　仰卧，双臂平放于身旁，进行肛门收缩
与放松运动。

第三节　仰卧，双臂平放于身旁，双腿轮流上举
和并举，与身体成直角。

第四节　仰卧，髋与腿放松，双腿分开、稍屈，
脚底平放于床上，尽力抬高臀部及背部。

第五节　仰卧起坐。

第六节　跪姿，双膝分开，肩肘垂直，双手平放
于床上，腰部左右旋转。

第七节　跪姿，双臂支撑在床上，左右腿交替向
背后高举。

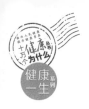

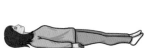

第一、二节 深呼吸运动、缩肛　　第三节 伸腿动作　　第四节 腹背运动

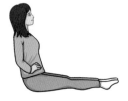

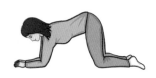

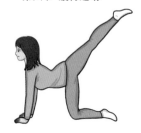

第五节 仰卧起坐　　第六节 腰部运动　　第七节 全身运动

产褥保健操

资料来源：郑修霞. 妇产科护理学［M］. 4 版. 北京：人民卫生出版社，2009.

（张小松）

11. 坐月子期间
应该如何保持**个人卫生**

　　大家经常听到一些说法，如"坐月子不能洗头，不能洗澡，不能刷牙，不能开窗"之类。这种说法是错误的，良好的个人卫生习惯对于新手妈妈的健康来说非常重要。那么，坐月子期间应该如何保持个人卫生呢？

要认真观察产后恶露，及时清洗外阴

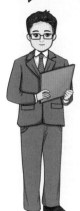

分娩后子宫蜕膜脱落，会和血液等一起经阴道排出，称为恶露。恶露一般持续 4~6 周，产后 3~4 日为鲜红色，随后出血逐渐减少，颜色变为淡红色，持续 10 日左右，逐渐转为白色分泌物，持续 3 周左右。如果没有注意个人卫生，未及时用清水清洗外阴，则容易发生感染。

产后出汗多，要保持皮肤清洁

由于产后皮肤排液功能旺盛，排出大量汗液，称为褥汗，如不及时清洁容易发生细菌感染，也会让产妇感到不适。因此，产后应注意保持皮肤清洁，勤换卫生巾和内衣内裤。坐月子期间不建议盆浴，可以采用淋浴或温水擦洗。在洗澡时室内温度应适宜，洗后及时擦干身体，注意保暖。

产后要勤刷牙、漱口，保持口腔卫生

产后应注意保持口腔清洁，坚持早晚刷牙，建议选择刷毛中等偏软的小头牙刷，清洁效率高、使用较灵活，而且不易损伤牙龈。产妇在餐前、餐后可以使用温水或温盐水漱口，也可以使用专业的口腔护理液。

（张小松）

关键词

坐月子 洗澡 恶露 口腔卫生

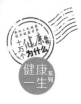

12. 为什么坐月子期间 要外出**晒太阳**

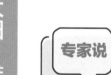
产妇在分娩后需要哺乳，身体也要逐渐恢复，为此需要保证体内充足的钙和维生素 D 储备。维生素 D 的摄入可以促进钙的吸收，有研究提示，维生素 D 缺乏可能增加产后抑郁的发生，影响婴儿体内维生素 D 的水平等。户外晒太阳是促进体内维生素 D 合成的重要途径之一，所以坐月子期间鼓励产妇外出晒太阳。

专家说

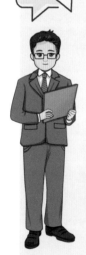

为什么要补充维生素 D

产妇在分娩后需要通过膳食逐步补偿妊娠、分娩时的营养损耗，帮助机体各项功能逐渐恢复至正常状态，更重要的是，新手妈妈要分泌乳汁哺育新生儿，所以对各种营养素的需求都比平时多。《中国居民膳食指南（2022）》中指出，哺乳期膳食钙推荐摄入量比一般女性每日增加 200mg，总量应达到每日 1 000mg。同时哺乳期的新手妈妈每日还应补充维生素 D 或晒太阳，促进膳食钙的吸收和利用。

新手妈妈如何科学晒太阳

在晒太阳的过程中，日光中的紫外线照射皮肤，促进机体合成维生素 D，这是机体合成维生素 D 的重要途径之一。可以根据自身状况以及季节、日照情况调整户外晒太阳的时间，夏季面部和双臂暴露于阳光下 10 分钟左右即可，春秋季可适当延长晒太阳的时间，并注意保暖。

对于冬季或户外运动不足的产妇，可在专业医生的指导下口服维生素 D 补充剂，以促进自身的健康与新生儿的生长发育。

（张小松）

关键词

13. 坐月子期间应该如何吃

和非孕期女性相比，新手妈妈需要更多的营养。合理饮食对于新手妈妈来说很重要，吃得对、吃得好不仅有利于产后身体的恢复，也有利于母乳喂养的顺利进行，坐月子期间和哺乳期应该怎么吃才更科学营养呢？

专家说

《中国居民膳食指南（2022）》中关于哺乳期女性膳食指南的核心推荐（饮食部分）包括以下几个方面，该推荐同样适用于产褥期女性。

产褥期食物多样且不过量，坚持整个哺乳期营养均衡 每天吃 12 种不同的食物，应覆盖谷薯类、蔬菜

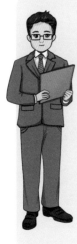

水果类、畜禽鱼蛋奶类和大豆坚果类四大类食物。

适量增加富含优质蛋白质及维生素 A 的动物性食物和海产品，选用碘盐，合理补充维生素 D　建议每日摄入鱼、禽、蛋或瘦肉（含动物内脏）175~225g；谷物 225~275g；薯类 75g；蔬菜 400~500g（其中绿叶蔬菜和红黄色等有色蔬菜占 2/3 以上），每周摄入海藻、裙带菜、紫菜等富含碘的海生植物 1~2 次；牛奶 300~500mL；碘盐每日摄入量不超过 5g；烹调油每日摄入量 25g。每日应摄入充足的微量营养素，包括钙 1 000mg，若饮食中钙摄入不足，应适当补充钙剂。铁的每日需要量为 24mg，可从瘦肉、动物血、肝脏和强化食品中获取，同时可多食用富含维生素 C 的食物以促进铁吸收（如柠檬、橙子、猕猴桃、青椒等）。

多喝汤和水，限制浓茶和咖啡，忌烟酒　由于产后乳汁分泌，加上自身代谢水平的增加，每日应比孕前增加 1 100mL 水的摄入，即每日应摄入 2 100mL 水。合理饮用汤水，避免饮用多油浓汤，喝汤的同时要吃肉。产后 3 个月内，避免饮用含咖啡因的饮料，如咖啡和茶。3 个月后，每日咖啡因摄入量应少于 200mg。

乳母一日膳食举例（2 300kcal）

早餐
肉包子(面粉 50g,猪肉 25g,油菜少许),红薯稀饭(大米 25g,红薯 25g),拌黄瓜(黄瓜 100g),煮鸡蛋(鸡蛋 50g)
加餐
酸奶 200g,苹果 150~200g
中餐
米饭(大米 100g),油菜猪肝汤(油菜 100g,猪肝 20g),丝瓜炒牛肉(丝瓜 100g,牛肉 50g)
加餐
橘子 150g,奶酪 10~20g
晚餐
玉米面馒头(玉米面 30g,面粉 50g),蒸土豆(土豆 50g),青菜炒千张(油菜 200g,千张 50g),香菇炖鸡汤(鸡肉 75g,香菇适量)
加餐
牛奶煮麦片(牛奶 250g,燕麦片 10g)

资料来源：中国营养学会．中国居民膳食指南（2022）［M］．北京：人民卫生出版社，2022．

（张小松）

14. 为什么**严重心脏病**患者不适合**哺乳**

　　母乳是新生儿最好的食物，母乳喂养是世界卫生组织极力倡导的。虽然大部分新手妈妈经过医务人员的指导能够顺利进行母乳喂养，但对于妊娠合并心脏病的产妇来说并不适合哺乳，这是为什么呢？

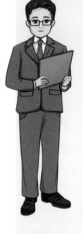

专家说

　　母乳喂养的产妇需要摄入更多的热量和水，此外母乳喂养倡导按需喂养，会影响产妇的休息，两者都有可能加重产妇的心脏负担。具有以下两种情况的产妇不适合进行母乳喂养。

　　1. 部分患有妊娠合并心脏病的产妇会服用华法林，而华法林可以分泌至乳汁中影响新生儿的健康，因此长期服用华法林的产妇不适合哺乳。

　　2. 患有严重妊娠合并心脏病的产妇，如中重度二尖瓣或主动脉瓣狭窄、严重心律失常、马方综合征等，即使心功能 I 级，也不建议哺乳。

　　其他妊娠合并心脏病的产妇应咨询专业医生，经医生评估后判断是否可以进行母乳喂养。

　　对于可以进行母乳喂养的妊娠合并心脏病的产妇，应随时注意自身情况，一旦出现心慌、憋气等不适症状，应停止母乳喂养，及时到医院就诊。

健康加油站

如何进行心功能分级

　　目前，孕产妇心功能评估仍然以纽约心脏病协会（NYHA）的分级为标准，根据心脏病患者对于一般体力活动的耐受情况，将心功能分为 4 级。需要注意的是，心功能分级仅作为参考，患有心脏病的产妇仍需要在医生的综合评估下判定是否适合母乳喂养。

心功能分级

分级	心脏状态	临床表现
I	心脏具有完全代偿能力	几乎与正常人没有区别,完全能正常地工作、学习及生活,甚至能胜任较重的劳动或体育活动
II	心脏代偿能力已开始减退	在较重活动(如快走、上楼或提重物)时,会出现气急、水肿或心绞痛,但休息后即可缓解,属于轻度心力衰竭
III	心脏代偿能力已减退	从事轻度活动,如上厕所、打扫室内卫生、洗澡等会引起气急等症状,属于中度心力衰竭
IV	心脏代偿能力已严重减退	休息时仍有气急等症状,在床上不能平卧,生活不能自理,常伴有水肿、营养不良等症状,属于重度心力衰竭,不仅完全丧失了劳动能力,而且还有生命危险

资料来源:中华医学会妇产科学分会产科学组.妊娠合并心脏病的诊治专家共识(2016)[J].中国妇产科杂志,2016,51(6):401-409.

(张小松)

三

产后常见问题
及处理

15. 产后访视与检查
有什么作用

分娩后良好的恢复对母婴健康具有积极的促进作用，产后的健康检查可以帮助新手妈妈了解自己身体的恢复情况和新生宝宝的生长发育情况，及时发现和处理不利于健康的因素，所以产后访视与检查对母婴健康都非常重要。

为什么要进行产后访视与检查

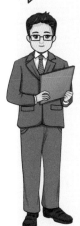

一方面，虽然大部分产妇因怀孕而引起的生理变化在产后会逐渐恢复，但是具体的恢复情况需要进行定期评估。孕期并发症和合并症、分娩并发症、盆底功能损伤、产后心理问题和情绪障碍、体重滞留等常见问题往往会在产后访视与检查中发现并进行及时地处理和干预。新手妈妈在母乳喂养实践过程中也会遇到很多困难和挑战，在产后访视与检查中同样需要专业人员的帮助和指导。

另一方面，新生儿从子宫内依赖妈妈生存，到出生后适应宫外环境，其身体各系统都要经历巨大变化，是生命中最脆弱的时刻，需要专业人员的指导和保护。

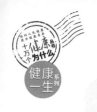

因此，对产妇和新生儿的产后访视与检查非常重要。

如何进行产后访视与检查

按照国家基本公共卫生服务要求，社区卫生服务中心或乡镇卫生院的保健人员于辖区内产妇产后 3~7 天、28 天均要对其进行产后访视与检查。产妇在产后 42 天、产后 3~6 个月应该到当地的妇幼健康服务机构接受产后保健。产后访视与检查的内容包括产妇及新生儿健康检查、卫生指导、盆底康复、心理与避孕咨询、营养与体重管理、运动与骨健康指导、新生儿喂养和日常护理指导、新生儿预防接种等。

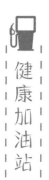

产后访视与检查的注意事项

1. 产后 42 天，除乳腺外，产妇的身体基本恢复至孕前状态，因此建议产妇于产后 42 天左右到当地的妇幼健康服务机构复查。如果产后出现发热、腹痛、异常阴道流血、伤口出血或裂开等情况，应及时就医。

2. 出现妊娠期并发症的产妇在产后需要接受复查和评估，妊娠糖尿病、妊娠期肝内胆汁淤积症、乙型肝炎等，产妇在产后 6 周应于清晨空腹就诊，复查口服糖耐量试验、肝功能等；妊娠高血压的产妇在产后需要复查血压、肝肾功能、尿蛋白；妊娠期甲状腺疾病的产妇在产后需要复查甲状腺功能等。

3. 产妇就诊宜穿着宽松、容易穿脱的衣裤及鞋袜，方便检查。

4. 由于新生儿不会说话，医生不能直接向新生儿询问病史，所以在新生儿进行检查时最好由照料者陪同，及时向医生提供必要的信息。

（漆洪波）

16. 新手妈妈
出现**产后抑郁**怎么办

产后抑郁是产妇围产期常见的心理问题，它不仅会影响产妇的身心康复，严重者甚至危及产妇生命，还会对婴儿的情绪、智力发育、认知和行为发育产生负面影响。

专家说

产后抑郁主要表现为情感低落、兴趣丧失、自罪观念、烦躁易怒、焦虑，甚至自杀或伤害新生儿倾向等。多发生于产后 2 周内，可持续 2 周以上，甚至延长至产后 1 年。我国产后抑郁的发生率约为 14.7%，具有发病率高、复发率高的特点。

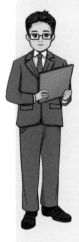

为什么会出现产后抑郁

产后抑郁的发生与产后体内激素水平剧烈波动、遗传易感性、孕妇心理人格特点、精神疾病史、社会支持度、应激事件等因素相关。分娩过程中，产程进展是否顺利、疼痛的感受、能否顺利分娩均与产后抑郁的发生密切相关。研究证实，产程顺利会降低产后抑郁的发生率。尽管如此，由于受产后激素水平剧烈波动的影响，产妇需要实现角色转换及应对相关生活事件的重大变化，容易导致对抑郁的敏感程度加大，从而增加产后抑郁的风险。

出现产后抑郁怎么办

首先，新手妈妈要重视心理健康，主动学习情绪管理方法，如转移情绪、释放烦恼、多与人交流，可以进行一些放松训练，如瑜伽等，积极进行自我心态调整，预防产后抑郁的发生。如果出现情绪低落等表现，应鼓励新手妈妈及早寻求帮助，到医疗机构进行相关检查，及时发现和治疗产后抑郁。同时产妇家属应当给予其关爱和支持，缓解疏导新手妈妈的不良情绪，帮助新手妈妈度过情绪波动的时期，协助解决新手妈妈在生活中遇到的困难。

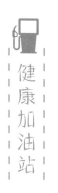

健康加油站

如何预防和缓解产后抑郁

良好的社会家庭支持 家人需要多关注新手妈妈的感受，为她准备喜爱的食物，认真倾听新手妈妈的内心想法，给予她最大的支持和帮助。丈夫应该一同参与育儿，平衡好婆媳关系，避免发生冲突。

温馨舒适的产后休养环境 建议减少探视人数，保持室内温湿度适宜，空气流通，创造一个安静、舒适的休养环境。

积极认同母亲的角色 新手妈妈通过关心、爱护、抚摸婴儿，积极母乳喂养，逐步实现母亲角色的转变，通过母婴间的交流和鼓励，帮助新手妈妈消除自认为无能的心态。

自我心理调适 保持平和的心态，学会降低对自己和他人的期待值。坦然接受现实，鼓励自己发现成为母亲后美好的事情，重拾自信。

适度运动 根据自身情况选择恰当的运动，如产后瑜伽和保健操、散步、适当的家务劳动等，量力而行，循序渐进，在运动中改善和放松心情。

勇敢面对，科学治疗 当产后抑郁严重时，要勇敢正视病情，寻求专业医护人员的帮助。必要时进行治疗和干预，避免发生严重的不良后果。

（漆洪波）

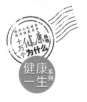

17. 剖宫产产妇需要**隔多久**才能**再次妊娠**

随着生育政策的调整，有剖宫产史的女性也有再次妊娠的需求。更安全、更科学地安排妊娠时间间隔可以获得更好的母婴结局。

 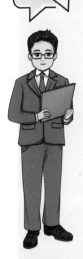

为什么要关注下次妊娠的时间间隔

剖宫产以后再次怀孕，发生子宫破裂、胎盘粘连等并发症的风险大大增加。剖宫产后，子宫肌壁切口需要 6~12 个月的时间愈合，子宫切口的愈合需要经历纤维瘢痕修复、瘢痕成熟和瘢痕机化三个阶段，而且切口处的瘢痕组织与原来的子宫肌层在组织结构上是有区别的，术后 2~3 年，子宫切口瘢痕机化的恢复程度达到最佳状态。如果过早怀孕，由于子宫不断增大，子宫壁变薄，尤其是手术刀口处结缔组织缺乏弹力，新鲜的瘢痕在妊娠中晚期或分娩过程中容易出现自发性破裂，一旦发生子宫破裂，则可能造成胎儿窘迫、腹腔内出血、产时/产后出血，甚至威胁到孕产妇和胎儿的生命安全。此外，剖宫产术后短时间再次行人工流产术等宫腔操作时，发生子宫穿孔、宫腔感染、宫腔粘连、月经失调、不孕的风险都将增加。所以，应该高度关注上次剖宫产到再次怀孕的时间间隔。

如何安排下次妊娠的时间间隔

剖宫产术后，一般建议在 18 个月以后再次妊娠，如果家庭规划合适，则建议术后 2 年更加安全。当然，生育间隔还需要综合考虑女性的年龄、健康状况、家庭规划、上次剖宫产手术情况等，必要时可以咨询产科医生的意见。

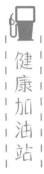

健康加油站

剖宫产女性再次妊娠前后需要准备什么

1. 孕前检查子宫瘢痕的恢复情况，减少再次妊娠出现子宫破裂、前置胎盘等的风险。

2. 夫妻双方做好孕前检查，筛查影响妊娠的高风险因素，积极干预，做到有计划怀孕。

3. 孕早期需要及时进行超声检查，查看胚胎植入的位置、胚胎发育情况等，若有异常（如瘢痕妊娠），应听取医生的建议后决定是否继续妊娠。

4. 孕期除正规产检外，还需要关注腹痛、腹部发紧、瘢痕处刺痛、血尿等特殊情况，如有不适应及时就诊。

5. 分娩前根据产科医生的建议选取合适的分娩方式和时机，确保母婴安全。

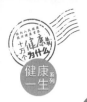

健康云课堂

剖宫产再孕需要注意什么

一胎和二胎间隔多久比较好

（漆洪波）

产后尿失禁 压力性尿失禁 康复训练 盆底功能

18. 为什么产后可能出现尿失禁

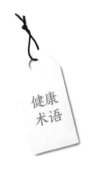

健康术语

压力性尿失禁

打喷嚏、咳嗽或劳动、运动等腹压增高时出现不自主的尿液自尿道口漏出。症状为主诉打喷嚏、咳嗽或劳动、运动时不自主漏尿；体征是在增加腹压的同时，能观察到尿液不自主地从尿道口漏出。

产后尿失禁是指产后腹压突然增加（如咳嗽、打喷嚏、大笑）时，排尿失去控制而发生不自主漏尿的一类产后盆底功能障碍性疾病，也称为压力性尿失禁。研究表明，约有30.5%的产妇在产后一年内会出现不同程度的压力性尿失禁。产后尿失禁对女性的生活及心理健康造成巨大影响，应该积极预防及控制。

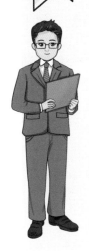

专家说

发生产后尿失禁的高危因素

1. 孕期逐渐增大的子宫对下尿路的压迫作用增大，导致下尿路解剖结构改变。

2. 阴道分娩过程中常伴有肛提肌、尿道周围韧带损伤，可导致尿道解剖位置移位，腹压增加时，尿道下移，使腹压不能传导至尿道，导致尿道压力小于膀胱内压，从而发生漏尿。

3. 孕期激素水平改变影响支持结构和尿道括约肌胶原蛋白合成，导致尿道括约肌张力减弱、控尿能力降低，进而发生尿失禁。

预防产后尿失禁的关键点

1. 孕妈妈要了解盆底肌的相关知识，树立相关意识。

2. 控制好孕期体重，避免孕期体重增长过多、巨大胎儿，减轻对盆底肌的压力和损伤。

3. 孕产妇要保持良好的心理状态，避免抑郁、焦虑情绪，同时可以通过孕妇瑜伽和孕期盆底肌肉锻炼达到预防产后尿失禁的目的。

4. 产妇应该在经阴道分娩过程中积极配合医生和助产士，减少盆底组织损伤和尿道周围组织结构改变。

5. 产妇应于产后 42 天及时行盆底功能评估和尿失禁筛查，并针对性地进行盆底肌肉锻炼，改善盆底血液循环，恢复盆底肌

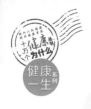

张力，预防及控制产后压力性尿失禁的发生。

6. 降低腹内压增高的风险，保持大便通畅，预防便秘。

做好上述关键点，可以有效预防产后尿失禁的发生，已经出现产后尿失禁的女性应该积极到医院产后康复中心进行评估检查，避免错过康复治疗的最佳时期。

（漆洪波）

关键词

剖宫产 产后恢复 盆底康复 凯格尔运动

19. 剖宫产后
需要进行**盆底康复**吗

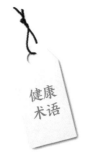

健康术语

妊娠和分娩会对盆底功能造成影响，但剖宫产分娩的女性因未经历阴道分娩这一过程，故不会导致会阴、阴道撕裂，那么她们在剖宫产后还需要进行盆底康复吗？

盆底肌肉锻炼

又称凯格尔运动，是指患者有意识地对以耻骨 - 尾骨肌群为主的盆底肌肉群进行自主性收缩锻炼，以增强尿道阻力，从而加强盆底肌收缩及控尿功能。

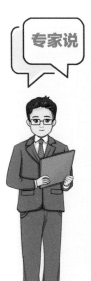

研究表明，妊娠和分娩对盆底功能造成的影响主要表现为妊娠和分娩会增加患盆底功能紊乱的风险。主要体现在：①妊娠期女性骨盆形态改变，重心前移，导致骨盆代偿性后倾；②激素改变，导致骨盆和脊柱韧带硬度下降；③子宫重量增加近20倍，腰椎过度前凸，导致盆底骨骼肌的收缩力降低；④作用于韧带和盆底结缔组织的松弛素激增，导致胶原蛋白降解，阴道细胞外基质和平滑肌成分发生生化改变和结构重塑，使盆底组织变得松软。因此，妊娠本身对盆底功能已经产生了非常大的影响，产后盆底功能恢复对产妇的身体健康非常重要。

虽然剖宫产产妇未经历阴道分娩这一过程，不会导致会阴、阴道撕裂，但是随着妊娠晚期腹腔压力增加，会使盆底组织（肌肉、神经、血管、结缔组织）出现不同程度的损害。同时，剖宫产本身是一项创伤性手术，有可能出现相应的手术并发症，导致泌尿功能、性功能、排便功能受到一定程度的影响。研究显示，剖宫产后近期更容易出现性功能障碍（以性交痛居多）、膀胱过度活动（尿频）、压力性尿失禁等盆底功能紊乱问题；远期则与阴道分娩后发生盆底功能障碍性疾病的发生率类似。因此，剖宫产的产妇同样需要在产后早期进行盆底功能检测及盆底康复，以便及时发现存在的盆底问题、预防远期盆底疾病的发生。

目前女性产后盆底康复治疗方法多采用电磁刺激法、生物反馈法、家庭康复器盆底肌肉锻炼法及凯格尔运动盆底肌肉锻炼法。凯格尔运动是最常用的盆底肌肉锻炼方法，这是一种自主收缩锻炼方法，通过不断收缩和放松盆底肌肉，达到增强盆底肌肌

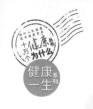

力的目的。但盆底肌肉锻练不能盲目进行，应该在专业人士的指导下循序渐进地进行。

（漆洪波）

20. 为什么产后会出现下腹疼痛

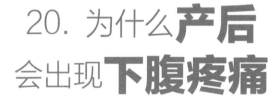

许多女性在分娩以后还会出现下腹疼痛，这种疼痛是否正常，应该如何分辨和处理呢？

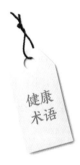

健康术语

子宫体肌纤维缩复

子宫复旧不是子宫肌细胞数目减少，而是肌浆中的蛋白质被分解，使细胞质减少致肌细胞缩小，子宫重量也逐渐减少。分娩结束时子宫约为 1 000g，产后 1 周时约为 500g，产后 2 周时约为 300g，产后 6 周时恢复到 50~70g。

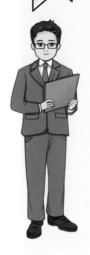

专家说 为什么产后会出现下腹疼痛

分娩过程所产生的疼痛是一种急性生理性内脏疼痛，是由子宫节律性收缩、子宫颈扩张以及盆底组织受压引起的，贯穿整个分娩过程。然而分娩结束后疼痛并未完全消失，分娩后仍然存在下腹疼痛，称为产后下腹阵痛，也称为产后子宫收缩痛，多为阵发性疼痛，与细菌感染等原因导致的腹痛不同。

下腹疼痛的原因

产后下腹阵痛的主要原因是胎儿娩出后子宫进一步收缩，于产后 10 日内下降至盆腔内，也就是子宫肌纤维缩复，使子宫体积缩小所致。产后下腹阵痛是正常现象，多发生于产后 1~2 天，一般于产后 3~4 天后自然消失。

需要警惕的产后异常疼痛

1. 如果疼痛时间超过一周，为连续性腹痛，或伴有恶露量多、色暗红、多血块、有秽臭气味，可能考虑产褥感染。

2. 如果出现腹部剧烈疼痛，而且伴有明显压痛，按之有硬块，恶露不尽，可能考虑盆腔血肿、脓肿等。

3. 产后下腹阵痛需要与剖宫产术后腹部切口异常疼痛相鉴别，腹部切口持续疼痛或者红肿，伴随有异味的分泌物流出，应考虑切口愈合不良或者切口感染。

总之，如果出现异常疼痛的情况，产妇需要及时到医院进行检查。

（漆洪波）

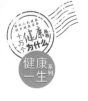

21. 为什么**产褥期**内
不能过**性生活**

产褥期是指产妇从胎盘娩出至全身器官（除乳腺外）恢复或接近未孕状态时的时期，通常为 6~8 周。

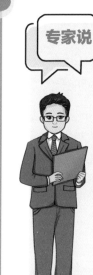

专家说

恶露期子宫的创面及复旧还未恢复正常，加之产妇在妊娠期和分娩时消耗了大量体力，全身又有一系列的内分泌改变，以致身体虚弱，抵抗力下降，易感染疾病。分娩后生殖器官未恢复正常，子宫腔内创面较大，宫颈口松弛，加上会阴部切口，极易引发泌尿生殖道感染。剖宫产术后子宫切口愈合同样需要时间。如果产后过早过性生活，剧烈运动可能使伤口受到拉扯、子宫切口破裂，导致阴道流血，还会发生逆行性感染造成子宫内膜炎、宫颈炎、盆腔炎等妇科疾病。

由于产妇生殖器官的恢复需要时间，在产褥期应该禁止性生活。新手妈妈在产后 42 天需要及时到医院进行产后健康检查，查看腹部（会阴）伤口及子宫恢复情况，排除子宫复旧不良和病变的可能性，之后可在医生的指导及避孕的情况下过性生活。

产褥期 恶露 阴道流血 性生活

恶露

产后随着子宫蜕膜脱落，含有血液、坏死蜕膜等组织经阴道排出，带有血腥味，但无臭味，可持续4~6周，总量250~500mL。因其颜色、内容物及排出时间不同，恶露分为血性恶露、浆液恶露、白色恶露。产后3~4天阴道出血量较多，之后慢慢转化成浆液性血性分泌物，持续10天左右，最后变为白色分泌物。正常情况下，恶露排出后子宫内膜开始修复，子宫逐渐恢复至非妊娠状态。胎盘剥离处的子宫内膜修复时间较长，可达到6周。

血性恶露　含大量血液，由红细胞、坏死蜕膜组织及少量胎膜组成，也就是大众常说的产后阴道流血。

浆液恶露　呈淡红色，含有坏死蜕膜组织、宫腔渗出液、宫颈黏液、少量红细胞及白细胞，且带有细菌。

白色恶露　含大量白细胞、坏死蜕膜组织、表皮细胞及细菌。

（漆洪波）

母乳喂养

22. 为什么**提倡**母乳喂养

母乳是宝宝出生后最理想的天然食物，它带给宝宝的不仅是最适合生长发育的营养素，还有助于妈妈与宝宝的情感交流。大量研究证实，将母乳喂养坚持到宝宝 2 岁及以上，对宝宝和妈妈的健康均有益处。

母乳喂养对妈妈有哪些益处

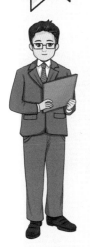

对妈妈来说，分娩后产妇体内孕激素和雌激素水平下降，机体在催乳素的作用下会分泌乳汁。宝宝吮吸妈妈的乳房时，可刺激乳头和乳晕的神经感受器，促进催乳素的产生，刺激乳汁分泌，所以在建立母乳喂养的过程中，哺乳或宝宝吮吸是维持乳汁分泌的关键，生后 2 周是一个关键时期。出生后开奶的时间越早越好，健康妈妈在产后 1 小时即可开奶。宝宝的吮吸有助于母乳喂养的持续，也有助于促进子宫收缩，减少妈妈产后出血的风险，使妈妈在产后尽快恢复。科学研究表明，母乳喂养可以减少妈妈患乳腺癌和卵巢癌的危险。

母乳喂养对宝宝有哪些益处

对宝宝来说，初乳含有丰富的免疫蛋白，可以增加新生儿抵御疾病的能力，也可以为新生儿提供所需的全部营养。早期母乳

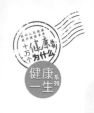

喂养可促进宝宝的肠道蠕动，加快胎便排出，可以预防新生儿黄疸和新生儿高胆红素血症的发生。母乳喂养还有助于降低宝宝成年后患慢性疾病的风险，母乳喂养过程中的母子情感交流还具有促进婴儿行为发育和心理健康等诸多益处。因此，我国非常重视和提倡母乳喂养。

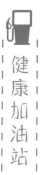

如何正确哺乳和含接

不当的哺乳姿势和乳头含接姿势可能导致宝宝乳汁摄入不足，妈妈乳头疼痛，甚至造成乳房组织损伤，以及对母乳喂养的抵触情绪。

哺乳方式 ———————➡

哺乳要点

1. 宝宝的头和身体呈一条直线。

2. 宝宝面向妈妈并将整个身体靠近妈妈。

3. 宝宝的脸贴近妈妈的乳房。

4. 宝宝的下颌触及妈妈的乳房。

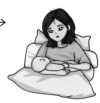

摇篮式

妈妈取坐位，将宝宝放在枕上，用臂弯支持宝宝的头部和背部，使宝宝斜卧在妈妈怀里吸乳。

斜倚式

如果是新生儿，妈妈应托着宝宝的头、肩膀及臀部哺乳。

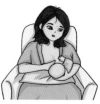

橄榄球式

妈妈取坐位，用待哺喂乳房同侧手托住宝宝的头颈部，肘部夹住宝宝的身体，用另一只手托住乳房。

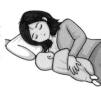

侧躺式

妈妈取侧卧位，将卧侧的手臂放在枕下，另一侧手臂扶住宝宝并进行哺喂。

正确的哺乳姿势和哺乳要点

含接方式 ————————→

含接要点

1. 宝宝开始用力吸吮后，应将其小嘴轻轻向外拉约5mm，目的是将乳腺管拉直，有利于顺利含接。

2. 妈妈能听到宝宝吞咽的声音，并能感受到宝宝慢而深地吸吮。

3. 整个哺喂过程中妈妈不会感到乳头疼痛。

1 刺激
妈妈用乳头轻碰宝宝的嘴唇，让宝宝张开嘴，寻找乳头。

2 含乳
宝宝含住妈妈大部分乳晕与乳头。

3 吸吮
哺乳时乳头应深入宝宝的口中，抵至宝宝上腭，宝宝的面部应接触乳房。

4 离乳
妈妈用手指将宝宝的小嘴轻轻往外拉，结束时宝宝松开乳头，表现出平和满足感。

正确的含接姿势和含接要点

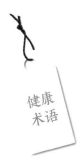

健康术语

开奶
分娩后给新生儿第一次哺喂母乳的时间。

初乳
产后第 1 周分泌的淡黄色、质黏稠的乳汁。

（王爱玲）

23. 为什么说**母乳**
是宝宝**最好的食物**

　　母乳中含有丰富的营养素、免疫活性物质和水分，其含有的营养素数量和比例适合新生宝宝的生长需要，也特别适合宝宝胃肠发育状

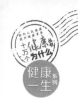

态和消化吸收能力，能够满足 0~6 个月宝宝生长发育所需全部营养，任何配方奶、牛羊奶都无法替代。

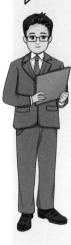

关键词

婴幼儿营养　母乳喂养

母乳中的蛋白质含量虽低于牛奶，但其利用率高，易被宝宝消化吸收。母乳中的牛磺酸含量也很高，是牛乳的 10 倍，同时含有小脂肪颗粒和乳脂酶，比起牛奶中的脂肪更容易被宝宝消化吸收，种类丰富的脂类有利于宝宝的智力发育。相比牛乳，母乳的矿物质含量更低，带给宝宝的肾脏负担小，铁和锌的生物利用率都高于牛奶，钙的吸收率也很高。母乳中含有的大量免疫物质能增强宝宝的抵抗力。牛乳中的蛋白质与人乳蛋白质相比，并非完全相同，加上婴儿肠道功能发育不成熟，牛乳蛋白被宝宝肠黏膜吸收后可能引起过敏反应，有可能导致湿疹、支气管哮喘等。

婴儿配方奶粉虽经过设计和加工，保证了部分营养素的数量和比例接近母乳，却无法完全复制母乳中的营养和生物活性成分体系，如低聚糖、乳铁蛋白和免疫球蛋白等。

因此，母乳是宝宝最理想的食物。

如何判断乳汁分泌量是否充足

可以通过宝宝的情况来判断乳汁分泌是否充足。

首先，宝宝每天能得到 8~12 次较为满足的母乳喂养，哺喂时能感到宝宝规律吮吸，并可听到明显的吞咽声。

其次，观察出生后宝宝的排尿情况，出生后最初 2 天，婴儿每天至少排尿 1~2 次，尿中有可能出现粉红色尿酸盐结晶，一般于出生后 3 天消失。出生后第 3 天开始，每 24 小时排尿应达到 6~8 次（或者有 5~6 个比较湿的纸尿裤）。

最后，可以观察宝宝出生后的排便情况。出生后 24 小时，宝宝至少排便 3~4 次，每次的量都多于一大汤匙。出生 3 天后，每天可排软黄便 4~10 次。

（王爱玲）

24. 为什么 **6 个月内** 推荐 **纯母乳喂养**

正常情况下，纯母乳喂养能满足宝宝 6 月龄内所需要的全部能量和营养素，可以促进婴儿生长发育，又完美适应婴儿消化能力。

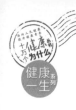

《中国居民膳食指南（2022）》中指出，纯母乳喂养应该坚持至婴儿满6个月。

专家说

研究表明，母乳中含有丰富的营养素，如优质蛋白质、必需脂肪酸等，有助于宝宝消化吸收；母乳中丰富的牛磺酸可以促进宝宝大脑发育；母乳中的钙磷比例对宝宝来说十分合适；母乳中含有丰富的乳糖，既可以促进钙的吸收，又可以有效抑制宝宝肠道中致病菌或病毒的生长繁殖，有利于新生儿肠道健康。

6月龄内的婴儿正处于生长发育的机遇窗口期，营养对其生长发育和远期健康有至关重要的影响。纯母乳喂养既可以提供充足和适宜的能量，又可以避免过度营养，使宝宝的生长速率维持在适宜水平。

对妈妈来说，母乳喂养可以促进产后子宫恢复、避免发生乳房肿胀和乳腺炎、延长恢复排卵的时间间隔、预防产后肥胖、降低患骨质疏松症以及乳腺癌和卵巢癌的风险。因此，在宝宝6个月内应坚持纯母乳喂养。

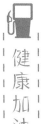

不能母乳喂养或母乳不足时的选择

妈妈由于疾病或者其他原因而不能进行母乳喂养时，可以采用牛乳或其他代乳品喂养宝宝。完全人工喂养最好选择婴儿配方奶粉。对于一些有乳糖不耐受、乳类蛋白过敏的宝宝，无法耐受母乳，就需要在医生的指导下选择特殊婴儿配方奶粉。

对于母乳不足的情况，可选择婴儿配方奶粉、代乳品或其他乳品补充，进行混合喂养。一般先喂母乳，母乳不足时再给宝宝喂食其他乳品，每天应哺乳 3 次以上。同时，母乳不足时应让宝宝按时吮吸乳头，刺激乳汁分泌，防止泌乳量进一步减少。

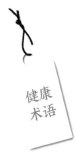

健康术语

人工喂养

是指妈妈由于各种原因不能进行母乳喂养时，完全采用婴儿配方奶粉或者牛乳、羊乳等哺喂婴儿的喂养方式。

优质蛋白质

是指食物中含有的必需氨基酸的构成比例接近人体蛋白质组成的蛋白质，易被人体吸收利用，如肉、蛋、奶、鱼中所含蛋白质，以及大豆蛋白。

必需脂肪酸

是指人体生理必需、自身又不能合成，必须通过食物获取的脂肪酸。

（王爱玲）

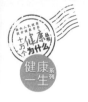

25. 携带**乙型肝炎**病毒的妈妈能进行**母乳喂养**吗

关键词

乙型肝炎 母乳喂养 乙肝疫苗

乙型肝炎，简称"乙肝"，是一种由乙型肝炎病毒（HBV）感染机体后引起的疾病。乙肝的传播方式主要是性传播、血液传播和垂直传播。垂直传播也被称为母婴传播，是感染的孕产妇通过宫内、产时和产后哺乳将病毒传播给胎儿／婴儿，是儿童，尤其是新生儿感染乙肝病毒的主要途径。

专家说

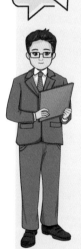

感染乙肝病毒孕产妇所生的孩子在出生后按 0、1、6 个月免疫程序接种乙肝疫苗，同时立即（出生后 12 小时之内）注射乙肝免疫球蛋白，切断垂直传播途径。

如果宝宝在出生后 12 小时内接种了乙肝疫苗，注射了乙肝免疫球蛋白，妈妈的病毒载量控制较好，乳头没有破损，宝宝也没有口腔黏膜破损的情况，妈妈可以进行母乳喂养，不会将乙肝病毒传播给宝宝。因此，应给刚出生的宝宝尽快注射乙肝疫苗和乙肝免疫球蛋白，以便感染乙肝病毒的产妇尽早开奶，进行母乳喂养。

垂直传播　指携带病原体的母亲，在妊娠、分娩以及产后的围产期，将病原体传播给下一代，病毒性肝炎及艾滋病均可通过这种方式进行传播。

病毒载量　即每毫升血液中病毒的数量，可用来衡量疾病进展，判断疾病分期、观察疗效、进行愈后评估。

（王爱玲）

26. 感染

人类免疫缺陷病毒的妈妈
能进行母乳喂养吗

人类免疫缺陷病毒（HIV）的主要传播方式为性传播、血液传播和垂直传播。人类免疫缺陷病毒的垂直传播是感染 HIV 的孕产妇通过宫内、产时和产后哺乳将病毒传播给胎儿／婴儿，95% 的儿童通过垂直传播途径感染 HIV。

专家说

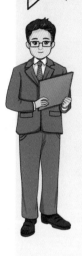

　　HIV 可以通过母乳喂养由感染的母亲传播给婴儿，但由于感染 HIV 的孕产妇及其新生儿都会服用抗病毒药物，因此乳汁中的病毒载量很低，再加上人类胃肠黏膜的保护作用，通过母乳喂养将病毒传播给婴儿的概率很低。

　　医务人员应当对感染 HIV 的孕产妇及其家人有关婴儿喂养知识和技能的掌握情况、可接受性、可负担性、可持续性、获得专业指导的可及性等进行综合评估，给予科学的喂养指导，保障婴儿健康饮食和营养充足。

　　对于选择人工喂养的产妇，医务人员应当指导孕产妇及其家人正确冲配配方奶粉、清洁消毒器具。对于选择母乳喂养的产妇，医务人员应当做好咨询指导，强调母乳喂养期间母亲应坚持服用抗病毒药物，指导正确的母乳喂养及乳房护理方法。

（王爱玲）

27. 感染**梅毒**的妈妈能进行**母乳喂养**吗

梅毒是由梅毒螺旋体引起的慢性、系统性性传播疾病。患有梅毒的孕妇可通过胎盘将病毒传播给胎儿，引起胎儿宫内感染，可导致流产、早产、死胎或分娩先天梅毒儿。一般认为，孕妇梅毒病期越早，胎儿感染的机会越大，即便孕妇患有无症状的隐性梅毒，其依然具有传染性。

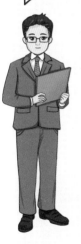

梅毒通过母乳喂养感染婴儿的报道很少。一般情况下，医生建议合并梅毒感染的新手妈妈和其他新手妈妈一样，可以进行纯母乳喂养。但若有乳头皲裂、乳腺炎等情况，梅毒螺旋体有可能通过破口接触传染婴儿，建议在上述情况下暂停母乳喂养。

梅毒螺旋体的垂直传播主要发生在产时，有效的青霉素治疗可以预防大部分的垂直传播。孕产妇一旦发现梅毒感染，应该即刻开始治疗，所有梅毒感染产妇所生婴儿在出生后应采用苄星青霉素进行预防性治疗，这种方式阻断梅毒垂直传播的效果非常好。

（王爱玲）

28. **母乳喂养**期间 **用药**的注意事项有哪些

关键词

母乳喂养 药物代谢 用药指导

新手妈妈在母乳喂养期间生病需要吃药时可能会有些犹豫和顾忌，若按病情需要吃药，怕影响宝宝的健康；若不吃药，又怕耽误疾病的治疗。

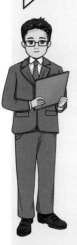

专家说

口服药物大多数经胃肠道黏膜吸收后进入血液循环，静脉注射药物直接进入血液循环，药物经血液循环到达乳腺后，进入乳汁中的量有所差异。新生儿的肝肾功能均未发育成熟，代谢药物的能力差，乳汁中含有的药物剂量哪怕很小，对宝宝来说也可能是很重的负担，因此，母乳喂养期间用药应该注意以下内容。

1. 不能自行用药，必须在医生的指导下按医嘱的剂量和时间服用药物，避免对自己和宝宝的健康造成影响。

2. 哺乳期首选外用药，次选口服药。

3. 应在哺乳刚结束时服用药物，等待 2 小时或更长时间以后再进行母乳喂养。在此期间可以多喝温水，促进新陈代谢，加速药物排出。

4. 如果不得不服用哺乳期不宜使用的药物，应暂停母乳喂养。

5. 哺乳期应避免使用四环素、氯霉素、甲硝唑、磺胺、雌激素类药物。

（王爱玲）

29. 如何应对
乳腺炎和乳头皲裂

部分新手妈妈在哺乳时可能出现乳腺炎、乳头皲裂等情况，影响母乳喂养。乳腺炎是乳腺组织的化脓性感染，常由妈妈乳头皲裂、乳腺导管开口阻塞，导致乳汁淤积引起。乳头皲裂多是由于哺乳或含接姿势不当造成，也可能是由于过度清洁等原因导致。

乳腺炎初期，症状较轻，主要表现为乳房肿胀、疼痛，未形成脓肿时，感染仅限于乳房组织，此时应保持乳头清洁，定时哺乳，每次哺乳时应尽可能将乳汁排空以缓解不适症状。乳腺炎中期，出现局部化脓时，乳汁中会含有大量致病菌，宝宝的抵抗力比较弱，此时哺乳容易导致宝宝感染，最好停止用患侧乳房哺乳。

治疗乳腺炎，一般会使用抗生素，医生会根据所选用药物的哺乳风险等级为新手妈妈提供咨询，新手妈妈可以在权衡利弊后

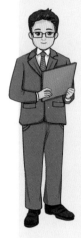

作出选择。一般情况下，应先使用配方奶粉来代替母乳喂养，在乳腺炎治愈后再进行母乳喂养。

乳头皲裂可以通过采取正确的哺乳或含接姿势进行预防。新手妈妈应掌握母乳喂养的含接姿势、哺乳姿势等母乳喂养技巧，有利于促进乳汁分泌、减少乳汁淤积、乳头皲裂等母乳喂养常见问题的发生。一旦发生乳头皲裂，在哺乳时可以先喂健康的一侧乳房，再喂出现问题的一侧乳房。可以在哺乳后于皲裂处涂抹乳汁或使用乳头保护罩等减轻症状，必要时及时就医。

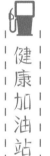

健康加油站

如何预防哺乳期急性乳腺炎

首先，对于乳头异常的妈妈，如乳头凹陷、乳头短小等，可以通过孕期乳房保健等方法改善，降低乳汁淤积的可能性，预防哺乳期急性乳腺炎的发生。其次，产后应尽早开奶，宝宝的吮吸能促进乳汁分泌，加快乳汁排空。

在哺乳期，产妇应按需进补，避免进补过量后泌乳增多却不能顺利排出。同时应注意保持乳房的清洁卫生，采用正确的哺乳姿势和含接姿势，按需哺乳，减少每次哺乳的时间，双侧乳房交替喂乳，宝宝未吮吸的乳房中的乳汁要及时用吸奶器吸出。乳房排乳不通畅时可按摩乳房，帮助乳汁排出。

此外，妈妈应保持心情舒畅，注意休息，合理饮食，避免乳房遭受撞击和挤压。

（王爱玲）

第四章

新生儿护理

—

新生儿生理现象

1. 新生儿**体重**有何**变化规律**

体重是反映婴幼儿生长发育的重要标志，也是判断小儿营养状况、计算药量、补充液体的重要依据。

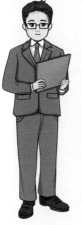

正常新生儿出生时，体重为2 500~3 999g，平均为3 000g。根据出生体重的不同，分为正常出生体重儿、低体重儿、极低出生体重儿、超低出生体重儿和巨大儿。

新生儿出生体重分类

分类名称	出生体重/g
巨大儿	≥ 4 000
正常出生体重儿	2 500~3 999
低体重儿	<2 500
极低出生体重儿	<1 500
超低出生体重儿	<1 000

新生儿的出生体重受妈妈的胎次、胎数、孕周、健康状况等因素影响，新生儿期的体重变化在遵循一定规律的同时，也受到喂养状况、营养水平、疾病情况等因素影响。

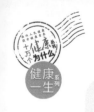

新生儿出生后 2~3 天，由于排出胎便、吸收胎脂及丧失水分等原因，加上新生儿吸吮能力弱、吃奶少，可以出现暂时性的体重下降，甚至比出生体重还低，临床上称为"生理性体重下降"。到出生后 3~4 天，体重减轻可达出生体重的 6%~9%。例如，出生时体重 3 000g，到出生后 3~4 天可以减轻 180~270g。此后，随着新生儿吃奶量增多，对外界环境的适应性逐步调整，体重会逐渐增加，恢复到出生时体重。正常情况下，约 75% 的新生儿出生后 7 天能恢复到出生体重，90% 的新生儿出生后 14 天能恢复到出生体重。一般来说，在出生的第 1 个月内，体重增长为 1 000~1 500g。若体重下降超过出生体重的 10%，或出生后 2 周仍未回升到出生时水平，应该查找原因，是否存在喂养不当、奶量不足，或者新生儿生病等情况，应及时寻求医生的帮助。

健康加油站

不同胎龄新生儿的平均出生体重

通过体重来判断新生儿的生长发育是否正常时，应考虑其出生时的胎龄或孕周。部分新生儿出生时体重属于正常范围，但胎龄小于 37 周，这种情况属于早产儿。随着我国医疗水平的提高，越来越多的早产儿能够存活，但早产儿各脏器功能尚未完全发育成熟，吸吮和吞咽功能较差，出生后发生各种疾病的风险高于足月儿，应给予特殊护理和密切监测。

不同胎龄新生儿出生体重平均值

胎龄/周	男/g	女/g
24	732	629
25	819	722
26	918	826
27	1 030	941
28	1 154	1 067
29	1 293	1 203
30	1 446	1 352
31	1 617	1 515
32	1 805	1 694
33	2 012	1 892
34	2 234	2 108
35	2 467	2 338
36	2 707	2 575
37	2 943	2 810
38	3 157	3 026
39	3 329	3 202
40	3 455	3 336
41	3 554	3 448
42	3 647	3 551

（徐　韬）

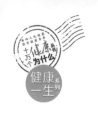

2. 新生儿"**马牙**"和 "**螳螂嘴**"是怎么回事

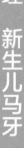
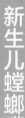

部分新生儿在牙床的牙龈边缘或上腭中缝两旁会出现如小米或大米大小的浅黄色或白色球状颗粒,看上去很像一颗颗小牙齿,俗称"马牙"。新生儿颊部皮下脂肪组织较面部其他部位发达,在颊肌表面和颊肌、嚼肌之间有一团脂肪块,张大口时在颊黏膜处形成三角肌,因个体差异,部分新生儿表现更为明显,俗称"螳螂嘴"。

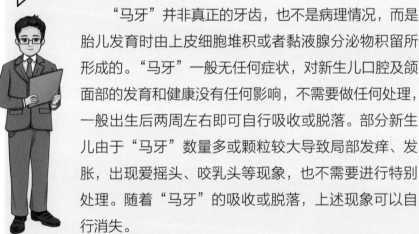

专家说 "马牙"出现的原因和应对方式

"马牙"并非真正的牙齿,也不是病理情况,而是胎儿发育时由上皮细胞堆积或者黏液腺分泌物积留所形成的。"马牙"一般无任何症状,对新生儿口腔及颌面部的发育和健康没有任何影响,不需要做任何处理,一般出生后两周左右即可自行吸收或脱落。部分新生儿由于"马牙"数量多或颗粒较大导致局部发痒、发胀,出现爱摇头、咬乳头等现象,也不需要进行特别处理。随着"马牙"的吸收或脱落,上述现象可以自行消失。

对新生儿"马牙",家长千万不能用针挑,或是用粗布擦拭,这样做是很危险的。新生儿口腔黏膜很娇嫩,血管丰富,唾液分泌少,加上抵抗力较低,如果挑破或擦破"马牙"，很容易损伤口腔黏膜，导致细菌侵入，可能引起口腔感染，严重者甚至会导致新生儿败血症。

"螳螂嘴"出现的原因和应对方式

旧习俗认为"螳螂嘴"妨碍新生儿吃奶，要把它割掉。实际上这种做法是非常不科学的。每一个健康的新生儿都有颊部脂肪垫，它不仅不会妨碍新生儿吸奶，反而有助于新生儿的吸吮动作，属于新生儿正常生理现象。

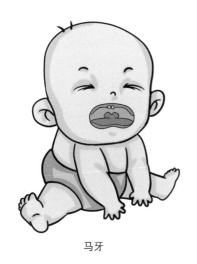
马牙

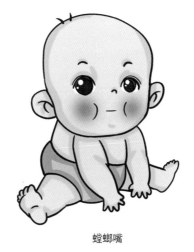
螳螂嘴

健康加油站

新生儿鹅口疮

新生儿唾液腺不发达，口腔部位黏膜薄而干燥，血管丰富，免疫力较低，自我调节能力差，容易受伤、感染，从而引发鹅口疮。鹅口疮是由白念珠菌引起的，可由母亲阴道的白念珠菌感染，或由于奶嘴、奶瓶及

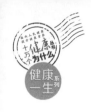

其他用具不洁等原因导致。此外，气温高、室内通风不良、新生儿衣被包裹过紧，都可能使真菌进入口腔生长繁殖，如新生儿感染鹅口疮，会在唇、舌、腭、牙龈或脸颊内侧黏膜处出现大小不等的乳白色斑块，略微高于黏膜，边界清楚，不易被擦拭掉。一般鹅口疮只侵犯黏膜表层，轻者无明显症状，新生儿不哭不闹、照常吃奶；严重者口腔内黏膜周围充血、水肿、疼痛，妨碍新生儿吸吮。如果家长发现新生儿存在上述表现，应尽早到医院就诊。

（徐　韬）

3. 如何判断
新生儿**排便**是否正常

宝宝的大便有浅黄色的、红色的、绿色的，还有黑色的，一些颜色的大便可能预示着某些疾病，因此父母要学会观察宝宝的大便。

人体长度/高度与肠道长度的比例会随着年龄的增长而有所改变。一般而言，新生儿肠道长度约为身长的8倍，大一些的幼儿为6倍，成人为4~5倍。新生儿的肠道相对成人来说较长、面积较大，肠上皮细

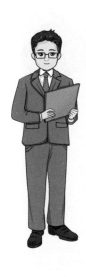

胞脂质成分较高，膜结构具有更大的流动性，因此通透性高，有利于吸收母乳中的免疫球蛋白，但也容易对其他异体蛋白分子产生过敏反应。另外，由于新生儿大脑皮质功能尚未发育成熟，进食时容易引起胃 - 结肠反射而产生便意，所以一吃奶就容易排便，大便次数比成人要多。

纯母乳喂养的新生儿 24 小时平均排尿 6~8 次均属正常。但新生儿一天排大便几次算正常，并没有标准答案。家长要结合宝宝的一般状态、吃奶情况、体重增长情况等综合判断。部分宝宝一天大便 5~6 次是正常的，部分宝宝一天大便 1~2 次身体情况也很好。因此不能单纯通过大便次数来判断新生儿的健康状态，只要吃奶好、精神好、睡眠好、体重增长良好，就都是正常的。

新生儿第一次排出的大便呈墨绿色，糊状，称为胎便。出生后 2~4 天将胎便排完之后，大便就呈现为金黄色或者黄色了。一般来说，母乳喂养的新生儿大便呈金黄色，偶尔会微带绿色且比较稀，或呈软膏状，质地均匀一致，带有酸味但没有泡沫。吃配方奶粉的新生儿大便通常呈淡黄色或土黄色，比较干燥、粗糙，呈硬膏状，排便次数会比母乳喂养的新生儿少。如果新生儿大便次数突然增多，或大便性状发生了改变，如排水样便，或者便中带有明显的血丝、脓液，就可能是发生了腹泻，需要及时咨询医生，进行诊治。

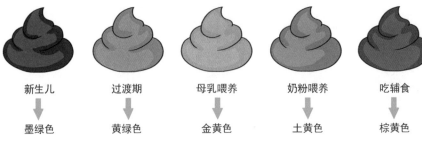

新生儿	过渡期	母乳喂养	奶粉喂养	吃辅食
↓	↓	↓	↓	↓
墨绿色	黄绿色	金黄色	土黄色	棕黄色

不同时期婴儿大便颜色

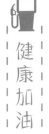

健康加油站

新生儿胎便

胎便是新生儿在母体内就已经形成的粪便。孕 20 周以上的胎儿肠道中已经有胎便。胎便是新生儿最早的肠道分泌产物，形态黏稠，呈墨绿色，由脱落的肠壁上皮细胞、胎毛、胎脂、胆汁黏液、血红蛋白分解产物、胆绿素及所吞咽的羊水等构成。正常新生儿多数于出生后 12 小时内开始排便，如 24 小时仍不见胎便排出，应检查是否有消化道畸形。如母乳喂养良好，胎便一般在出生后 2~4 天排完，随后转变为正常新生儿大便，颜色由墨绿色变为黄色。胎便当中含有较多的胆红素，尽快排出胎便可减少新生儿肝肠循环对胎便中胆红素的再吸收，减轻肝脏对胆红素的代谢负担，从而达到使新生儿黄疸程度减轻、持续时间缩短的良好效果。

（徐　韬）

4. 新生儿的**睡眠**有什么**规律**

睡眠是机体对外界刺激反应水平降低及意识暂时中断的生理状态，这种状态是自发、可逆的，表现为身体活动度降低、闭眼、卧位等特征。睡眠是生命初期大脑、神经系统发育及维持大脑可塑性的生理基础，是保障机体功能正常运转的基本生理需求。

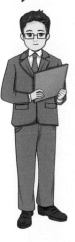

大多数新生儿每天睡眠长达 13~18 小时，早产儿的睡眠时间可能更长。新生儿睡眠呈片段化，连续睡眠能力差，每次持续 2~3 小时，无明显昼夜节律。随着年龄增加，由于受到光、温度、声音、喂养等诸多因素影响，新生儿生物节律逐渐与 24 小时昼夜节律呈现同步趋势。到 4~5 月龄时，24 小时昼夜节律基本形成，睡眠时间越来越多集中在夜晚。到 1 岁左右，婴儿基本可以建立比较稳定的睡眠模式，即长时间的夜间睡眠和白天 2 次小睡。在 1~2 岁，绝大部分幼儿白天小睡减少到 1 次。到 5 岁时，75% 的儿童白天基本不需要小睡。受人种、环境、个体气质、疾病等多种因素影响，儿童睡眠时间存在个体差异。

0~5 岁婴幼儿推荐睡眠时间

年(月)龄	推荐睡眠时间 /h
0~3 月龄	13~18
4~11 月龄	12~16
1~2 岁	11~14
3~5 岁	10~13

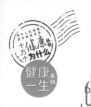

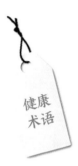

越来越多的科学研究表明，睡眠在早期大脑发育中承担着重要作用，尤其是快速眼动睡眠。新生儿快速眼动睡眠对神经可塑性的发育至关重要，如果看到宝宝睡觉时眼睛或身体在轻轻地动，呼吸时急时缓，表示他正在努力成长，不要去打扰他。

快速眼动睡眠

在睡眠过程中有一段时间，脑电波频率变快、振幅变低，同时表现为心率加快、血压升高、肌肉松弛、眼球不停地左右摆动。研究显示，快速眼动睡眠期脑内蛋白合成加快、耗氧量和血流量增多、生长激素分泌减少，能够促进精力恢复和记忆储存。

（徐　韬）

5. 新生儿的眼睛

能**分辨出色彩**吗

眼睛是人体非常重要的感觉器官，外界的信息约 90% 是通过视觉通路输入至人体的。新生儿虽然刚出生就具备了视觉功能，但视觉功能的发育并不完善，只能看到黑白两色的世界，视觉结构、视神经尚未发育成熟，因而视觉范围有限，视力只有成人的 1/10~1/3。通常到了 3

岁左右，宝宝才能慢慢产生对色彩的认知，尤其对红色敏感。

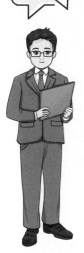

出生 1 个月内的新生儿只能分辨黑色和白色，视线也很模糊，眼睛的焦距为 20~25cm，不太能分清人脸，看人和物品都是有些模糊的黑白色影像。他们的眼睛对狭缝、边缘光、运动光栅或图像敏感，对黑白两种颜色感觉灵敏。从 3 个月左右开始，他们的视觉明显增强，逐步开始能分辨色彩，辨别物体细微差别的能力快速发展，通过丰富多样、颜色鲜艳的图案刺激，可以加速宝宝脑部视觉区的发育，进而启发更高层次的认知能力。

按照国家卫生健康委员会《0~6 岁儿童眼保健及视力检查服务规范》的要求，新生儿期应接受至少 2 次眼保健和视力检查服务，分别在新生儿家庭访视和满月健康管理时，包括检查眼外观有无异常、筛查眼病高危因素，以及进行光照反应检查（满月健康管理时）。光照反应检查主要是为了评估新生儿有无光感。具体方法是将手电灯快速移至新生儿眼前照亮瞳孔区，重复多次，双眼分别进行。新生儿出现反射性闭目动作为正常，表明眼睛有光感。

大量的科学研究表明，家长的正确抚养可以促进婴儿视觉的快速发展，而视觉的发展又可以帮助婴儿获取大量的外界信息，促进大脑发育。由于新生儿只能分辨光线，且只有黑白两种色觉，对强烈的黑白对比十分敏感，因此在新生儿出生后，应尽量保持房间内光线充足。可在距离新生儿眼睛大约 20cm 处放置一些黑白色对比十分强烈的玩具，以刺激其视觉发育。

视力　色觉　视力检查　光照反应检查

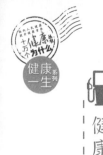

健康加油站

胎儿的视觉发育

胎儿的眼胚在怀孕后 20~40 天就已经开始发育了，孕妈妈应重视对自己身体的护理，避免宫内感染，避免接触化学物品、异常放射线等，养成良好的生活和饮食习惯、按时产检，确保眼胚的良好发育。胎儿视觉发育的关键时期是孕 6~22 周，胎儿的上眼皮和下眼皮在孕 20 周左右形成；在孕 26 周前，胎儿一直是闭着眼睛的，这种状态有利于视网膜的正常发育；孕 27 周以后，胎儿在子宫内就能睁开眼睛了。研究发现，在孕 33 周左右，胎儿的瞳孔能根据光源收缩或舒张。孕周更大一些时，睁开双眼的胎儿还会把脸转向亮的地方。

（徐　韬）

6. 新生儿的**乳房**为什么会**肿大**

新生儿出生后 4~7 天可有乳腺增大，如蚕豆或核桃大小，或者表现为乳晕区发黑甚至泌乳，出生后 2~3 周可消退。无论男婴或女婴都有可能出现这种情况，这是由于受母体激素的影响所致。

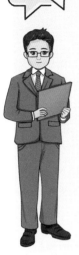

关键词

新生儿刚出生时，体内还存有一定来自母体的雌激素、孕激素和催乳素。通常雌激素和孕激素可使乳腺增大，并且在一定程度上起着抑制催乳素的作用；随着日龄增加，新生儿体内的雌激素和孕激素很快消失，而催乳素却能维持较长时间，且又失去了被抑制的因素，故而会导致新生儿乳腺增大，部分新生儿乳房甚至可分泌出一些乳汁。此时家长一定不能去挤压，以防发生感染。

如果发现新生儿乳腺肿大不是对称的，触摸时有波动感，甚至伴有局部发红、发热等症状，需要警惕是否患了新生儿乳腺炎，应及时就医。新生儿乳腺炎和脓肿的发病率较低，常在出生后 4 周内发病，往往有患儿家长用手指挤压患儿乳头后出现乳晕区皮肤红肿等情况。因此，家长在新生儿出生后要注意对新生儿全身皮肤的护理，不论是乳房还是会阴，都要注意清洁卫生，更应避免挤压乳腺导致局部细菌或病毒感染。

（徐　韬）

乳腺肿大　激素　乳腺炎

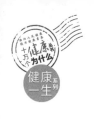

7. 新生儿有哪些**原始反射**

关键词

觅食反射　吸吮反射　拥抱反射　踏步反射

正常的新生儿一出生就有一些先天的反射动作，这些反射能够反映出新生儿的机体是否健全、神经系统功能是否正常。这种生后即出现的反射被称为原始反射，又称新生儿期暂时性反射，是新生儿出生后特有的本领。随着宝宝年龄增长，中枢神经系统逐渐发育，部分原始反射会逐步减弱、消失。

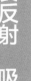

正常新生儿比较常见的原始反射有觅食反射、吸吮反射、握持反射、拥抱反射、踏步反射。

觅食反射

当用指尖轻触新生儿一侧脸颊、嘴唇或嘴角时，他会张口并把脸转向被碰触的那一边；若轻触其上嘴唇，新生儿的头会往后仰；轻触下嘴唇，新生儿的下颌则会向下压，试图寻找碰触的来源，这些反应就是觅食反射。新生儿的一项重要本能是"吃"，而觅食反射就是为了使其更容易获得食物。当新生儿饥饿时，觅食反射会相当明显；当新生儿吃饱或睡熟时，觅食反射就不那么明显了。

吸吮反射

如果将手指放入新生儿的口中，他会自然地吸吮，而且也常会吸吮自己的手，甚至直接吸吮接触到嘴唇的东西。新生儿的咀嚼功能尚未发育完全，只能通过吸吮动作来摄取母乳，吸吮能力好，就能够摄取足够的营养。吸吮反射和觅食反射是配套的反射反应，使新生儿能找到乳头并且吸吮，顺利吃到母乳。

握持反射

当有物体接触到新生儿的手掌时，他会立刻将物体握紧。若是刺激脚掌，则脚趾头会立刻向下，脚掌也会紧缩。

拥抱反射

也称惊跳反射。当突然改变新生儿的姿势时，或者当他听见大的声音时，会双臂外展、手指伸开、前臂屈曲内收呈拥抱状，有时伴有啼哭。

踏步反射

扶着新生儿的腋下，使其保持站立姿态并让其脚着地，当他的脚底碰到硬物时，会自然地做出交替往前踏步的动作，这一连串的反应即为踏步反射。随着新生儿中枢神经系统逐渐发育成熟，在出生后6~8周时大多数新生儿的踏步反射会减弱或消失。

（徐　韬）

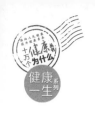

8. 为什么**新生儿**总是**哭闹**

新生儿没有语言表达能力，哭闹是他表达需求或情绪的主要方式，同时也可能是对疾病或痛苦的特殊反应。家长需要学会辨别新生儿哭闹所传达的信息，并能及时给予回应性照护，才能保证新生儿的健康成长。

新生儿哭闹 回应性照护

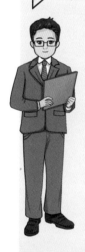

大多数情况下，新生儿哭闹是一种正常的生理表现，如饿了、尿布湿了、衣着过紧、感到过热或过冷，当这些生理需求被满足后，新生儿往往就不哭了。如果是饿了，新生儿会通过一些动作来表达，如咬手指、舔舌、左右摇头寻找等；如果非常饥饿，新生儿通常会大哭，同时可能伴有上述动作。饥饿导致的哭闹往往发生在上一次喂奶后的2~3小时，新生儿哭声洪亮、面色红润。这时只要及时喂养，满足需求即可。如果尿布浸满尿液和粪便，会刺激新生儿的皮肤，使得新生儿因不舒服而哭闹。这时应及时更换尿布，并用清水将新生儿尿布覆盖区域皮肤褶皱处清洗干净。

新生儿也会出现情绪性哭闹，如受到惊吓、需要人陪伴、表达不悦情绪等。部分新生儿白天一切正常，夜晚睡眠时出现哭闹，这可能是早期睡眠规律没有养成，白天睡得多、晚上睡不着导致的夜啼。出现这些情绪性哭闹时，家长首先应细心检查并排除疾病因素，安抚新生儿，哭闹自然就会停止。需要注意不要一哭就抱，这样容易造成养育困难，不利于新生儿健康成长。

当然，也有一些哭闹是由于患病后的不适和痛苦导致的，需要引起家长的重视。病理性哭闹通常开始时哭声响亮、剧烈，以后哭声减弱、少哭，最后啼哭无声、不哭，甚至精神萎靡、面色苍白。常见的病理性哭闹原因有发热、呼吸道分泌物堵塞鼻腔影响呼吸、肠套叠、疝气等。发热时，新生儿通常面色潮红、嘴唇干燥、皮肤温度有些烫手，没有出汗。如果发现新生儿活力不佳，哭声沙哑，音量比平时弱，要及时测量体温，如果体温升高就应及时就医。如果新生儿面色苍白，表现为间断性大哭，同时合并呕吐、腹泻或者出现果酱样大便，可能是胃肠道疾病，需要及时就医。如果新生儿哭闹时肚脐凸起包块，或是腹股沟有包块出现，但停止哭闹后包块消失，则有可能是疝气，可能导致肠道梗阻，一定要及时就医。

（徐　韬）

9. 如何判断
新生儿是否吃饱了

母乳是新生儿的最佳食物。世界卫生组织建议，婴儿应纯母乳喂养至 6 个月，其后在合理添加辅食的情况下继续母乳喂养至 2 周岁。不论是纯母乳喂养、混合喂养还是人工喂养，家长可能都会关心如何判断新生儿是否吃饱了，也就是如何判断喂养是否充分。

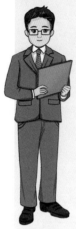

母乳喂养 喂养评估 体重增长

专家说

首先，可以通过观察新生儿的表现和吃奶时间间隔来判断。通常情况下，新生儿每天吃奶 8~10 次，吃奶间隔为 2~3 小时。如果新生儿吃完奶以后能够安静入睡，不哭不闹，睡眠时间达到 2~3 小时或者更久，且表现得较为满足，说明新生儿已经吃饱了。如果吃奶间隔时间很短，特别是出生后 2 周，如果吃奶间隔时间小于 1 小时，则提示母乳不足，喂养不充分。

其次，新生儿胎便转黄时间和尿量也可以间接判断新生儿奶量是否充足。足月健康新生儿粪便转黄时间为出生后 3~5 天，如果胎便转黄延迟提示奶量不足。新生儿如果尿量不足、尿液呈深黄色，提示奶量不足。判断新生儿尿量的简单方法是观察更换纸尿裤的次数，一般情况下，纯母乳喂养的新生儿 24 小时平均排尿 6~8 次。

最后，判断喂养是否充足最客观的方法是称体重，比较体重增长情况。新生儿出生 7~10 天内处于生理性体重下降阶段，此阶段过后体重应有所增加。通常情况下，出生 6 个月内的婴儿平均每月体重增长至少应达到 500g，每天体重增长 15~30g，平均每日增长 20g 以上。如果婴儿每月平均体重增长不足 500g，就属于体重增长不良，可能是喂养不充足所致。值得注意的是，新生儿的体重可能受排便、排尿的影响而出现波动，所以不建议家长每天给新生儿测体重，以免由于体重的轻微变化而紧张、焦虑，可以每周测量一次，观察与上次的差值变化即可。

（徐 韬）

10. 新生儿尿液呈红色就是血尿吗

尿液作为人体的排泄物，不仅可以带走体内的有害物质，还能提示身体的健康状况。年龄越小，新陈代谢越旺盛，能量和水的代谢就越活跃；新生儿膀胱较小，食物多是流质，所以尿量、尿次较多。新生儿尿量的多少和性状也与摄入的奶量、气温、湿度、食物种类、活动量及精神因素有关。

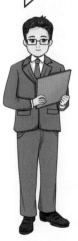

部分新生儿出生后 2~5 天时，家长会发现其尿色较深，稍显混浊，放置后可以看到红褐色的沉淀，有时候为粉红色尿，可以染红尿布。这种红褐色的沉淀是尿酸盐结晶。一般来说，这是新生儿的常见生理现象，主要与新生儿体内尿酸盐排泄增加以及尿量少有关。由于新生儿身体发育尚不健全，泌尿系统的浓缩和稀释功能不够成熟，加之出生早期新生儿因喂养不足、生理性失水、环境温度过高等原因导致尿量偏少，就会产生尿酸盐结晶。出现这种情况时不需要特殊处理，可以加强喂养、增加尿量、改善居家环境温度，几天后红色尿即可消失。

若采取上述措施后情况仍不见好转，或尿液颜色呈鲜红色，建议去医院进行尿常规检查。在极少数情

况下，新生儿会由于先天性尿路畸形、尿路感染、出血性疾病等情况而导致血尿，也有部分新生儿在剧烈活动后或者发热时会出现短暂性血尿，此时尿常规检查会发现尿液中有大量红细胞，需要对其进行积极治疗。

（徐　韬）

新生儿日常护理

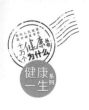

11. 为什么要做
新生儿**疾病筛查**

部分患有先天代谢性疾病在孩子出生时难以发现，如一些可能导致孩子智力低下、身体残疾，甚至夭折的先天性疾病，等到发现时往往已经错过最佳的干预或治疗时机，给家庭带来极大遗憾。所以在新生儿出生后不久，就应该接受新生儿疾病筛查，尽早发现可疑或异常情况，早诊断、早干预，尽可能降低疾病对孩子发育的不良影响。

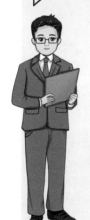

专家说

目前，我国普遍实施的新生儿疾病筛查，主要包括以下四个方面。

新生儿遗传代谢病筛查

新生儿遗传代谢病筛查是在孩子出生后 48 小时至 7 天内，产科采血员为孩子采集若干滴足跟血。主要筛查先天性甲状腺功能减退症、苯丙酮尿症、葡萄糖 -6- 磷酸脱氢酶缺乏症、先天性肾上腺皮质增生症等，此外，串联质谱法还可筛查多种遗传代谢病。

先天性甲状腺功能减退症、苯丙酮尿症均可造成患儿智力低下，通过新生儿筛查尽早发现、尽早治疗的孩子可以有效避免智力障碍和严重残疾的发生。

新生儿听力筛查

听力障碍是常见的出生缺陷，它的严重程度主要取决于疾病被发现和干预的早晚。因为它难以通过常规体检和日常观察发现，容易错过患儿言语发育的最佳时期，导致言语 - 语言和认知发育水平落后于同龄儿童。除此之外，听力障碍还影响患儿的身心发育，给个人、家庭及社会带来沉重负担。目前，新生儿听力筛查采用耳声发射和 / 或自动听性脑干反应的方法，具有客观、快速、准确及无创的优点，是目前尽早发现听力障碍的最有效方法。

新生儿眼病筛查

新生儿眼病筛查主要是筛查产道感染性眼病、产伤性眼病和先天及遗传性致盲性眼病。由于新生儿无法通过语言或表情来表达眼睛不适，所以眼病的早期异常不容易被家长发现，需要通过专业的眼病筛查才能被尽早发现。新生儿眼病有其特殊的发生、发展和变化规律，有效治疗的窗口期很短，一旦错过有效治疗的最佳时机，有可能导致不可逆的视力损伤。

新生儿先天性心脏病筛查

先天性心脏病是胎儿时期心脏及大血管发育异常所致的先天畸形，也是最常见的先天畸形。每 100 个出生的宝宝中就有 1 个可能患有先天性心脏病，其中 20%~30% 为重症先天性心脏病，需要早期发现和治疗。先天性心脏病采用简单易行、无创的双指标筛查，即心脏听诊和经皮脉搏血氧饱和度测定，仅需要几分钟即可完成，对新生儿不会造成伤害，方便快捷、准确度高，可以早期发现、早期诊断先天性心脏病，使患儿得到及时治疗，降低新生儿和婴儿死亡率。

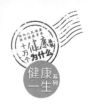

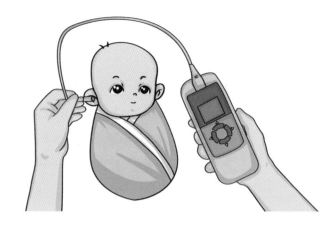

（鄢慧明　贺定华　成洋阳　廖鸣慧）

12. 如何创造
新生儿**适宜**的**室内环境**

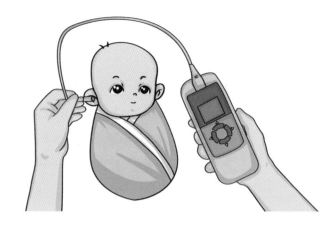

新生儿从妈妈温暖的子宫来到外面的世界，由于身体的各部分还未发育成熟，不能完全适应外界环境的变化，导致这个时期的孩子抵抗力较差，容易感染各种疾病，因此为新生儿创造适宜的室内环境显得十分重要。

关键词

居室环境　体温调节　温湿度

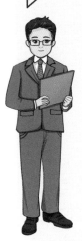

考虑到新生儿对外界反应的特殊性，其居住的房间应清洁卫生、阳光充足、通风良好、温湿度适宜且安静无噪声。

居室清洁

新生儿免疫功能不完善，容易感染。家人应保持房间清洁卫生，最好用湿拖把拖地，避免扬起灰尘，同时要注意定期清洗床上用品。新生儿的房间应为无烟区，家长不得在室内吸烟。避免探视人员过多而引起感染。

居室温湿度

新生儿体温调节中枢功能尚未完善，皮肤汗腺发育也不完全，体温易受环境温度的影响而变化。通常情况下，新生儿房间的室内温度宜保持在 22~26℃，湿度宜保持在 55%~65%。

冬季温度过低可使新生儿，尤其是低体重儿（出生体重 <2 500g）体温不升，影响代谢和血液循环，甚至发生硬肿症；夏季若室温过高，新生儿神经系统易受到抑制，影响人体散热。湿度过高，有利于细菌繁殖，且机体散热慢，会感到湿闷不适；湿度过低，则空气干燥，人体水分蒸发快，热能散发易致呼吸道黏膜干燥。

因此，有条件的家庭可以通过开空调调节室内温湿度，需要注意的是避免空调风对着新生儿吹。

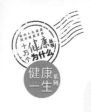

居室通风

通风能在短时间内置换室内空气，调节室内温湿度，增加含氧量，降低二氧化碳浓度和微生物的密度，是降低室内空气污染水平的有效措施。可根据气候变化情况定时开窗通风，一般每次通风 30 分钟左右，通风时妈妈和孩子可以暂时移至另外一个房间。

居室光线

新生儿能感受光亮及明暗变化，对光照有反应。新生儿视力发育需要良好的环境亮度，白天要保证室内光线明亮，阳光不宜直射眼睛，夜间睡眠时应关灯。应保证白天室内阳光充足，可利用阳光中的紫外线，发挥其杀菌作用，净化室内空气；适当的"阳光浴"还可以增强新生儿体质。

居室声音

新生儿平均每天睡眠时间为 13~18 小时，应为其创造良好的睡眠环境，这样有利于孩子的体格生长、认知发育等。噪声对新生儿的睡眠、听力和心理发展都有较大影响。居室内白天可以有正常生活的声音，房间内尽量不放电脑、电视、冰箱等电器。

居室布置

新生儿对于黑白及颜色鲜明的物体较敏感，居室内可放一些黑白格子图片，播放悦耳的音乐，促进孩子感知觉发育。

（黄美华　方俊群）

13. 如何做好
新生儿的**脐部护理**

关键词

脐带残端脱落　脐炎　护理

　　新生儿的脐带一般在出生后 3~7 天脱落，部分则需要半个月甚至更长时间才能脱落，而脐带完全凹陷愈合则需要更长时间。在这段时间里，家长需要细心护理新生儿的脐带，保持脐部清洁、干燥，防止感染。

专家说

　　可以按照以下步骤为新生儿进行脐部护理。

用物准备

　　主要包括一次性医用棉签，必要时准备医用纱布。

护理前准备

　　1. 操作者尽量不要留长指甲，以免划伤新生儿的皮肤。操作者洗净双手，以免指甲中的细菌造成新生儿脐带感染。

　　2. 室温宜保持在 26~28℃，避免新生儿着凉。

护理步骤

　　1. 充分暴露新生儿的肚脐部位，操作者用一只手轻轻捏起脐带绳或者夹子，用另一只手取一根一次性

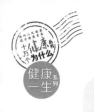

医用棉签，把棉签伸进下面的脐窝部分，由脐根部向外螺旋式擦拭，注意顺序是由内到外，由底部到上方，不要来回反复擦拭。如果一次清理不干净，更换新棉签重复上述操作。

2. 清洁脐窝后操作者放下脐带，重新拿一根棉签在新生儿肚脐周围皮肤由内向外画圈，保持脐窝和脐带周围的干燥和清洁。

3. 脐部护理完成后，操作者为新生儿穿好尿片和衣服。尿片勿盖住脐部，防止尿液污染脐部，尿片潮湿时应及时更换。

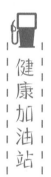

健康加油站

脐部护理的注意事项

1. 每天至少进行一次脐部护理，不要给宝宝的脐部随意涂抹任何护肤品及药品。脐部护理不当，轻者引发脐炎，重者可发展为败血症，甚至是化脓性脑膜炎，危及生命，因此加强新生儿脐部护理意义重大。

2. 牵拉新生儿的脐带时，动作要轻，不要硬拽，硬拽脐带容易使其提前脱落，形成创面则易诱发感染。

3. 新生儿脐带快脱落时，根部可能黏黏的，有时还会出血，这是正常现象。如果出现红肿、恶臭等感染现象应及时就医。

4. 脐带残端脱落前给新生儿洗澡或游泳时，不要让脐带沾水，可以用防水贴保护脐部，保证脐带、脐窝及周围皮肤的清洁和干燥。

5. 脐带残端脱落后，家长还需要继续为新生儿进行脐部护理，直到脐带完全凹陷愈合。

（彭湘莲　方俊群）

14. 如何做好
新生儿的**臀部护理**

新生儿的臀部护理很重要，不注意护理很容易出现"红屁股"现象。有些妈妈非常烦恼："明明很频繁地更换纸尿裤了，为什么宝宝还会'红屁股'呢？"

所谓的"红屁股"其实是尿布疹，多表现为宝宝肛门附近、臀部、会阴部等与尿布接触区域的皮肤发红，有散在斑丘疹或疱疹，甚至出现溃烂及细菌或真菌感染。

引发尿布疹的主要原因

刺激性皮炎　尿液或便便对宝宝娇嫩的皮肤产生刺激，或尿布、纸尿裤质地较硬，与皮肤摩擦，均可引起尿布疹。

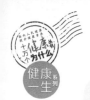

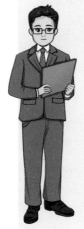

过敏反应 部分尿布，以及一些纸尿裤中加入了芳香剂等化学物质，容易引发宝宝过敏，导致尿布疹。

感染 尿布内温暖潮湿，当宝宝感染细菌或真菌后均可引起尿布疹。

此外，脂溢性皮炎或特应性皮炎也可能长在尿布覆盖的区域，让家长误以为是尿布疹。

如何进行臀部护理

1. 让宝宝的臀部尽量透气，每日暴露臀部皮肤的时间不少于5小时。暴露方法：宝宝取俯卧位暴露臀部皮肤，垫置软的毛巾或纱布于双膝皮肤，防止压力性损伤。

2. 适当增加尿布更换及皮肤清洗的频率，大便过后使用温水轻柔清洗、轻轻擦干，保持臀部清洁、干爽。

3. 如果宝宝每次使用某款纸尿裤后就会出现"红屁股"，说明这款纸尿裤并不适合宝宝，最好及时更换。

4. 每次清洗臀部后，可以涂抹含凡士林或氧化锌的护臀膏或鞣酸软膏，既可预防也可治疗尿布疹。

5. 如果臀部皮肤采取基础护理措施且使用护臀膏后仍红肿得厉害，可在医生的指导下使用药膏。

6. 不推荐常规使用抗生素药膏，仅在局部感染时，在医生的指导下使用。如果确诊为真菌感染，可在医生的指导下使用制霉菌素等。

想要预防尿布疹，需要为宝宝选择大小合适、吸收性好的尿布或纸尿裤，并勤于更换；勤洗臀部，保持臀部皮肤的清洁、干爽；清洗后涂抹护臀膏。

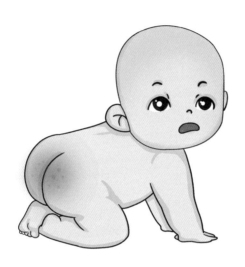

（李素萍　方俊群）

15. **躺着喂奶**
会引起宝宝的**中耳炎**吗

喂奶是每个新手妈妈的必备技能之一，它不仅是个体力活，还是个技术活，如何能既顺利又舒服地喂奶，每个妈妈都有自己的经验。

妈妈可能会产生这样的困惑："躺着喂奶会引起宝宝的中耳炎吗？"

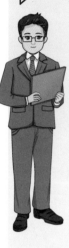

专家说

妈妈可以躺着喂奶吗

常用的哺乳姿势有摇篮式、橄榄球式、侧躺式等，其中侧躺式是一种经典的哺乳姿势，尤其适合产后初期妈妈身体较为虚弱时、剖宫产术后以及夜间喂奶时。不论妈妈采用哪种姿势喂奶，宝宝都是侧躺着的。因此，妈妈可以躺着喂奶。

躺着喂奶会引起宝宝的中耳炎吗

"躺着喂奶会引起宝宝中耳炎"的说法其实主要是针对人工喂养的情况。由于人工喂养和母乳亲喂的机制不同，而且成人咽鼓管外高内低、婴幼儿咽鼓管则较为平直，所以人工喂养时奶液更容易通过婴幼儿口鼻、咽鼓管倒流进入中耳，将细菌或者病毒带入中耳，引起感染。

母亲在亲喂时，宝宝的吸吮机制有所不同，需要舌头与口部肌肉的相互配合挤压乳晕，乳汁才能流出；同时，母乳中含有丰富的免疫物质，具有强大的抗感染能力，可以有效预防中耳炎及上呼吸道感染等疾病的发生。

对于躺着进行母乳喂养是否增加宝宝患中耳炎的概率，目前的研究结果不尽相同。不过还是建议妈妈在躺着喂奶时将宝宝的头部或上半身适当垫高，同时确保宝宝的头和躯干保持在一条直线上，以便宝宝顺利含接乳头、吸吮和吞咽。

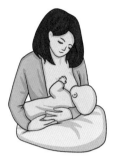
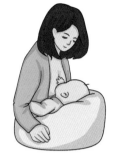
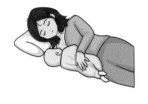

摇篮式/坐位　　　　　橄榄球式/环抱式　　　　　侧躺式

健康加油站

哪些因素会增加婴幼儿患中耳炎的风险

反复上呼吸道感染；暴露于二手烟、三手烟环境；过敏；没有母乳喂养；使用人工喂养时平躺吃奶；使用安抚奶嘴；早产、腭裂等。

哪些情况预示着宝宝可能患了中耳炎

宝宝不肯吃奶、哭闹、烦躁不安，不愿睡觉；外耳道口有异常分泌物或异味；宝宝有拍打或抓耳部的动作；有耳痒、耳痛、发热等症状；对声音反应迟钝；有语言发育迟缓的表现；鼻塞、呼吸费力或者呼吸困难。

因此，应尽量减少上述危险因素的暴露，及时发现异常现象，这样就可以更好地保护宝宝的小耳朵了。

（王晓丽　方俊群）

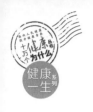

16. 宝宝**呛奶**怎么办

关键词

呛奶　家庭急救　预防

母乳是最适合宝宝的食物，那么宝宝呛奶后该怎样进行急救呢，又应该如何预防宝宝呛奶呢？

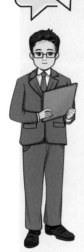

专家说

宝宝为什么会呛奶

不管是喝母乳还是喝配方奶，绝大多数新生儿会呛奶，到底是什么原因引起的呢？

喂养方式不当　人工喂养的宝宝，奶嘴开口过大，吸进嘴里的奶水过多、过急；在宝宝大哭或大笑时喂奶；喂奶姿势不正确；乳汁流出速度过快等。

宝宝呼吸不畅　宝宝有鼻塞、流涕等症状，家属未重视，仍进行母乳喂养或妈妈的乳房堵住了宝宝的鼻孔；早产儿发育不成熟，不能很好地协调吞咽与呼吸。

先天发育畸形　喉软骨发育不良、唇腭裂等先天性发育异常。

宝宝呛奶后家长应该怎么做

当宝宝呛奶后，可能会出现颜面青紫、全身抽动、呼吸不规则、哭不出声、吐出奶液或泡沫、鲜血等情况。

轻微呛奶　家长可观察宝宝的呼吸及面色，让宝宝侧卧或平躺，头偏向一侧，用干净的手帕绕在手指上伸入宝宝的口腔，将奶水及残留液体清理出来，保持宝宝的呼吸道通畅，再用棉签清理宝宝的鼻腔。

严重呛奶　充分利用"黄金4分钟"，采用体位引流的方式进行急救。具体方法：宝宝俯卧趴在家长腿上，上身前倾，背高头低位，家长一只手托住宝宝的下颌（注意不要掐脖子），另一只手空心掌叩击宝宝的背部或弹宝宝的足底，让其感到疼痛而哭出声为止。

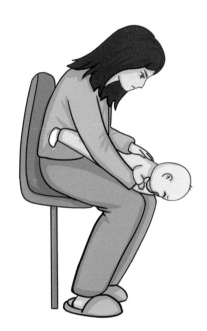

使宝宝头低足高倾斜45°~60°，拍打其背部

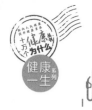

如何预防宝宝呛奶

姿势正确　喂奶时宝宝应斜躺在妈妈怀里（上半身抬高 30°~45°）；奶瓶底高于奶嘴，防止吸入空气。

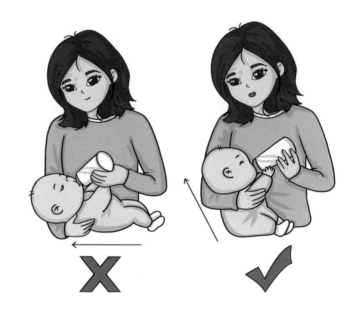

控制流速　妈妈乳汁过多或流速过快时，可以用手指轻压乳晕，减缓乳汁流出；人工喂养的宝宝奶嘴开口不宜过大，以奶瓶倒过来奶水呈滴状为宜，而不是呈流线型。

注意观察宝宝　如宝宝出现感冒、鼻塞、咳嗽等症状，应及时就医或治疗；妈妈在喂奶时要注意乳房不要堵住宝宝的鼻孔，要边喂奶边观察宝宝的面色，如宝宝嘴角有奶液溢出或口鼻周围变色发青，应立即停止喂奶；对发生过呛奶的宝宝和早产儿，应进行更加严密的观察，必要时请医生指导。

排出胃内空气　喂奶结束，将宝宝直立抱在肩头，轻拍宝宝背部帮助其排出胃内气体，最好是听到打嗝后停止；再将宝宝放在床上，床头抬高 15°~30°，右侧卧位 30 分钟后方可转为平卧。对于不会翻身的小宝宝，一定要避免趴着睡，这种睡姿有可能引发窒息，严重时甚至会导致婴儿死亡。

（谢　函　方俊群）

17. 给宝宝**洗澡**需要注意什么

新生儿新陈代谢旺盛，出汗多，大小便次数多，汗液及排泄物等会刺激皮肤，所以经常给宝宝洗澡很重要。但给宝宝洗澡说起来容易，实际操作却并不简单。特别是在寒冷的冬天，家长既想给宝宝一个温暖舒适的沐浴体验，又担心宝宝着凉，结果往往是手忙脚乱、不知所措。

给宝宝洗澡可以帮助其保持皮肤清洁，协助皮肤排泄，促进血液循环、增强抵抗力，可谓好处多多，不过也需要注意一些关键点。

时机选择

在宝宝生病、皮肤破损、精神状态不好（萎靡或哭闹）时不建议洗澡；喂奶后不要马上洗澡，以防呕

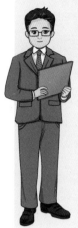

吐和溢奶。最佳洗澡时间为喂奶前或喂奶后 1 小时；个别疫苗要求在接种后接种部位 24 小时或 48 小时之内不能沾水，如卡介苗，洗澡前应做好防水处理。

水温选择

冬季水温以 38~39℃ 为宜，夏季水温以 37~38℃ 为宜，备水时的水温可比推荐水温稍高 2~3℃ 。

沐浴时长

一般不超过 15 分钟。

洗澡前

洗澡前家长需要洗净双手，避免交叉感染；提前准备好浴巾、毛巾、沐浴用品等，放在双手可及的地方。

洗澡过程中

洗澡时，家长用一只手压住宝宝的双耳，防止洗澡水进入口鼻。依次清洗宝宝的头面部、颈下、腋窝、上肢、前胸、后背、臀部、下肢、腹股沟及外生殖器。特别注意皮肤皱褶处的清洁护理（如颈部、腋窝、腹股沟、会阴等部位），这些部位容易黏附尿液和汗液。另外，宝宝头顶部的皮脂结痂不可强行抠除或揭下，可涂石蜡油浸润，第二天再小心清洗。

洗澡后

结束后，家长用浴巾擦干宝宝全身，涂抹护肤霜等，并进行脐部护理。

在沐浴过程中，家长要做好保护，以防摔倒、滑倒；洗澡时家长的动作应轻快，尽量缩短宝宝身体裸露的时间，注意为宝宝保暖；在洗澡过程中家长要注意观察宝宝的面色是否红润、皮肤有无破损、肢体活动有无异常，如有异常应及时处理。最重要的，无论发生任何紧急情况，都不要留宝宝独自一人在浴室，以防溺水。

（危　蓉　方俊群）

18. 如何给新生儿**穿衣服**

刚出生的宝宝，嫩嫩的、软软的，让人既爱又担心，生怕自己一不小心让宝宝受到伤害，尤其是在给宝宝穿衣这件事上，更是让很多新手爸妈感到手足无措。

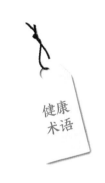

健康术语

捂热综合征

是一种婴儿常见急症，与保暖过度，如给宝宝穿太多、捂闷太久等有关。好发于冬季，新生儿期的宝宝更容易发生，与新生儿体温调节功能差有关。捂热综合征可以导致宝宝高热、缺氧、大汗淋漓，严重的可造成脱水、抽搐、昏迷，甚至危及生命。

专家说

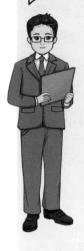

给新生儿穿衣是每一位新手爸妈应该掌握的必备技能。其实，给宝宝穿衣并没有想象中困难，牢记以下几点，从此穿衣不用愁。

选对衣服很重要

新生儿的皮肤娇嫩，新陈代谢快，因此衣物以柔软、易吸汗的全棉质地为宜，避免使用化纤产品。衣服的样式推荐"和尚领"，防止衣领摩擦宝宝的颈部皮肤。爸爸妈妈可以给宝宝穿连体衣，这样既可以保护宝宝的腹部以免着凉，又方便穿脱。此外，给宝宝穿的衣服和裤子应该尽量宽松，尤其是袖管和裤腿，要能让宝宝的小手和小脚轻松地进出，方便四肢活动，有利于血液循环。应避免为宝宝选择有纽扣或拉链的衣服，以免伤及宝宝的皮肤。

穿多穿少有讲究

究竟给宝宝穿多少衣服为宜，相信不同的人会有不同的经验或心得。新生儿体温调节能力差，体温受环境温度影响较大，要保持体温的平稳，保暖很重要，但也并非穿得越多越好。通常情况下，新生儿穿的衣服比大人多一件即可。家长可以经常用手摸一摸宝宝的手心、颈部、背部，如果发现这几处皮肤温暖，没有出汗，说明衣服穿得合适；如果有汗，可能是衣服穿多了，需要及时减少，注意预防捂热综合征。

准备工作要做好

保持环境温度、湿度适宜，一般室温 26~28℃，湿度 55%~65% 为宜，冬天注意关闭门窗，可以用暖气升高室温，避免宝宝受凉。家长应洗手、剪指甲，取下手上的装饰品，避免划伤宝宝的皮肤。将宝宝要穿的衣物提前准备好，并平铺在床上，将衣服的胸前开口处打开。天气寒冷时，可以将衣服用烘干机或者用热水袋适当预热（注意避免过烫）。

穿好衣服有技巧

在给新生宝宝穿衣时，家长的动作一定要轻柔，尤其是要保护好宝宝的颈部、四肢关节等部位，避免用暴力拖拽宝宝的身体。

让宝宝平躺在提前准备好的衣服上，家长用一只手将宝宝的小手送进袖子，用另一只手轻轻地握住宝宝的小手，慢慢地拉出袖口。再用相同的方法为宝宝穿好另一侧的衣袖。家长将宝宝背部的衣物拉平整，整理胸前的衣襟，系上衣服的带子。穿裤子时，家长用一只手伸进裤管，轻轻握住宝宝的小脚，将宝宝的腿送进裤管，之后再将裤子上提即可。

（荣晓萍　方俊群）

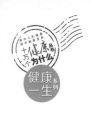

19. 如何照看**高危新生儿**

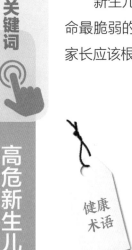
新生儿期指从出生后脐带结扎开始至 28 天前的一段时间，是生命最脆弱的时期。特别是高危新生儿，他们具有生长发育高危因素，家长应该根据专业医生的意见给予积极照护。

高危新生儿

是指具有可能影响身心发育的各种高危因素（包括生物、心理、社会环境等因素）的新生儿。常见高危因素如下。

1. 产伤、宫内 / 产时 / 产后窒息、缺氧缺血性脑病或颅内出血、早产（胎龄 <37 周）、低体重儿（出生体重 <2 500g）、巨大儿（出生体重 ≥ 4 000g）、多胎等。

2. 新生儿期患有严重感染性疾病（如宫内感染、肺炎、败血症等）、高胆红素血症、新生儿惊厥、持续性低血糖等。

3. 影响生长发育的严重出生缺陷、遗传病或遗传代谢性疾病（如唐氏综合征、甲状腺功能减退症、苯丙酮尿症等）。

4. 母亲有异常妊娠及分娩史（如反复自然流产、死胎、死产等）、初产年龄 <18 岁或 ≥ 35 岁。

5. 母亲患有糖尿病、甲状腺功能异常、严重感染（如风疹病毒、巨细胞病毒感染）、中度以上妊娠高血压等。

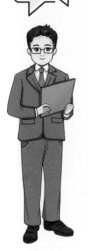

专家说

照看高危新生儿，应该注意以下几点。

1. 定期到区（县）级以上妇幼保健机构随访，由专业医生提供生长发育监测、咨询指导及早期干预等随访服务。

2. 居住环境应安静清洁，空气流通，阳光充足。室内温度以 22~26℃ 为宜，湿度适宜。高危新生儿的衣服应宽松，质地柔软，注意保持其皮肤清洁。应注意为高危新生儿保暖，在换尿布时注意先将尿布加温，必要时可将尿布放入成人怀中，贴紧成人皮肤保暖。尿布加温过程中要注意温度，以免烫伤宝宝。

3. 鼓励纯母乳喂养，喂养前母亲可洗净手后将手指放入高危新生儿口中，刺激和促进吸吮反射的建立，以便宝宝主动吸吮乳头。对吸吮力弱的高危新生儿，可将母亲的乳汁挤在杯中用滴管喂养。注意喂养的姿势以及喂养后的体位，预防呛奶和窒息。

4. 新生儿生后数天开始补充维生素 D，足月儿每日口服维生素 D 400U，高危新生儿每日口服维生素 D 800U。

5. 保持家庭卫生，所有人在接触新生儿，尤其是高危新生儿前要洗手，减少探视，家人呼吸道感染时要戴口罩，以免交叉感染。

6. 母亲及家人要多与宝宝说话、微笑和皮肤接触，促进高危新生儿感知觉发展。

（万丽佳　方俊群）

20. **早产儿**出院后的 **护理**要点有哪些

早产儿　家庭护理　早期发展

我们常说"怀胎十月"，宝宝的预产期应该在孕 40 周，不过有一些宝宝因为某些原因在孕 37 周前就提前出生了，他们就是早产儿。早产儿因为提前离开母体，生长发育及器官功能都会受到不同程度的影响，早产儿的喂养和家庭护理与足月儿有所不同。

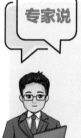

专家说

早产儿身体柔弱、免疫力低下，因此家庭护理尤为关键，护理时间应尽量集中，动作要轻柔，避免频繁、过度刺激早产儿。

1. 居室每日开窗通风，保持室内空气流通；环境安静；室内温度以 22~26℃ 为宜，注意为早产儿保暖。

2. 在接触早产儿前和换尿布后要洗手；减少亲友探望；每次喂奶后要及时清洁、消毒奶具。保持早产儿脐部清洁、干爽，若发现脓性分泌物或脐部红肿，应及时就医。

3. 光线明暗要有明显的昼夜区别，帮助早产儿建立昼夜节律。

4. 注意早产儿的体位，避免吸入或窒息。

5. 按要求进行预防接种。

6. 提供丰富的语言环境和练习主动运动的机会，进行适合其年龄特点的游戏活动，鼓励亲子间的情感交流，避免违背发育规律的过度干预。

不同年龄段早产儿早期发展促进内容

年龄	内容
纠正1月龄内	以发育支持性护理为主，护理时间要集中，动作要轻柔，及时安抚情绪并满足其需求
纠正1月龄至<纠正3月龄	鼓励适度抗重力体位控制，如竖头、俯卧位肘支撑下抬头；以面对面交流的方式，用鲜艳的物品或发声玩具进行视觉和听觉刺激
纠正3月龄至<纠正6月龄	诱导上肢在不同方向够取物品，双手抓握不同形状和质地的物品；练习翻身、支撑坐位；常与其说话、逗笑
纠正6月龄至<纠正9月龄	练习双手传递、敲打和扔安全的物品或玩具；练习坐位平衡、翻滚、爬行；模仿动作，如学习拍手；言语理解练习，如叫其名字等
纠正9月龄至<纠正1岁	学习用拇指、示指捏取小物品；通过环境设计练习扶站、独站、躯体平衡和扶物走；学习指认家人、物品，增加模仿性游戏；给予丰富的语言刺激，用清晰的发音与其多说话，通过模仿和及时鼓励促进其语言发育
纠正1~2岁	学习翻书、涂鸦、搭积木、自主进食，锻炼手眼协调能力；练习独自行走、跑和扶栏上下楼梯，玩亲子互动游戏，如认五官；引导其有意识的语言表达
实际2~3岁	模仿画画；练习双脚跳、单脚站立；培养自己洗手、脱穿衣和如厕等生活能力；多与其讲故事、念儿歌，叙述简单的事情；学认颜色、形状、大小；与小朋友做游戏，学会等待、顺序、分享、同情等社会规则

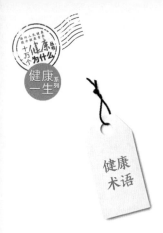

纠正月龄

也称矫正月龄，是一个用于评价早产儿体格生长发育的指标。早产儿体格生长发育有一个允许的落后年龄范围，进行生长水平评价时会使用矫正胎龄，矫正胎龄用到 40 周后再进行评价。

（冯彬彬　方俊群）

三

新生儿常见疾病

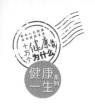

21. 为什么新生儿**出生时**会发生**窒息**

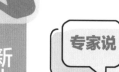

新生儿窒息 Apgar 评分

"孕期体检一直说胎儿很正常，为什么宝宝出生时却发生了窒息？"很多新手爸妈很是不解，甚至对此产生疑虑和不满情绪。

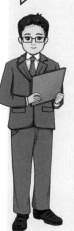

专家说

正常新生儿应于娩出后即开始出现不规则呼吸、啼哭，1 分钟内出现规律呼吸。新生儿窒息是指新生儿出生后 1 分钟内无自主呼吸或未能建立规律呼吸而导致低氧血症和混合性酸中毒。我国每年出生的新生儿中，有 7%~10% 发生窒息，其中约 30 万遗留不同程度的神经系统后遗症。

为什么会发生新生儿窒息

新生儿窒息可由多种因素所致，包括产前、产时及产后因素，其中产前因素约占 20%，产时因素约占 70%，产后因素仅占 10%。几种因素可以同时存在，也可以仅存在一种因素。常见的产前因素如下。

母亲因素 妊娠期合并高血压、糖尿病、心肺功能不全、产道畸形和传染病；生产年龄 ≥35 岁或＜16 岁及多胎妊娠等。

胎盘异常　前置胎盘、胎盘早剥和胎盘老化等。

脐带异常　脐带受压、脱垂、绕颈、打结、过短和牵拉等。

胎儿因素　①早产儿、小于胎龄儿、巨大儿等；②合并出生缺陷畸形，如后鼻孔闭锁、肺膨胀不全、先天性心脏病；③宫内感染，如神经系统受损；④呼吸道阻塞，如胎便吸入。

常见的产时因素包括头盆不称难产、产钳助产、胎头吸引、臀位；产程中产妇使用麻醉药、镇痛药及催产药使用不当等。

如何诊断新生儿窒息

新生儿窒息主要依靠临床表现进行诊断。1953 年美国学者 Virginia Apgar 提倡用 Apgar 评分对新生儿窒息进行评价。到目前为止，Apgar 评分一直是国际上公认的评价新生儿窒息最简便、实用的方法，也是量化评价新生儿复苏是否有效的客观方法。

Apgar 评分表

体征	评分		
	0 分	1 分	2 分
肤色	青紫或苍白	四肢青紫	全身红润
心率	无	<100 次 /min	>100 次 /min
呼吸	无	微弱，不规则	良好
肌张力	松软	有些弯曲	动作灵活
对刺激反应	无反应	反应及哭声弱	哭声响，反应灵敏

注：评分应客观、快速及准确。1 分钟评分反映窒息严重程度，5 分钟评分有助于判断复苏效果和预后。凡 5 分钟评分仍 <7 分者，应每隔 5 分钟评分 1 次，直至 20 分钟，更有助于判断缺氧程度和预后。

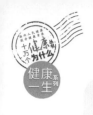

为了客观、准确地判断新生儿窒息以及复苏效果，近年来国内外新生儿复苏指南均推荐采用脐动脉血 pH 作为衡量指标，当脐动脉血 pH<7.20 时，提示异常。

（童笑梅）

关键词

吐沫 新生儿肺炎

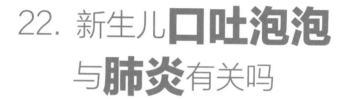

22. 新生儿**口吐泡泡**与**肺炎**有关吗

家长看到新生儿口吐泡泡，就怀疑宝宝得了肺炎，这种想法有根据吗？宝宝吐泡泡或吐沫大部分是正常现象，是他们在感知这个崭新的环境呢。

新生儿为什么会吐泡泡

婴儿吐泡泡与其生理特点有关。婴儿是先通过舌头来认识世界的，然后会用手或用其他感觉器官来认识世界，有的小家伙还以吐泡泡为乐或用小舌头舔舐接触到的毛巾或其他物品。由于新生儿中枢神经系统发育不成熟，吞咽反射、肌肉发育不协调，口腔唾液未咽下而是用舌头吐出。如果新生儿在吐泡泡期间精

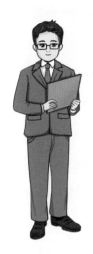

神状态好、吃奶好，没有发热、咳嗽、呼吸急促等症状，那么家长就无须担心。

哪些情况需要引起家长的重视

1. 胎儿有宫内窘迫或产时窘迫史，经复苏后出现呼吸困难、青紫、吐泡泡，多与吸入羊水或胎便有关，吐泡泡可排出肺部潴留的羊水、胎便等污染物。

2. 早产宝宝在吐泡泡的同时伴有进行性呼吸困难、呻吟、发绀症状，考虑是新生儿呼吸窘迫综合征。

3. 先天性食管闭锁伴有食管气管瘘的宝宝吐泡泡较多，还会伴有吃奶呛咳、呼吸困难、青紫等症状。

4. 口腔黏膜损伤刺激导致宝宝唾沫分泌增加，如疱疹性咽峡炎、鹅口疮、口腔溃疡、胃食管反流刺激咽喉部。

5. 新生儿肺炎症状并不明显，可能只是吐沫，吃奶吸吮力差、易呛奶，甚至不出现发热、咳嗽，医生很难根据症状、体征作出诊断，往往需要拍摄胸部 X 线片才能确诊。患新生儿肺炎时，宝宝吐泡泡是由于炎症造成气道产生很多痰液，呼吸时气体通过痰液产生许多泡沫，反流后从口中吐出。如果家长发现宝宝吐泡泡伴有呼吸急促、精神反应差、奶量明显减少，应及时到医院就诊。

新生儿吐泡泡可能是宝宝唾液腺发育不良或其他疾病引起的，因此新生儿吐泡泡不一定是肺炎。

（童笑梅）

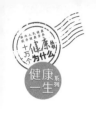

23. **母乳喂养**的宝宝 为什么也会发生**过敏**

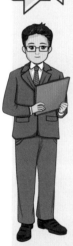

关键词

食物过敏 湿疹 血便

众所周知，母乳是宝宝的天然食品，按理说不会发生过敏，但是大家还是看到部分宝宝即使母乳喂养也出现了过敏症状，这是怎么回事？

新生儿刚出生时，很多妈妈由于初乳分泌不足，担心饿坏宝宝，就给宝宝喂了含牛奶蛋白的配方奶粉，从此埋下食物过敏的隐患。配方奶粉往往以牛奶为基质，模拟母乳成分。牛奶蛋白作为异种蛋白，可引发宝宝的初次免疫反应，产生部分特异性抗体和过敏反应炎症介质。当妈妈在母乳喂养期间摄入含有牛奶基质的食物后，食物中的牛奶蛋白会通过母亲的消化道吸收，再通过肠、淋巴管、乳腺导管进入宝宝体内，再次引发宝宝的免疫反应，从而出现过敏症状。

研究数据显示，母亲一次摄入 216mL 新鲜牛奶后，分泌的乳汁中最常见的牛奶蛋白过敏原——β-乳球蛋白含量为 4.2ng/mL。所以，母乳喂养的宝宝也会出现牛奶蛋白过敏的问题，这是牛奶蛋白惹的祸。

即使母乳喂养的宝宝出现食物过敏症状（如皮肤湿疹或大便带血丝），也应该继续坚持母乳喂养，但妈妈需要回避可能导致过敏的食物，如牛奶、鸡蛋、鱼虾、坚果类食物，多吃红肉、蔬菜，观察宝宝的过敏情况是否得到改善。多数情况下，妈妈避食后宝宝的过敏症状会有所改善。如果宝宝过敏症状严重，出现严重呕吐、腹泻、大量肉眼血便、全身湿疹伴渗液、体重不增等情况，则需要及时就医，并在医生的指导下暂停母乳喂养，更换为氨基酸配方奶粉或者深度水解配方奶粉喂养。

（童笑梅）

24. 新生儿**头颅血肿**是怎么回事

宝宝足月顺产，头上有个大鼓包，医生告知是新生儿头颅血肿，家长很不解，为什么宝宝会发生新生儿头颅血肿呢？

专家说

新生儿头颅血肿较常见，发生率为 2.5%~2.8%，主要是由于分娩时胎儿头颅在产道受到挤压，当胎儿被迅速挤出产道时，头部突然从高压下释放，导致颅骨骨膜下小血管发生破裂引起出血，血液积聚在局部形成血肿。

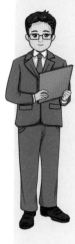

哪些新生儿更容易发生新生儿头颅血肿

具有如下危险因素或诱因的新生儿更容易发生新生儿头颅血肿。

头盆不称或胎位不正　头盆不称（胎儿头大而母亲骨盆小）或胎位不正的胎儿，在分娩过程中胎头抵达骨盆壁时头部更易受产道骨性突起部位的压迫而受伤，引发头颅血肿。出生体重超过 4 000g 的新生儿易发头颅血肿。

分娩损伤（产伤）　由于难产或分娩过程中使用胎头吸引或产钳助产等，造成新生儿局部头皮组织受压、血管损伤等情况，导致血液积存在头皮下或者骨膜下，从而形成头颅血肿。

凝血机制障碍　新生儿因缺乏维生素 K 或凝血因子合成不足、血小板减少等疾病导致凝血功能障碍，易出现头颅血肿。此外，这类新生儿还可表现为其他出血倾向，如牙龈出血、皮肤出血点等。

颅内出血　多见于早产儿、低体重儿或新生儿出生窒息、母亲使用了影响凝血功能的药物等，造成新生儿颅内出血，可能合并头颅血肿的情况。

新生儿头颅血肿的表现及应对方法

新生儿头颅血肿多发生于足月儿，出生时一切正常。生后数小时或 4 天内，在新生儿头顶部发现囊性包块，常位于顶骨或枕骨部位，其他部位也可发生。包块可增大，局部皮肤颜色正常或略红，边界清楚，触摸包块顶部时会有波动感，包块周围基底的骨膜下坚硬而参差不齐。根据出血部位不同，可分为骨膜下血肿和帽状腱膜下血肿两种情况，帽状腱膜下血肿更为严重，出血量多时肿胀范围逐渐扩大，可累及整个头皮，甚至波及额、眼周、枕或颈背部，患处皮肤可呈青紫色。头颅血肿一般为局限性疾病，主要累及头部，无明显症状；少数重症患儿可出现以下合并症：病理性黄疸、贫血、眼底出血、低血容量性休克甚至颅内出血。重症患儿可出现精神反应差、嗜睡、不吃奶、对刺激无反应，进而出现惊厥、昏迷等严重情况，不及时治疗可导致新生儿死亡。

多数情况下，头颅血肿会逐渐吸收，包块的吸收时间长短不一，短则 2 个月左右，长则 3~4 个月，吸收后不留痕迹。因此，一般不必治疗，注意保护好新生儿头皮皮肤，避免血肿破溃即可。如发现头颅血肿体积很快增大，家长应及时带新生儿去医院检查治疗。本病不具有遗传性，可治愈，不会复发。

（童笑梅）

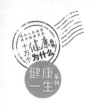

25. 脐带残端有渗液

就是**脐炎**吗

脐带是胎儿与母体进行营养和代谢物质交换的纽带。出生后，靠近宝宝一端的脐带被剪断，形成一个 2~3cm 的脐带残端。脐带残端可能刺激局部产生少量渗液或血痂，一般经清洁棉签蘸干，保持断端清洁和干燥就可以慢慢脱落，这一过程需要 1~2 周。

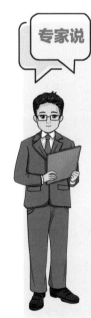

专家说

大部分脐带能够顺利脱落，少数会出现一些异常情况，如果新生儿脐带超过 1 个月不脱落就要考虑为延迟脱落。

如果脐部渗液较多，呈脓性、发臭，脐周局部皮肤发红，1~2 天内红肿范围迅速扩大，甚至宝宝出现发热、不吃奶、反应迟钝、皮肤黄染等现象，则提示发生了脐炎。

新生儿脐炎的诱发因素

宝宝排尿排便后未及时清理，尿便将尿布浸湿后沾染脐带残端；尿布包裹严密，造成脐部长时间不透气甚至潮湿；尿布反复摩擦脐带残端。

新生儿脐炎的护理

家长为宝宝进行脐带护理前，应洗净双手。如果脐部渗液较多，呈脓性发臭，脐周局部皮肤发红，需要用酒精棉签消毒。消毒范围以脐窝为中心至脐周 2cm；之后换一根无菌棉签，蘸取消毒液从左到右消毒脐带残端；最后用无菌棉签将脐窝内残留的液体蘸干，保证脐窝干燥。每日重复消毒 3 次，每次需要更换棉签，切不可重复使用。

脐带残端如果处理不当，病原体可能乘机通过脐带进入血液，引起全身感染。临床研究发现，新生儿败血症中有 60% 以上是由脐部感染所致。如果家长发现宝宝脐部红肿、渗液增多甚至发臭，应尽快就医。

健康加油站

少见的可能引起脐部持续渗液的情况

脐肠瘘　卵黄管是胚胎时期连接原肠与卵黄囊底的管状组织，在孕 5~17 周逐渐闭塞；如果持续未闭塞则形成脐部和肠道的连通管道——脐肠瘘。表现为新生儿脐部脱落后反复渗液，甚至会有大便样物质流出，需要手术治疗。

脐窦或脐茸（脐肉芽肿）　卵黄管肠道端已闭合，但表面脐带端未闭合，称为脐窦。如果两端均闭合，但脐部残留了部分卵黄管组织，称为脐茸。表现为脐带残端脱落后脐窝内有粉红色肉球样颗粒物，反复渗液，需要根据情况选择手术切除或硝酸银烧灼。

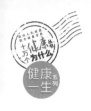
脐尿管　脐尿管是在胚胎时期连接胎儿膀胱与脐部的一条管路，一般在出生后自行闭合，成为脐正中韧带。如未正常闭合退化即导致脐部漏尿，表现为脐带残端脱落后脐凹内反复渗液，很容易导致局部感染或尿路感染。

脐湿疹　脐周皮肤出现皮疹、糜烂、渗出、脱屑，往往伴有其他部位皮肤湿疹的情况，需要到医院就诊。

（童笑梅）

26. 如何护理
新生儿脓疱病

新生儿脓疱病是一种新生儿期常见的化脓性皮肤病。由于新生儿皮肤非常薄嫩，皮脂腺分泌旺盛，细菌容易堆积在皮肤表面；新生儿皮肤的屏障防御功能相对较弱，当皮肤有轻微破损时就容易致病。如果宝宝皮肤出现脓疱，应该如何护理？

专家说

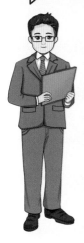

如何护理新生儿脓疱病

当脓疱较少，症状较轻时，可用 75% 酒精消毒小脓疱和周围皮肤，然后用酒精棉签将脓疱擦破或用无菌针头将其挑破，使脓液排出，保持创面干燥；当脓疱特别多或发现宝宝吃奶不好、反应差、嗜睡时，应及时就医，以免发生经皮肤脓疱引发的新生儿败血症。

如何预防新生儿脓疱病

相比及时处理，对于新生儿脓疱病的预防更为重要，家长需要采取以下三项措施。

保持新生儿皮肤清洁、干爽　气温炎热时，每天为新生儿洗澡，尿便后及时清理，避免尿便浸渍会阴部。衣着要适宜，不要让新生儿出汗过多。避免痱子或者湿疹等破坏皮肤屏障功能。

保护新生儿皮肤不受损伤　衣服、尿布和被褥要柔软。护理新生儿时动作要轻柔，勤给宝宝剪指甲，以免他抓伤自己的皮肤。

避免与有皮肤病的人接触　家长护理新生儿前要认真洗手，注意个人卫生。宝宝使用的床单和枕套，一定要用开水烫洗并且高温消毒，避免细菌污染。如果照料者或探视者患有皮肤病，则不可接触新生儿。

（童笑梅）

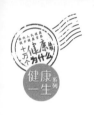

27. 新生儿低血糖
需要勤喂葡萄糖水吗

　　新生儿低血糖是指新生儿出生后，监测末梢血糖值降低。从专业诊断标准来讲，一般不论新生儿的胎龄和日龄，当血糖 <2.2mmol/L 即可诊断为低血糖；但为防止发生新生儿低血糖，通常将血糖 <2.6mmol/L 作为临床采取措施的界限值。出生时由于断脐后母体胎盘血供中断，新生儿血糖为母体血糖水平的 70%，生后 1~2 小时甚至可降至最低点（1.6mmol/L），但绝大多数可逐渐升高并达稳定水平（2.5mmol/L 以上）。如果新生儿生后 6 小时未及时开奶，血糖会降至 1.7mmol/L 以下，甚至发生严重低血糖。

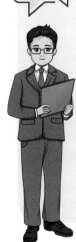

专家说

新生儿低血糖是否应该喂葡萄糖水

　　以往当新生儿出现低血糖的时候，给新生儿勤喂葡萄糖水是非常普遍的措施。但是为新生儿喂葡萄糖水并不恰当，甚至会引起一些危害。首先口服葡萄糖水后会引起血糖迅速升高，刺激胰岛细胞分泌胰岛素，反射性导致血糖降低，从而引起低血糖反复发作；其次会引起宝宝血浆渗透压升高，导致高渗性脱水，出现尿量明显增多以及体重明显降低的表现。

如何处理新生儿低血糖

当新生儿出生后应尽早开奶，出生后 1 小时内开始母乳喂养，持续母婴皮肤接触，促进母亲泌乳，使新生儿得到持续母乳喂养，24 小时喂奶 10~12 次，可满足健康足月儿的代谢需求，不需要常规使用葡萄糖水补充喂养。

当新生儿存在低血糖高危因素，如母亲患有妊娠糖尿病、胎儿存在围产期缺血缺氧、低体温、感染、溶血性贫血、早产儿或低体重儿（<2 500g）任意一种情况时，需要常规筛查新生儿血糖值，及时发现低血糖，经积极喂养不改善时需要尽快收住新生儿病房诊治。

（童笑梅）

28. 健康足月新生儿
为什么会得**病理性黄疸**

新生儿黄疸指的是出生 28 天内的新生儿由于血中胆红素水平升高，导致皮肤、黏膜及巩膜黄染。约 85% 的足月儿及绝大多数早产儿在出生后 1 周内可出现黄疸，与新生儿胆红素代谢的特点有关：①胎儿出生后由于血氧分压突然升高，红细胞破坏过多，旁路胆红素来源增多。②新生儿肝功能不成熟，肝脏摄取、结合、排泄胆红素的功能差。③肝肠循环不成熟。这些因素的综合结果使新生儿血中胆红素增多而发生黄疸。但这只是一种暂时现象，所以称为生理性黄疸。

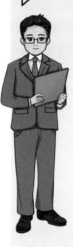

生理性黄疸　病理性黄疸　高胆红素血症　胆红素脑病

专家说

生理性黄疸

新生儿生理性黄疸的特点是大多在出生后 2~3 天出现，4~5 天时较严重，足月儿一般在 7~10 天消退，早产儿一般在 2~4 周消退。此外，黄疸程度通常较轻，宝宝没有其他不适症状。正常足月儿血清胆红素不超过 220.6μmol/L（12.9mg/dL），早产儿不超过 255μmol/L（15mg/dL），肝功能正常。

病理性黄疸

少数新生儿的黄疸在生后 24 小时内出现，黄疸症状发展快、程度重且持续时间长，足月儿 2 周不消退，早产儿 3 周不消退；部分宝宝黄疸消退后又重新出现。除皮肤黄疸外，还可伴有精神萎靡、嗜睡、吮乳困难、惊恐不安、两目斜视、四肢强直或抽搐等症状，即考虑为病理性黄疸。病理性黄疸往往存在以下病因。

血中胆红素过多　先天性代谢酶和红细胞遗传性缺陷以及理化、生物及免疫因素所致的体内红细胞破坏过多，发生贫血、溶血，使血中胆红素原料过剩，均可造成肝前性黄疸。如自身免疫性溶血性贫血、遗传性球形红细胞增多症、不稳定血红蛋白病等。

先天性胆道闭锁 由于肝、胆系统先天性发育障碍，致使胆红素排泄障碍，胆汁不能排入小肠，造成肝后性黄疸。

先天性非溶血性黄疸 吉尔伯特综合征及杜宾-约翰逊综合征引起的黄疸，都是由于先天性肝细胞内胆红素结合障碍、胆红素代谢功能缺陷造成的。

新生儿病理性黄疸需要根据宝宝的病史、临床表现，结合辅助检查进行诊断。需要了解母亲的妊娠史和分娩史，有无输血史；家族成员有无肝炎、黄疸史；注意胎次；是否早产；有无产伤、窒息、缺氧、饥饿、感染史；详细询问黄疸出现及持续时间、程度与消长情况、大小便颜色；生后有无引起黄疸的用药史（如磺胺、水杨酸制剂、大剂量维生素 K_3、维生素 K_4）和接触萘类史（如卫生球）。

新生儿病理性黄疸加重时会发生高胆红素血症，需要及时发现和治疗，以避免严重高胆红素血症所致的胆红素脑病。

通常需要给新生宝宝进行血常规检查、网织红细胞计数及有核红细胞计数；检测肝功能，注意血清总胆红素和结合胆红素水平。疑为新生儿败血症者应进行血培养，局部感染渗出物进行涂片及培养；疑为先天性巨细胞病毒感染者，留取尿标本进行病毒核酸检测；疑为新生儿溶血症者进行母子血型交叉免疫检验；疑为红细胞葡萄糖 -6- 磷酸脱氢酶（G6PD）缺乏者进行 G6PD 活性测定；疑为遗传性球形红细胞增多症者进行红细胞脆性试验。

（童笑梅）

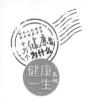

29. 母乳性黄疸
需要暂停母乳喂养吗

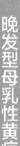
母乳性黄疸常发生于母乳喂养的健康足月婴儿，主要是以血清非结合胆红素增高为主。根据黄疸出现的时间，母乳性黄疸分为早发型和晚发型两种类型。

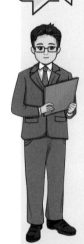

早发型母乳性黄疸

又称为母乳喂养性黄疸，往往与出生早期母乳喂养不足有关，多在出生后 2~3 天出现，常伴随体重下降超过 7%~10%。早发型母乳性黄疸不仅不能暂停母乳喂养，而且还应按需频繁喂养，以充分满足宝宝的能量代谢需求，促进肠蠕动，增加胆红素排泄，降低血清胆红素水平。

晚发型母乳性黄疸

多在宝宝生后 1 周左右出现，黄疸持续 4~12 周，在此期间宝宝的精神状态和生长发育良好，吃奶、睡眠正常，尿色正常，大便色黄。只要宝宝的血清胆红素水平不高，则不会对宝宝产生任何不良影响，可以继续母乳喂养，不需要做任何退黄处理，只需要等待母乳性黄疸自行消退就可以了。

由于母乳性黄疸无特殊诊断方法，有时临床上可采用更换喂养方式的方法帮助验证一下，即当宝宝经皮测胆红素水平超过255μmol/L（15mg/dL）时，可临时停喂母乳，更换为奶粉喂养3天左右，复测宝宝的胆红素水平可下降到之前的30%~50%，作为辅助诊断方法之一。因误差较大，特异性不佳，故不建议胆红素水平较低时使用这种方法。必要时需要采集宝宝的血样，检查肝功能和甲状腺功能等。少数母乳性黄疸宝宝的血清胆红素水平比较高，一旦就医检查就已经超过了需要光疗的胆红素水平，往往需要入院进行光疗退黄，并暂停母乳喂养2~3天，以使宝宝的胆红素水平迅速下降。

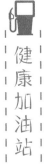

健康加油站

　　母乳性黄疸的病因尚不清楚，考虑与新生儿胆红素代谢的肝肠循环增加有关。因母乳中葡糖醛酸苷酶含量多，可以催化新生儿小肠内的结合胆红素变成非结合胆红素，使肠内非结合胆红素增多，加之新生儿的肠蠕动较慢，致使非结合胆红素经肠道重吸收增多而引起黄疸。

（童笑梅）

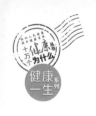
30. 宝宝**抖动**
是**新生儿惊厥**吗

　　新生儿抖动是指宝宝生后 1 个月内发生的发作部位不固定的局部身体的明显抖动情况，一般会发生在口角和眼睑部位，哭闹时最为明显，频率高，动作幅度小，不伴有眼神发直和口角歪斜。如果大人用手轻轻抚按住发作部位，可使抖动发作停止。新生儿抖动属于一种生理现象，可随宝宝发育而逐渐缓解。

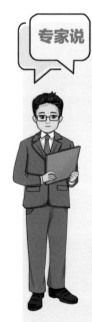

专家说

　　新生儿惊厥通常指新生儿出生后 28 天内发生的神经元过度去极化及同步异常放电引起的运动、行为和自主神经系统功能异常，用来描述以肌肉抽搐为主的刻板、发作性表现。宝宝的肢体呈节奏性大幅度抽动，频率低而抽动范围大，大人无法通过用力按住发作部位而抑制抽动继续发作。

　　惊厥属于病理情况，宝宝可伴随很多异常表现，如反复咀嚼动作、呼吸不规则，甚至面色青紫，面部肌肉抽动以及肌张力改变等。家长如果发现类似情况，应迅速将宝宝置于侧卧位，防止呕吐物误吸入肺内。由于新生儿惊厥常是神经发育预后不良的危险因素，因此对于新生儿出现的任何异常活动和行为表现，家长应注意及时记录或录制宝宝可疑发作表现的视频，并尽快将宝宝送到医院诊治。

由此可见，新生儿抖动和惊厥是完全不同的情况，细心的家长很容易发现，但也要学会初步区分这两种不同的发作形式。如果考虑惊厥发作，应尽快带宝宝到医院进行神经系统检查，医生会根据宝宝的具体情况安排其他检查以找到惊厥发作的病因，从而给予合理的治疗。

其他与宝宝抖动相关的情况

当新生儿出现具有间断发作特点的各种异常表现时，都应该注意与新生儿的某些正常行为进行鉴别。

良性新生儿睡眠肌阵挛 多发生于出生后第 1 周，表现为睡眠时，特别是安静睡眠（非快速眼动睡眠）时出现的双侧同步的节律性肢体抖动发作，累及上肢和 / 或下肢。通常持续几分钟或更长时间，外界刺激（如床的轻微晃动）可诱发发作，唤醒后发作即终止。发作期脑电图无异常放电记录，脑电图背景正常，或仅表现为轻微的非特异性异常。良性新生儿睡眠肌阵挛无须治疗，多在出生后一段时间消失，不遗留神经系统后遗症。

新生儿颤抖 表现为外界刺激诱发的肢体以同等频率和振幅进行的节律性运动，与惊厥快慢相间的阵挛发作不同；颤抖不伴有眼球震颤或凝视，可以通过被动屈曲肢体来抑制发作。

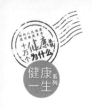

　　活动睡眠期表现　　正常新生儿50%的睡眠时间处于活动睡眠期。在入睡开始或接近觉醒时，可出现眼球在眼睑下转动，呼吸不规则，可见短暂的呼吸暂停，有节律的嘴动及面部怪相或微笑，有时头和身体伸展或扭动等。这些表现在醒后消失，清醒状态下不会出现上述动作，脑电图具有活动睡眠期的特点。

（童笑梅）

四

新生儿早期发展

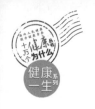

31. 袋鼠式护理
对新生儿发育有哪些帮助

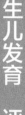
袋鼠式护理（KMC）于 1978 年提出，2015 年世界卫生组织将袋鼠式护理作为"强烈推荐"的干预措施列入《提高早产儿预后的干预方法指南》中。袋鼠式护理是一种针对早产儿和低体重儿的皮肤接触护理方法，以类似袋鼠照顾幼崽的方式，将新生儿直立式贴在母亲或父亲胸部。这种照顾方式可以为新生儿提供热量、保持体温、促进母乳喂养，有利于早产儿生长发育。

专家说

袋鼠式护理作为一种简单易行的护理方法，目前已经不再局限于早产儿和低体重儿，在日常家庭照护中对于特殊状态下的新生儿或正常足月儿也适用。对于新生儿肠胀气、肠绞痛、乳头混淆、体重增长不理想、厌奶、哭闹难以安抚等情况，都可以考虑使用袋鼠式护理，对新生儿、母亲和家庭都有益处。

袋鼠式护理对新生儿、母亲和家庭的益处

新生儿	母亲	家庭
稳定心率和呼吸速率	减少母婴分离	增进亲情和依恋
减少医疗过程中的疼痛和压力	促进母乳分泌	提高照料新生儿的信心
保持体温	减少焦虑和抑郁	促进家庭成员间的合作
降低感染风险	促进母婴互动	
提高认知和感知能力	促进产后康复	
促进情感发展		
促进母乳喂养		

新生儿出生后大脑继续快速发育，早期的支持性触摸，如袋鼠式护理或抚触有助于新生儿神经发育，改善新生儿大脑的各项功能，如注意力、情感反应、自我调节等，从而提高新生儿的认知，促进情感和行为发展，特别是对住在重症监护室的危重新生儿，可以减少重症监护室里负面刺激（噪声、光线、疼痛）所带来的不良影响。早期和持续的袋鼠式护理对新生儿的大脑发育有持久的影响，在重症监护室期间是如此，出院回家后也是如此，影响会贯穿宝宝的一生。

需要注意的是，尽管袋鼠式护理对新生儿有很多好处，但并不是所有的新生儿都适用，以下是一些可能不适合采用袋鼠式护理的情况：①新生儿存在呼吸困难，临床情况尚未稳定；②新生儿有先天性心脏病或其他严重心血管疾病；③新生儿存在严重的出血倾向；④新生儿严重的低体温，需要暖箱复温；⑤新生儿患有严重的感染性疾病或传染病，如肺结核、乙肝；⑥新生儿需要进行紧急手术或其他治疗；⑦新生儿的母亲存在某些健康问题，如严重的高血压、心脏病、癫痫、精神疾病等，不能承受袋鼠式护理的体力负担，而无其他家庭成员可以替代实施。

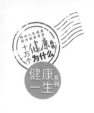

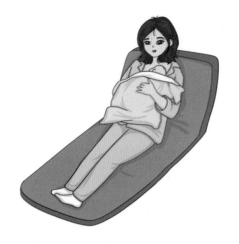

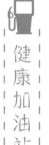

健康加油站

袋鼠式护理应该持续多久

新生儿出生后可以尽早采用袋鼠式护理，推荐采用持续性袋鼠式护理，每天 24 小时不间断执行。如果无法提供持续性袋鼠式护理，则推荐间断性袋鼠式护理。在就医过程（如足底采血、静脉输液和测量体温）中可以继续采用袋鼠式护理，使宝宝更加舒适。

袋鼠式护理的注意事项

家长的姿势和衣着　实施袋鼠式护理的家长需要找到一个舒适、安全的座位，将背部完全靠在椅背上。同时，需要确保腿部平稳、不晃动，以避免新生儿在袋鼠式护理过程中掉落或滑落。

家长应穿着合适的衣服或使用专用的束带 / 毛衣 / 围巾以确保能够将新生儿贴身抱在自己的胸前，使家长在与新生儿长时间皮肤接触时更舒适，行走更方便，并避免衣服或饰品对新生儿的伤害。

新生儿的姿势　家长需要将新生儿放置在自己胸前，确保新生儿头部与颈部在同一水平面上。同时，需要确保新生儿的颈部和背部得到支撑，防止出现颈部下垂或背部过度弯曲等不安全姿势。

　　皮肤接触　袋鼠式护理需要将新生儿贴身抱在家长胸前，以实现皮肤接触。需要确保新生儿胸腹部皮肤与家长的胸腹部皮肤接触，未与家长身体直接接触的部位可使用袋鼠式护理斗篷、毯子及帽子全部遮盖，以防受凉及水分丢失，从而达到最佳的温度调节和情感交流效果。

　　监测新生儿状况　袋鼠式护理过程中，家长需要时刻监测新生儿的状况，包括呼吸、心率、体温等指标。如发现异常情况，需要及时采取措施，确保新生儿的安全。

　　适时更换姿势　袋鼠式护理过程中，家长需要适时更换姿势，避免新生儿长时间处于同一姿势而引发疲劳或不适。家长应该根据新生儿的需要和自己的舒适程度适时转换姿势。

袋鼠式护理有哪些注意事项

（樊利春）

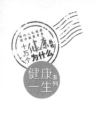

32. 如何应对**新生儿哭闹**

哭闹是新生儿对体内或体外不适刺激的一种反应，是新生儿表达需求和痛苦的方式。父母十分有必要学会正确回应新生儿的哭闹，否则不仅会对新生儿的早期发展造成影响，还会直接导致父母的焦虑和压力，甚至引发抑郁。

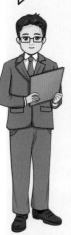

新生儿哭闹可分为生理性和病理性两类。

生理性哭闹　哭声有力，除哭闹外无其他异常表现。主要原因为饥饿、口渴、鼻塞、排尿排便、烦躁、无聊等。父母需要通过日常观察，摸清新生儿生理性哭闹的规律，以便更有针对性地采取措施，使宝宝尽快恢复平静。

病理性哭闹　指由各种疾病导致的不适感引起的哭闹，以腹痛、耳痛、头痛、口腔痛常见。病理性哭闹在发生前期新生儿常有烦躁不安的表现，哭闹常较剧烈且持续。

父母要学会观察新生儿哭闹的时间和环境，哭声的高低、强弱、发作特点、哭闹前后的表现。要注意新生儿面色、神态，体表及口腔、耳、鼻和咽喉部等有无炎症、损伤和异物，尤其要注意有无腹部隆起、包块。如有异常，应及时就医。

可以按照这样的顺序查找新生儿哭闹的原因：首先检查纸尿裤，确认宝宝是否在用哭闹提醒家长更换纸尿裤；哭闹是否为宝宝受到某种刺激后的反应，如接种疫苗；如果宝宝从最初的哼唧发展到呜咽，直至出现烦躁或愤怒的暴发性哭闹，被抱起时会有明显缓解，那么很可能是需要安抚；如果宝宝哭闹的时间正好与哺乳时间一致，则很可能与饥饿有关。

此外，还可以看看是否因为衣服不平整或纸尿裤过紧造成宝宝不适；手指、脚趾有没有被衣服或头发缠绕住（男宝宝还要检查隐私部位有没有被缠住）；全身有无皮疹（夏秋季要注意有无蚊虫叮咬）；是否存在发热或者体温过低情况；室内温度是否过高或过低，宝宝衣被是否过多；如果尝试和宝宝互动无效，就要考虑是否患有肠绞痛或其他疾病。经过一段时间的摸索，大多数家长基本可以掌握宝宝不同哭声所传递的信息，并给予宝宝准确的回应和帮助。

健康加油站

婴儿饥饿的哭闹特征

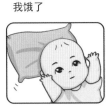

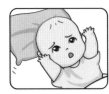

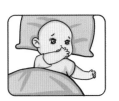

我饿了

| 跃跃欲动 | 张开嘴巴 | 转头，觅食 |

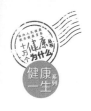

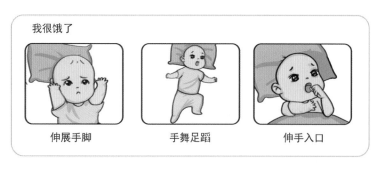

我很饿了

伸展手脚   手舞足蹈   伸手入口

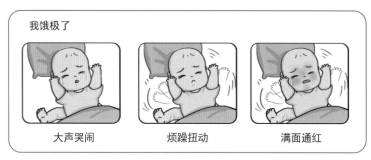

我饿极了

大声哭闹   烦躁扭动   满面通红

（樊利春）

33. 如何进行**新生儿抚触**

通过触摸新生儿的皮肤和机体，可以增加宝宝对外界环境的认知，并在此过程中加深亲子之间的感情。

专家说　新生儿抚触的作用

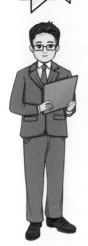

　　促进生长发育　抚触可以刺激新生儿的神经系统和皮肤感受器，帮助新生儿更好地适应外界环境，促进生长发育，对于早产儿或低体重儿来说更为重要。

　　建立亲密关系　抚触可以建立父母与孩子之间的联系和亲密感，有助于建立安全的依恋关系。通过抚触，父母可以向新生儿传递爱和安全感。

　　缓解疼痛　抚触可以帮助新生儿放松，提升舒适感，从而缓解疼痛和不适。

　　促进新生儿睡眠　抚触可以让新生儿感到放松，有助于促进睡眠，提高睡眠质量。

新生儿抚触的方法和注意事项

　　头部　用手指轻轻抚摸新生儿的头部，可以从额头往后推，或从耳朵向前推，不要用力，避免引起不适。

　　胸部和腹部　轻轻抚摸新生儿的胸部，从上往下推，用手指慢慢按摩新生儿的胸部和腹部，可以促进肠蠕动，缓解新生儿胀气。应该避免过度刺激新生儿的腹部，以免引起不适或腹泻。

　　手臂和腿部　轻轻握住新生儿的手臂，从肩膀往下推，用手指慢慢按摩新生儿的手臂，可以让新生儿放松。轻轻握住新生儿的小腿，从大腿向下推，用手指慢慢按摩新生儿的小腿和脚，可以促进血液循环。

关键词

新生儿抚触　抚触步骤　抚触位置

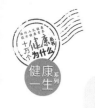

背部　轻轻抚摸新生儿的肩膀，从上往下推，用手指慢慢按摩新生儿的背部，可以帮助新生儿放松，促进睡眠。

需要注意的是，在进行新生儿抚触时，动作要轻柔，注意卫生，避免对新生儿造成伤害。抚触时间不宜过长，一般 5~10 分钟即可。如果新生儿不喜欢抚触，应及时停止。

健康加油站

新生儿抚触步骤

用拇指由眉心推至太阳穴

由下向上画笑脸

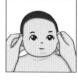
上下轻揉耳朵

从中间到两侧拂过额头

从上向下抚摸胸腹部

顺时针抚摸肚子

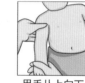
用手从上向下抚摸手臂

按摩手背，数手指

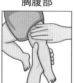
用手从上向下按揉腿部

用大拇指交替捋脚背

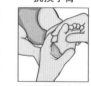
用大拇指交替推脚趾

按揉脚趾头

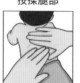
双手从上向下抚摸背部

四指并拢画圈按摩

拇指从内向外推背

从下至上提起脊背

（樊利春）

34. 在新生儿阶段哪些做法不利于**大脑发育**

在新生儿期大脑快速发育，神经元细胞之间的连接（即神经突触）处于不断形成和加强阶段，是决定一个人的智力和学习能力的基础阶段。如果在这个时期新生儿没有得到足够的刺激，或者接受了一些错误的养育行为，将导致神经元之间的连接不够充分，会对孩子今后的智力和学习能力产生长期不良影响。

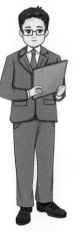

大脑发育不仅与孩子的智力和学习能力有关，还与情感和社交发展密切相关。在新生儿期，如果缺乏与家长的亲密联系，会阻碍他们今后发展形成健康的情感和社交技能，不利于在成长过程中与他人建立更加良好的关系。

为了促进新生儿的大脑发育，提供丰富的刺激和亲密的亲子关系非常重要。适当的早期干预和关注，以及避免一些不利于大脑发育的行为，对新生儿大脑发育可产生积极影响。

不利于新生儿大脑发育的行为

缺乏刺激　新生儿需要适当的刺激来促进神经元之间的连接。如果新生儿长时间处于单调的环境中，缺乏适当的刺激，可能影响他们的大脑发育。

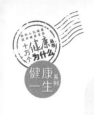

长时间电子屏幕暴露 过多的电子屏幕暴露时间可能影响新生儿的大脑发育，电视、电脑、手机等的电子屏幕释放出的蓝光对新生儿的眼睛不利，同时也会影响他们的睡眠质量。

缺乏交互反应 新生儿需要与父母或其他照顾者进行交互反应，如观察表情、听声音、感受触摸。如果新生儿长时间处于缺乏交互反应的环境中，有可能影响他们的社交和情感发展，进而影响大脑发育。

营养不良 合适的营养供给对于新生儿的大脑发育非常重要。如果新生儿缺乏足够的营养摄入，有可能影响他们的大脑发育。

睡眠不足 良好的睡眠对于大脑发育非常重要。如果新生儿没有得到足够的睡眠，可能影响他们的神经系统发育，并影响他们今后的学习能力和注意力。

为了促进新生儿的大脑发育，家长应该在照护过程中避免以上不良行为，尽可能提供足够的刺激和交互，确保新生儿得到适当的营养和睡眠，这将有助于他们的大脑发育。

（樊利春）

35. 如何促进新生儿
早期感官发育

关键词

感官发育　感官刺激　大脑发育

感知觉是新生儿认识世界和认识自我的重要手段，是早期发育最迅速的能力。新生儿的早期感官发育对大脑和情感发展有着重要的影响。

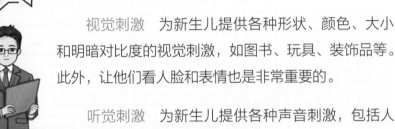

促进新生儿早期感官发育的方法

　　视觉刺激　为新生儿提供各种形状、颜色、大小和明暗对比度的视觉刺激，如图书、玩具、装饰品等。此外，让他们看人脸和表情也是非常重要的。

　　听觉刺激　为新生儿提供各种声音刺激，包括人声、音乐、自然声音等。和他们说话、唱歌、模仿动物的叫声都可以帮助他们发展听觉。

　　嗅觉和味觉刺激　为新生儿提供不同气味和味道的刺激，如让他们去闻不同的花香、食物香味等。

　　触觉刺激　为新生儿提供轻柔的触摸、拥抱和按摩等触觉刺激，帮助他们建立安全感和信任感。同时让他们接触各种材质的玩具、毛毯等也是很有帮助的。

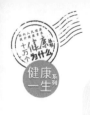

综合刺激　和新生儿进行亲子交流，如对他们表演、讲故事，有助于建立情感联系，促进语言发展。

促进新生儿早期感官发育需要提供多种刺激和关注，以及安全、舒适的环境，与新生儿亲密的交流也非常重要，这将有助于新生儿的健康成长和全面发展。

（樊利春）

视觉
听觉
触觉
玩具

36. 如何为新生儿选择玩具

　　刚出生的新生儿就已经具备了视、听、触的能力，他们通过感受外界的颜色、声音和触摸物体来促进大脑发育，尽快适应外界环境，这是新生儿独特的学习能力。在这个时期给予新生儿适当的刺激能加快视觉、听觉和触觉的发展。父母可以通过选择合适的玩具来促进新生儿感官能力的发展。

专家说

　　新生儿的视觉、听觉和触觉能力发育有其各自的特点，父母应该根据特点选择能刺激新生儿感官能力发展的玩具。

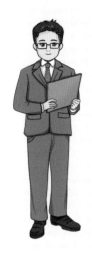

视觉

新生儿的眼球前后直径比较短，视力发育不健全，仅有光感或只能感到眼前有物体移动，因此这个时期应该选择色彩鲜艳的玩具，如红色小球、悬挂的彩灯等。新生儿的视神经对黑白两色有反应，后期随着能力发展更喜欢红色，因此早期可以选择一些黑白分明的玩具，如黑白无字卡片等，后期可以悬挂一些红色物品刺激视觉。新生儿喜欢观察人脸或带有人脸的照片，可以在他们的小床周围放置父母与家人的照片。

听觉

与视觉不同的是，胎儿在子宫内就拥有了听觉能力，能感受到父母的胎教音乐并作出回应，所以新生儿出生时的听力就很强。新生儿的眼睛会朝向发光处，不会追随光源移动，但当光和声音同时出现后，就会将头转向光和声音发出的方向，这说明新生儿听觉能力比视觉能力强，所以可以选择一些能发声的玩具，如沙锤、摇铃以及拨浪鼓等来刺激他们的听觉。

触觉

新生儿能感受不同温度、质地的物体，且拥有疼痛和触觉感受能力，喜欢接触质地柔软的物体，所以可以给予新生儿一些简单柔软的玩具去开发他们的触觉，如橡胶小球或者绒布娃娃。

总的来说，为新生儿选择玩具是为了刺激他们视觉、听觉和触觉能力的发展，因此要选择色彩鲜艳、黑白分明（最好是以黑、白、红三色为主要颜色）、能发出悦耳声音且质地柔软的玩具。

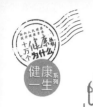

为新生儿选择玩具的注意事项

强光和大分贝的声音不仅不会对新生儿视觉和听觉产生良性刺激，反而会损伤他们的视力和听力，所以为新生儿选择玩具时不要选择带强烈闪光和尖锐声音的玩具。

此外，给新生儿触摸的玩具应注意清洁消毒；新生儿皮肤薄嫩，不能选择带有尖锐边角的玩具；父母有过敏性鼻炎史的，不能为新生儿选择毛绒玩具。

两项适合新生儿的游戏

视觉游戏（目光追随）

目的

- 促进新生儿视觉感应。
- 视觉发展的开端训练。
- 增加分辨光与暗的视觉能力。

准备用物

黑白无字卡片、色彩鲜艳的玩具和物品。

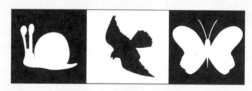

方法

- 新生儿觉醒时，家长轻拍新生儿上臂打招呼："宝宝（名字），我们要玩游戏啦！"
- 将新生儿仰卧或半卧放在家长膝上，拿出色彩鲜艳的玩具或黑白无字卡片，放在距离新生儿视线 20~30cm 处，引起新生儿的注意，然后慢慢左右移动玩具或卡片，新生儿会移动头部、转动眼睛追随物品。
- 新生儿容易疲劳，当他对视听刺激无反应时，游戏应暂停。休息片刻，待新生儿对刺激有反应后再开始。

时间

每次 3~5 分钟，逐渐增加至每天 3~5 次。

听觉游戏(铃儿响叮当)

目的

- 促进新生儿听觉、语言、感觉能力发展。
- 听觉发展的开端训练。
- 与父母建立亲密关系。

准备用物

摇铃、可以发出柔和声音的玩具。

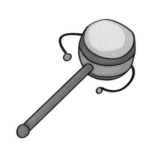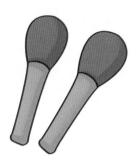

方法

- 新生儿觉醒时,家长轻拍新生儿上臂打招呼:"宝宝(名字),我们要玩游戏啦!"
- 将新生儿仰卧或半卧放在家长膝上,在新生儿头部一侧轻轻摇铃,清脆的铃声会引起新生儿的兴趣,让他随着铃声转动头部和眼睛寻找铃声方向,新生儿会手舞足蹈。
- 新生儿容易疲劳,当他对视听刺激无反应时,游戏应暂停。休息片刻,待新生儿对刺激有反应后再开始。

时间

每次训练8~10分钟,每天数次。

(樊利春)

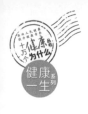

37. 新生儿有"**学习**"能力吗

关键词

学习能力 感知 模仿

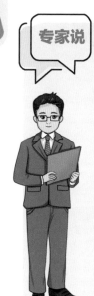

与成人相比，新生儿大脑占全身重量的比例更大，新生儿脑重为成人脑重的 1/3，出生时已经具备了成人脑所具备的沟回，可通过视、触、听、嗅等方式对外界刺激作出回应，表现出极强的学习能力。

专家说

新生儿出生时仅有光感，到出生后 1~2 周后头眼可以追随光源移动。皮肤通过触及不同的事物产生不同的皮肤感觉，如有不适则表现为哭闹、扭动等，这是新生儿在对生存和适应外界环境的学习。出生后不久，新生儿外耳道残留羊水逐渐排出，听觉能力逐渐提高，通过感知不同的音调和音色，可以表现出不同的反应，这也是学习认识这个世界的表现。

新生儿刚出生时，嗅觉和味觉已经发育得很完善，有研究发现，在新生儿头部两侧各放一个有自己母亲乳汁的奶垫和有其他母亲乳汁的奶垫，6 日龄新生儿能准确转向自己母亲用过的奶垫一侧，因此在新生儿出生后早期已有部分学习辨别能力。

新生儿可以区别不同浓度的甜味，但对咸味没有反应，因此在新生儿阶段可以很容易喜欢一种最初只引起消化反应的味道或常人认为难吃的食物。从神经学的角度讲，人们所做的任何事情都会对孩子的大脑产生影响，所以新生儿具备学习能力，这与养育环境有密不可分的关系，新生儿的学习能力从某种角度来讲取决于环境对他们的塑造。

如何提升新生儿的学习能力

视觉上，可给予新生儿黑白卡片或颜色鲜亮的物体，让其在新生儿的视野内移动，训练新生儿跟踪追物的能力，提高视线的灵活性，增强视觉的分辨能力。随着年龄增大，待宝宝能辨别颜色时，可加强言语刺激，如"这是红色苹果""这是黄色香蕉"等。

听觉上，在排除听力障碍的前提下，平时多与宝宝面对面交谈，如"嗨""我的好宝宝""蹦蹦""跳跳""棒棒"等简单词汇，训练宝宝看大人口型发"α、o、e"等元音；当宝宝发现自己能发出类似的声音时会感到无比开心。可以带宝宝到户外听流水、鸟叫、风吹树叶的声音，并告诉他这是来自哪里的声音。

触觉上，在保障安全的情况下，让宝宝去亲身感知冷、热、硬、软的物体，以提高他对外界事物的认知；可通过一些行为锻炼提高他对自身能力的认可，如让宝宝趴在床上，爸爸妈妈用玩具逗引，训练宝宝用自己的手臂支撑，以便为之后学习爬行做好准备。

宝宝具有极高的模仿能力，出生后的前 3 个月父母可在宝宝面前尝试作出抬头翻身的动作，起初爸爸妈妈和宝宝一样处于俯卧位，然后翻身给宝宝看，让宝宝自己去模仿翻身。爸爸妈妈可对宝宝发出咿呀音，宝宝会以相同的音调回应；爸爸妈妈可以用不同的表情、音调与宝宝面对面沟通，宝宝可逐渐学习到不同音调和面部表情所表达的情绪。

（樊利春）

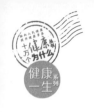

38. 新生儿
应该接种哪些**疫苗**

关键词

疫苗接种 卡介苗 乙肝疫苗

疫苗接种是一种简单、安全、有效的预防传染性疾病的方法，通过激活新生儿免疫系统对特定疾病的免疫反应，疫苗可以帮助宝宝的免疫系统更高效地抵御感染。未来如果病毒或细菌再次侵袭，宝宝的免疫系统就知道应该如何应对了。

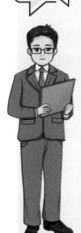

专家说

疫苗可以保护儿童远离严重疾病甚至死亡的威胁，对于免疫系统尚在发育阶段的婴幼儿来讲尤为关键。按照我国儿童免疫规划程序要求，新生儿应及时接种卡介苗和乙肝疫苗。

新生儿应该接种的疫苗名称、作用和时间

疫苗名称	作用	推荐接种时间
卡介苗	可预防结核分枝杆菌感染，防止患严重类型的结核病，如结核性脑膜炎、粟粒型结核	出生当天
乙肝疫苗	可预防乙型肝炎病毒感染，防止患乙型病毒性肝炎	出生当天、1月龄、6月龄

注：一些特殊情况下，医生会根据宝宝的情况建议延迟甚至不接种疫苗，如早产儿、免疫缺陷儿、宫内窘迫儿。

第四章 新生儿护理

疫苗接种后常见不良反应及应对措施

　　疫苗接种对于绝大多数宝宝来说是安全的。接种疫苗后，宝宝可能会哭闹，但通常会在拥抱或喂食后安静下来。但疫苗对于人体毕竟是"异物"，有少数接种者会发生轻微不良反应，如接种部位局部红肿、疼痛、硬结等，或出现发热、乏力等症状。近几年，我国每年预防接种大约 10 亿剂次，经过调查诊断与疫苗接种有关且较为严重的不良反应很少，发生率很低。

常见不良反应及应对措施

疫苗接种后常见不良反应及应对措施

不良反应	应对措施
哭闹	发生率最高，通过拥抱、安抚一段时间，大部分新生儿能很快安静下来
发热	轻微发热（体温 37.5~38.5℃），同时伴有精神萎靡、食欲减退、恶心、呕吐等症状。一般无须处理，注意不要洗澡，多休息。注意接种部位的保护与清洁，不要让宝宝用手抓接种部位。若发热时间过长，且体温超过 38.5℃，出现精神萎靡、咳嗽等异常症状，应尽快就医
接种部位硬结、红肿、化脓、溃疡	接种卡介苗后，大多数宝宝接种部位会出现红肿化脓，最后留下一个小瘢痕，这一过程会持续 2~4 个月，注意不要触碰导致感染。其他的疫苗红肿情况会比较轻，红肿及硬结直径 <15mm，一般不需要特殊处理。若发现硬结增大、红肿不适严重，宝宝哭闹异常，应及时就医
皮疹	宝宝对于疫苗里的成分，如乳胶、鸡蛋清产生的过敏反应通常表现为皮疹，一般会出现在疫苗接种后的 72 小时内，过几天就会自行消退。父母应密切关注皮疹的状态，出现异常及时就医

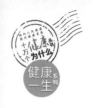

如过敏性休克、晕厥、血管神经性水肿，发生率极低，即使发生，绝大多数发生在接种后半小时内，接种完成后家长应带着宝宝在医疗机构内留观 30 分钟以上，一旦发生严重不良反应，可及时就医处理。

通过预防接种建立免疫屏障，在保护受种者的同时，也保护了受种者周围人群。家长应理性看待疫苗接种的不良反应，做好预防措施，让宝宝健康、安全地接种疫苗。

（樊利春）

39. 新生儿需要额外补充哪些**保健品**

这里所说的"保健品"主要指新生儿专用的维生素制剂、钙剂、二十二碳六烯酸（DHA）制剂等。随着经济社会的发展，越来越多的家长开始关注婴幼儿营养情况，都希望自己的宝宝是健康的，很多人认为补充营养制剂很重要，却忽视了过量摄入可能会对宝宝身体造成的伤害。

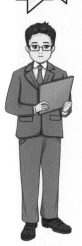

正常母乳和配方奶粉喂养的新生儿，母乳和配方奶粉中均含有足够的必需营养物质，已经能够满足新生儿生长发育的需要。只要新生儿身体健康，无特殊疾病，并不需要额外补充保健品。但还有一些营养物质，母乳和配方奶粉提供的量不足以满足新生儿的需求，如维生素 A、维生素 D，则需要适当补充，家长应按照宝宝的情况合理选择。

补充维生素 D 和钙剂

维生素 D 是一种脂溶性维生素，可调节人体钙、磷代谢，维持骨骼正常生长发育等；充足的维生素 D 对于胎儿期和儿童期的骨骼发育、神经肌肉系统发育至关重要。此外，维生素 D 还有促进皮肤细胞生长、分化及调节免疫功能的作用。

由于宝宝自身合成维生素 D 的量往往不够，加上乳汁中维生素 D 含量不足，建议新生儿出生后应尽早开始补充维生素 D，每日 400U，以预防维生素 D 缺乏及不足，保证生长发育所需。自出生第 1 周开始，早产儿、低体重儿、多胎儿补充维生素 D 800~1 000U/d，3 个月后改为 400U/d。通常情况下新生儿无须补充钙剂。

补充维生素 A

维生素 A 也是一种脂溶性维生素，对眼睛的暗视觉十分重要。维生素 A 还具有维持上皮细胞完整性、促进生长发育、提高免疫功能等多方面作用。

关键词 @

保健品 维生素 铁元素

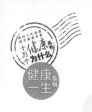

宝宝自身不能合成维生素 A，需要额外补充。为预防维生素 A 缺乏，新生儿出生后应及时补充维生素 A 1 500~2 000U/d，持续补充到 3 岁；早产儿、低体重儿、多胎儿应在出生后补充口服维生素 A 制剂 1 500~2 000U/d，前 3 个月按照上限补充，3 个月后可调整为下限。

新生儿维生素 A、维生素 D 同步补充是我国专家根据大规模流行病学数据得出的推荐意见，适合目前我国儿童现状。

（樊利春）

40. 新生儿需要常规
进行**健康体检**吗

通过健康体检能及时了解新生儿身体发育状况，保证其健康成长，故新生儿需要定期进行健康体检。

新生儿健康体检的益处

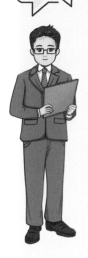

婴幼儿期宝宝生长发育迅速，定期给宝宝进行健康体检，不但可以了解宝宝的生长发育情况，同时还可以尽早发现一些症状不明显且发病缓慢的疾病，如先天性心脏病、遗传代谢性疾病，使这些疾病能得到很好的治疗。另外，在健康体检时，儿童保健医生会给予家长科学的育儿指导，使家长了解宝宝喂养、护理、保健和疾病预防、早期发展等方面的知识，促进宝宝的健康成长。

宝宝出生后到 3 岁通常需要进行至少 10 次健康体检，而新生儿期要接受 2 次健康体检。

新生儿健康体检的内容

宝宝刚出生时需要进行常规检查，包括测量头围、身长、体重，查看宝宝皮肤的颜色，检查宝宝心脏是否有杂音、呼吸是否正常、肌肉紧张程度和活动是否符合标准；同时宝宝要进行听力筛查、眼病筛查，看听力、眼睛发育是否正常。

新生儿出生后会采集足跟血进行遗传代谢性疾病筛查，国内各地区筛查项目并不完全相同，一般会免费筛查甲状腺功能减退症、苯丙酮尿症、葡萄糖 -6- 磷酸脱氢酶缺乏症（俗称蚕豆病）。

新生儿在出生第 1 个月会进行 2 次健康体检。第 1 次在出生后 7 天内，主要是测量身长、体重、头围，查看宝宝的皮肤黄疸情况，脐带是否脱落，脐部是否红肿流脓，以及四肢活动情

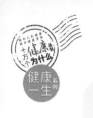

况，进行眼病筛查及视力评估等。第 2 次在满月时，在社区卫生服务中心或乡镇卫生院接受全面的健康检查。

之后，还需要对一些宝宝进行听力筛查的复筛，即出生 42 天内初筛未通过或初筛可疑，甚至初筛已经通过，但属于听力损失高危儿（如曾在重症监护病房住院）的宝宝。

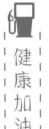

新生儿的视力筛查方法

儿童早期是视力发育的关键期和敏感期，发生在此时期的眼部疾病，如先天性眼病、屈光不正、弱视和斜视等，如不能早期发现、及时干预，往往会影响儿童视力发育，导致视力异常。为了实现视力问题的早发现、早治疗，家长应按照基本公共卫生服务规范的要求，定期带宝宝接受视力筛查。

检查眼外观

观察眼睑有无缺损和上睑下垂，眼部有无脓性分泌物、持续流泪，双眼球大小是否对称，角膜是否透明、双侧对称，瞳孔是否居中、形圆、双侧对称，瞳孔区是否发白，巩膜是否黄染。

视觉行为筛查

光照反应　在室内自然光线下用手电灯快速移至新生儿眼前照亮瞳孔区，重复多次，两眼分别进行。正常的新生儿会出现反射性闭目动作。

瞳孔对光反射　在室内自然光线下，自新生儿眼前正前方用手电灯照亮其瞳孔区，重复多次，注意两眼分别进行，不要同时照射两眼。正常的新生儿被照射眼瞳孔缩小，为直接对光反射存在；非照射眼同时出现瞳孔缩小，为间接对光反射存在。

追光反应或红球反应　室内自然光线下，用手电灯或直径 5cm 左右色彩鲜艳的红球在新生儿眼前 33cm 距离缓慢移动。正常的新生儿对光源或红球有短暂寻找、追随注视。

视动性眼震　用一个有条纹的图案在新生儿眼前转动，被检眼出现冲动性水平摆动就是正常的。

红光反射检查　在暗室进行，检查者距离新生儿一臂外（30~45cm），用直接检眼镜（屈光度调至"0"D）分别观察新生儿两眼瞳孔中反射的红光亮度、颜色均匀度、有无暗点等。正常的新生儿单、双眼红光反射阴性或正常；双眼反射颜色、强度、清晰度都一致，没有混浊或红色反光中未出现白斑。

（樊利春）

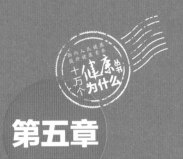

第五章

婴幼儿养育

科学喂养

1. 宝宝出生后为什么要补充**维生素 D**

关键词

母乳是婴儿最理想的食物，能满足 6 月龄内婴儿生长发育所需要的全部能量和水。但母乳中维生素 D 含量少，不能满足宝宝生长所需，需要在出生后尽快补充。

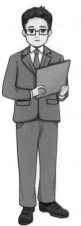

专家说

维生素 D 在体内的作用是通过促进母乳中钙的吸收和利用，减少尿中钙的排出等机制，发挥调节和维持体内钙磷水平在正常范围、维持神经肌肉功能正常、使骨骼能够正常生长等生理功能。维生素 D 缺乏会影响钙的吸收，出现钙缺乏，严重时甚至引发佝偻病。

刚出生的宝宝体内获得维生素 D 的途径有三个：少量源于母体维生素 D 的储备、从乳汁中吸收维生素 D、通过日光照射皮肤在体内合成维生素 D。新生宝宝往往限于各种条件得不到充足的日光照射，机体自身合成维生素 D 的量不足以满足机体的需求；婴儿期生长发育极快，骨骼生长迅速，钙磷代谢活跃，这些过程均需要足够维生素 D 的参与，母乳中维生素 D 含量低，因此，单纯依靠母乳喂养不能满足新生宝宝每日对维生素 D 的需要。所以宝宝出生后，即使是母乳喂养，也需要每日补充维生素 D。

维生素 D　骨骼生长

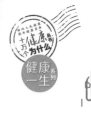

维生素 D 的补充方法

在医生指导下补充维生素 D 制剂　宝宝出生后数日，喂养情况稳定后，可在医生的指导下每日补充 10μg（400U）维生素 D。可在母乳喂养前先将维生素 D 滴剂定量滴入宝宝口中，之后再进行母乳喂养。配方奶粉喂养的宝宝，需要查看配方奶粉标注的维生素 D 含量，按照每日 700mL 奶量估计，如配方奶能够提供 10μg 维生素 D（400U），则不用额外补充，否则也需要适量补充维生素 D。早产儿、低体重儿应从出生后开始每日补充维生素 D 20~25μg（800~1 000U），3 个月后改为每日补充 10μg（400U）。

多晒太阳　体内维生素 D 的主要来源是日光照射皮肤在机体内转化而成，可以选择温度适宜的天气带满月后的宝宝到户外活动，适当让宝宝的皮肤晒太阳。隔着玻璃窗晒太阳效果比较差，因为玻璃可以反射和吸收阳光中的部分紫外线。

通过食物补充　通过食物补充维生素 D 的效率比较低，动物肝脏、奶类、蛋黄中维生素 D 的含量相对较高。

（杨　琦）

2. 为什么**早产宝宝**需要额外补充**营养素**

早产儿是指孕期不足 37 周出生的新生儿。由于早产儿未足月就出生，易出现营养不良。

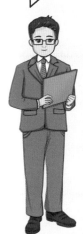

早产宝宝出生后可能出现的情况

①体内自身营养素储备不足，加上出生后生长速度加快、新陈代谢增强，在出生后急需各类营养素的保障和补充；②生理系统或器官功能发育不完善，如吸吮能力差、吞咽能力不协调等，可能导致营养素需求多但胃容量和消化能力不足，影响营养素消化吸收；③有些宝宝可能伴有其他疾病，影响对乳汁中营养素的吸收。因此，早产儿喂养策略和营养素补充需要由专业人员进行个体化评估后确定。

早产宝宝的营养素补充建议

早产儿出生后首选母乳喂养，产妇在产后尽早开奶，充分利用初乳，为早产儿及时补充相应的营养素。

一般出生后数天内开始补充维生素 D 20~25μg/d（800~1 000U/d），3 个月后改为 10μg/d（400U/d），直至 2 岁。该补充量包括食物、日光照射、维生素 D 制剂中的维生素 D 含量。

出生后 2~4 周开始补充铁元素 2mg/（kg·d），酌情补充至纠正 12 月龄。使用母乳强化剂、强化铁的配方奶粉及其他富含铁的食物时，可酌情减少铁剂的补充剂量。

钙推荐摄入量为 70~120mg/（kg·d），磷推荐摄入量为 35~75mg/（kg·d）。所有矿物质推荐量包括配方奶粉、人乳强化剂、食物和钙磷制剂中的含量。

此外，应在医生的指导下补充维生素 A、长链多不饱和脂肪酸等营养素。

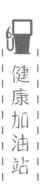

健康加油站

营养风险程度分级是早产儿出院后个体化营养指导的基础。通常应由新生儿科医生在早产儿出院前完成首次评估，出院后随访时仍应继续动态评估并调整早产儿营养风险程度分级，据此调整喂养方案。

早产儿营养风险程度分级

评估内容	风险程度分级		
	高危	中危	低危
胎龄 / 周	<32	32~34	>34
出生体重 /g	<1 500	1 500~2 000	>2 000
胎儿生长受限	有	无	无
经口喂养	欠协调	顺利	顺利
奶量 /mL·kg^{-1}·d^{-1}	<150	≥ 150	≥ 150
体重增长 /g·d^{-1}	<25	≥ 25	≥ 25
宫外生长迟缓	有	无	无
并发症[*]	有	无	无

注：*，并发症包括支气管肺发育不良、坏死性小肠结肠炎、消化道结构或功能异常、代谢性骨病、贫血、严重神经系统损伤等任意一种。资料来源于《妇幼保健机构儿童营养与体格生长门诊服务指南》。

（杨　琦）

3. 为什么建议纯母乳喂养的宝宝 **6个月**开始添加**辅食**

母乳含有丰富的、能够满足 0~6 个月婴儿生长发育所需的全部营养，那么随着宝宝一天天长大，什么时候开始添加辅食合适呢？

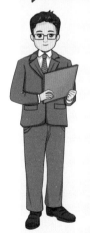

研究表明，从营养素需求的角度，宝宝满 6 月龄，母乳中所含的能量和营养素已经不能满足其生长发育的需要，应当在继续母乳喂养的基础上引入其他营养丰富的食物。从器官发育的角度，宝宝 6 月龄时，胃肠道及消化器官、消化酶的发育已相对成熟，宝宝的口腔运动功能，味觉、嗅觉、触觉等感知觉均趋于成熟，已准备好接受新的食物。此外，6 个月前后也是婴儿行为发育的关键时期，添加辅食有助于宝宝逐步适应不同食物，促进味觉发育，锻炼咀嚼、吞咽和消化功能，培养良好的饮食习惯，避免日后挑食和偏食。纯母乳喂养的婴儿建议 6 月龄起在继续母乳喂养的基础上开始添加辅食，引入各种营养丰富的食物。过早或过迟添加辅食均可能对婴儿的生长发育产生不利影响。

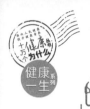

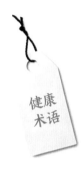

健康加油站

什么样的食物适合作为婴幼儿辅食

世界卫生组织（WHO）推荐，适合婴幼儿的辅食应该满足以下条件：富含能量、蛋白质以及铁、锌、钙、维生素 A 等营养素；未添加盐、糖以及其他刺激性调味品；质地适合不同月龄的婴幼儿；婴幼儿喜欢；当地生产且价格合理，家庭可负担，如肉、鱼、禽、蛋类以及新鲜的蔬菜和水果；作为婴幼儿辅食的食物应该是安全、优质、新鲜的，但不必追求高价、稀有。

纯母乳喂养

是指母亲完全用自己的乳汁喂哺宝宝，除母乳之外，不给宝宝添加任何食品和饮料，包括水。

辅食

除母乳和 / 或配方奶粉以外的其他各种性状的食物，包括各种天然的固体、液体食物以及商品化食物。

（杨　琦）

4. 为什么宝宝添加辅食首选 **富含铁**的泥糊状食物

在 6 月龄至 2 岁食物转换的过程中，如何选择食物的种类和形式、首先添加哪些营养素以及辅食添加的频次、方法等，均可对宝宝的体格生长、行为发育产生影响。

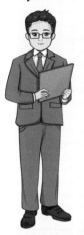

宝宝出生时，体内含有来自母体的铁储备，但在满6月龄时，体内的这些铁储备消耗殆尽，如果不及时补充，可导致宝宝发生缺铁性贫血。铁缺乏和缺铁性贫血还可损害婴幼儿认知发育和免疫功能，需要尽快通过食物补充宝宝身体所需的铁元素。研究表明，这个阶段婴儿对铁元素的生理需要量如果以单位体重计，达到一生中最高。母乳中的铁稳定、好吸收，但含量低，体内储备铁消耗殆尽的情况下急需通过给予富含铁的食物或铁强化配方食品予以补充。建议婴儿6个月时及时添加富含铁的泥糊状食物，如强化铁的米粉、肉泥等，其他铁强化食物还包括铁强化配方奶、强化铁的谷物等。

健康加油站

含铁丰富的食物有哪些

含铁丰富的食物有瘦猪肉、牛肉、动物内脏、动物血等。这些食物不仅铁含量高，而且所含的铁元素很容易被人体吸收利用，是人体铁的最佳来源。蛋黄中也含有丰富的铁，但其吸收率不如肉类。

绿叶蔬菜中含有较丰富的维生素C，可以促进食物中铁的吸收利用，但绿叶蔬菜中同时也含有抑制铁吸收的植酸和草酸，因此，婴幼儿期铁的营养来源不能太过依赖于蔬菜类食物。

关键词

辅食添加　泥糊状食物　富含铁的食物　食物转换

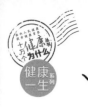

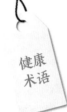

食物转换

婴儿从母乳或配方奶喂养逐步过渡到食用家庭固体食物的过程，称为食物转换，俗称断奶。这一过程从6月龄开始，一直持续到2岁左右。

（杨　琦）

5. **添加辅食**有哪些注意事项

满6月龄时在母乳喂养的基础上添加辅食，是满足婴儿生长发育需要、锻炼宝宝口腔肌肉和舌的运动、促进其语言发育、培养良好饮食行为、促进生长发育潜能发挥的重要手段。

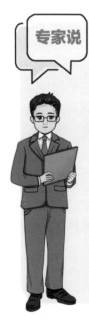

辅食添加应该顺应宝宝各项生理功能的发育过程，遵循"由一种到多种、由少量到多量、由细到粗、少糖无盐"的原则。每次只添加一种新的食物，循序渐进，逐步增加婴儿每日摄入的营养密度，扩展食物种类。

辅食种类的选择从一种富含铁的泥糊状食物开始，如强化铁的婴儿米粉，逐渐增加菜泥、果泥、肉泥、蛋黄、蛋羹、鱼泥等食物种类，从泥糊状食物逐渐过渡到半固体或固体食物，如烂面、肉末、碎菜、水果粒等。比如宝宝 6 个月之后开始添加泥糊状强化铁的婴儿米粉，9 个月可以过渡到带小颗粒的稠粥、烂面、肉末、碎菜等，10~12 个月的食物应当更稠，并可尝试块状食物。1 岁以后吃软烂饭，2 岁左右接近家庭日常饮食。

开始添加辅食时一定要注意循序渐进，每引入一种新的食物应该适应 2~3 天，其间要密切观察宝宝是否出现呕吐、腹泻、皮疹等不良反应，当宝宝适应一种食物后再添加其他新的食物。如宝宝出现不良反应需要及时停止添加，如不良反应轻微，可待不良反应消失后再继续添加；如再次出现不良反应则应及时就诊。

（杨　琦）

6. 为什么要让宝宝 "**自己选择**" 吃多少

科学研究表明，新生儿出生时就已经具备良好的觅食能力和对饥饿的感知能力，并且随着生长发育，宝宝会通过身体活动、面部表情、哭闹行为等来表达饥饿或已经吃饱。那么照料者如何判断宝宝上述行为背后的含义呢？

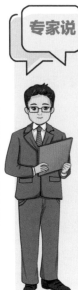

关键词

饥饱感知 喂养方式 回应式喂养 按需喂养

宝宝饥饿时，可能出现以下表现：张嘴，吸吮手指、嘴唇或舌头；从睡眠中醒来，转动头部，好像在寻找乳房；身体活动增多，呈现烦躁、哭闹等不安状态。稍大一点儿的婴幼儿饥饿时看到食物就表现得很兴奋，当小勺靠近时会张嘴、舔吮。

宝宝每次吃奶后会自己放开乳房，表情满足且有睡意，说明宝宝吃到了足够的母乳。稍大些的婴幼儿吃饱了会表现为紧闭小嘴、扭头、吐出食物。

在喂养过程中，父母或喂养者应当细心观察并及时感知、了解婴幼儿发出的饥饿或饱足的信号，并作出恰当的喂养回应，决定开始或停止喂养。尊重婴幼儿对食物的选择，培养进餐兴趣，不强迫进食，这样才能保护宝宝大脑摄食中枢的敏感性，日后才不容易发生过度进食和进食过少的情况。

父母或喂养者还应以正面的态度鼓励婴幼儿以语言、肢体动作等方式发出需要或拒绝进食的请求，增进婴幼儿对饥饿或饱足的内在感受，发展其自我控制饥饿或饱足的能力。

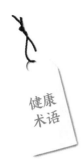

健康术语

回应式喂养

也称顺应喂养，是指要及时地对婴儿发出的进食需求作出喂养回应。

按需喂养

通过识别婴幼儿发出的饥饿与进食信号，在不限制哺乳次数和时长的前提下，立即合理回应进食需要。饥饿是按需喂养的基础，饥饿引起哭闹时应及时喂哺，不要强求喂奶次数和时间，特别是对 3 月龄内的婴儿。

（杨 琦）

关键词 @

母乳喂养 辅食添加

7. 为什么添加了其他食物
还要**继续母乳喂养**

6 个月开始必须为宝宝引入母乳之外的其他营养丰富的食物，那么引入其他食物补充营养，宝宝还需要继续母乳喂养吗？

满 6 月龄后的母乳，不像大家想象的那样失去了营养。研究提示，通过母乳提供的能量仍然能够满足 6~11 个月婴儿生长所需能量的 60% 左右。即便开始添加辅食，母乳仍是宝宝生长所需蛋白质、脂肪及维生素的重要来源。此外，母乳含有非常容

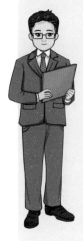

易被宝宝胃肠道消化、吸收的营养素，母乳中含有的免疫因子有助于增强宝宝的抵抗力，预防感染性疾病和过敏性疾病，减少成年期慢性疾病的发生，并可促进宝宝神经和心理发育。世界卫生组织在向全球母亲发出的倡议中提出：在宝宝出生后应纯母乳喂养，6个月开始合理添加辅食，并继续母乳喂养到2岁及以上。添加辅食后继续母乳喂养有利于儿童发育、使儿童免患多种疾病，如哮喘、过敏性疾病，而且具有母子亲密接触和提供舒适状态等诸多益处。

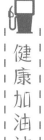

健康加油站

6~24月龄婴幼儿喂养指南

继续母乳喂养，满6月龄起必须添加辅食，从富含铁的泥糊状食物开始。及时引入多样化食物，重视动物性食物的添加。辅食尽量少加糖盐，油脂适当，保持食物的原味。提倡回应式喂养，鼓励但不强迫进食。注重饮食卫生和进食安全。定期监测婴幼儿生长发育指标，追求健康成长。

（杨　琦）

8. 为什么宝宝膳食要多样

食物多样才能满足婴幼儿生长发育所需的营养，并达到膳食平衡的目标。婴儿时期是培养健康饮食行为的最佳阶段，父母要从孩子小的时候开始重视健康饮食行为的培养。

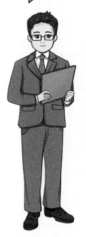

除母乳外，没有任何一种天然食物可以提供或满足人体生长和维持健康所需要的能量和全部营养素。不同食物含有营养成分的种类和数量各有不同，如动物性食物蛋白质含量高，但膳食纤维、水溶性维生素含量相对较少，植物性食物（如蔬菜、水果）的营养素组成正好与之相反。在日常膳食中需要选用多类别、多品种的食物，使不同类别食物所含的营养素之间"取长补短"，合理搭配，才能满足人体对能量和各种营养素的需求，也就是说，只有经过合理搭配的由多种食物组成的膳食，才能满足人体对能量和各种营养素的需要，对于生长发育期的婴幼儿也是如此。

宝宝膳食应该包括谷类和薯类、动物性食品、蔬菜和水果类食物，保证食物多样性以满足婴幼儿生长发育所需的营养，并达到膳食平衡的目标。此外，应该鼓励宝宝尝试多种食物，促进健康饮食行为的养成，避免宝宝出现挑食、偏食等不健康的饮食行为。

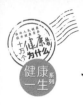

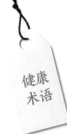

健康术语

食物多样

指一日三餐膳食的食物种类全、品种多。

五大类食物

第一类为谷薯类，包括谷类（含全谷物）、薯类和杂豆；第二类为蔬菜和水果；第三类为动物性食物，包括畜肉、禽肉、蛋、奶；第四类为大豆类和坚果；第五类为烹调油和盐。

（杨　琦）

关键词

果汁

蜂蜜

9. 为什么不建议**1岁内**的宝宝喝**果汁和蜂蜜**

果汁中富含维生素 C，蜂蜜滋味甘甜，润肠通便，适合宝宝吗？

专家说

为什么不建议 1 岁内的宝宝喝果汁

　　鲜榨果汁、100% 纯果汁中的果糖、蔗糖等含量过高，膳食纤维含量少，而糖除了增加机体的能量摄入以外，没有其他营养价值，所以果汁的营养价值不如水果泥或整个水果。婴儿早期吃含糖食物会养成对甜食的偏好，导致日后容易出现龋齿和肥胖等问题。《中国居民膳食指南（2022）》推荐 7~12 月龄的婴儿

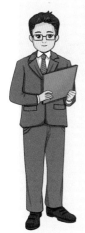

最好食用果泥或小果粒，可少量饮用纯果汁，但需要稀释。我国《婴幼儿喂养健康教育核心信息》（2020）提倡，控制婴幼儿糖和盐的摄入，1岁以内婴儿辅食应当保持原味，不加盐、糖和调味品，降低儿童期及成人期发生肥胖、糖尿病、高血压、心脑血管疾病的风险，并提出清淡口味有利于婴幼儿感受或接受不同食物的天然味道，降低偏食、挑食的风险。世界卫生组织更是强烈推荐在全生命周期都应减少糖的摄入。

为什么不建议1岁内的宝宝食用蜂蜜以及添加蜂蜜的食物

1岁以内的婴儿不要食用蜂蜜，包括添加蜂蜜的食物，如蜂蜜水、加蜂蜜的酸奶等。原因是：①天然蜂蜜中含有蜂胶和某些厌氧菌（如肉毒梭菌，又称肉毒杆菌）。婴儿肉毒中毒是一种严重的食源性疾病，是婴儿食用蜂蜜造成的。婴儿消化系统功能不完善，胃酸分泌和对细菌的抵抗能力都比较差，使得肉毒杆菌在经过消化道时不能被胃酸等消化液杀灭，最终释放毒素而致病，这种疾病如果不能尽早确诊和治疗，严重时会导致瘫痪和死亡。②蜂蜜水在婴儿肠道无法正常消化吸收，容易导致婴儿出现腹部胀气、腹痛、腹泻等情况，增加宝宝的胃肠负担。③蜂蜜甘甜的口味会影响婴儿的味觉发育，长此以往还会影响婴儿对母乳和其他食物的需求。④对于过敏体质的婴儿，蜂蜜很容易引发腹泻或皮疹等过敏反应。因此，1岁内的婴儿不可以食用蜂蜜以及添加蜂蜜的食物。

（杨　琦）

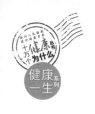

10. 为什么有些宝宝需要吃**特殊配方奶粉**

在母亲或宝宝患病或存在不能母乳喂养的具体情况时，如何给宝宝选择食物呢？

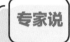

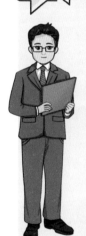

绝大多数婴儿可以成功实现母乳喂养，但在一些特殊情况下无法实现纯母乳喂养时，首先要做的是在医生的专业指导和建议下，确定母亲或宝宝患病或存在不能母乳喂养的具体情况，选择婴儿配方食品作为宝宝的营养补充（混合喂养）或全部营养来源（人工喂养）。不能进行纯母乳喂养的特殊情况如下。

宝宝

患某些先天性、遗传性代谢病　部分宝宝出生后体内苯丙氨酸羟化酶活性低，不能代谢或分解乳汁和食物中的苯丙氨酸，致使苯丙氨酸及其代谢产物在体内蓄积，对宝宝的神经系统造成损害，是先天性氨基酸代谢障碍中最为常见的疾病。还有一些宝宝出生后由于体内代谢乳糖的酶缺陷，使乳汁中含有的乳糖不能被机体代谢，造成血中半乳糖含量增高，出现消化系统的相关症状，是一种先天性染色体遗传的代谢性疾病。患有上述疾病的宝宝需要食用专门为这类疾病设计的特殊医学用途婴儿配方食品，食品中不含苯丙氨酸或乳糖。

对牛乳蛋白过敏　如果母亲在医务人员的指导下回避过敏性食物至少2周后婴儿过敏症状仍未缓解，需要更换为深度水解蛋白配方奶粉或氨基酸配方奶粉喂养。

部分早产儿　如果母乳不足或无法母乳喂养，需要使用早产儿配方奶粉或配方乳。

母亲

母亲处于结核病活动期或患梅毒、艾滋病等传染性疾病；母亲出现严重的乳头皲裂、急性乳腺炎、乳房脓肿等情况，需要暂时停止哺乳；母亲接受放射性同位素检查或治疗；母亲工作环境中存在放射性物质；母亲接受抗代谢药、化疗药物或一些特殊药物治疗期间；母亲吸毒或药物滥用。

婴儿配方奶粉在配方设计和工艺加工方面尝试模仿母乳，但其营养价值始终无法达到或是超越母乳。所以，在正确的喂养观念里，任何婴儿配方奶粉或代乳品都不能与母乳相媲美，婴儿配方奶粉只能作为无法纯母乳喂养时的无奈选择。

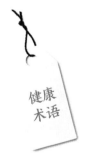

健康术语

婴儿配方奶粉

也被称为婴儿配方食品，是参考婴儿营养需要和母乳成分研究资料，以乳及乳制品、大豆及大豆制品为主要蛋白质来源，经过一定配方设计和工艺处理而生产的用于喂养不同生长发育阶段和健康状况婴儿的食品。

特殊医学用途婴儿配方食品

针对存在特殊医学状况（如特殊代谢紊乱、疾病）婴儿的营养需求而设计的粉状或液态配方食品。

（杨　琦）

心理发育

11. 为什么3岁内
是宝宝**脑发育**最为关键的时期

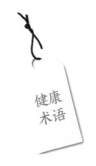
大脑的发育是儿童神经心理和行为发育的物质基础，关注早期脑发育，将对儿童的学习能力发展和未来成长产生深远影响。

健康术语

大脑的可塑性

是指大脑受到外界环境和经验的作用，在结构和功能上发生改变的能力。在大脑内部突触、神经元之间的连接可以由于学习和经验的影响建立新的连接或修剪，从而影响个体的行为。大脑某些能区功能损伤后，通过学习和训练可使邻近脑区部分代替其功能，表现为脑损伤患者在经过学习训练后脑功能可在一定程度上恢复。

儿童早期是人类一生中大脑发育最为迅速的阶段。3岁时儿童的大脑重量已达到成人的87%，是儿童出生后发展最快的部分。

婴幼儿期大脑发育具有高度可塑性，这就意味着容易受到外界环境的影响，也就是说保护因素和风险因素都会对儿童产生较大影响，这就提示在此期间对

脑发育 婴幼儿 关键时期 大脑可塑性

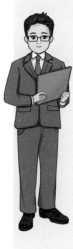

异常儿童进行早期干预，可能起到良好的干预效果。儿童大脑的发育受遗传因素和环境因素的共同影响。早产、低体重儿、孕产期并发症、早期营养不良（如营养性贫血）、处于高度紧张或压力下（包括暴力、虐待、忽视、长期饥饿等）等因素都可能影响大脑的发育。营养、玩耍和关爱是促进儿童脑发育的重要因素。营养是脑发育的物质基础，在儿童早期，从食物中吸收的能量有 50%~75% 用于为大脑提供能量。玩耍不仅给儿童带来快乐，研究显示还能带来大脑的神经元连接、基因表达等生物学上的改变。照料者给予儿童持续的关注并表达对他的爱，可以使儿童处于安全状态；亲子互动、与儿童交流玩耍则为儿童提供了学习、发展的机会，也可以帮助他更好地应对压力、面向未来。

（张　悦）

12. 为什么**游戏**可以促进宝宝的**大脑发育**

促进宝宝的大脑发育对其一生都将起到重要作用，游戏是促进大脑发育的重要手段，可以促进大脑各个能区功能以及智商和情商的发展。了解了这些，才有利于我们与宝宝更好地进行互动和游戏。

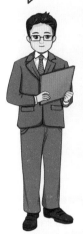

关键词

游戏 脑发育 发展

　　游戏是儿童与生俱来的能力，是一种具有内在动机的活动，是自愿的、有趣的、可产生愉快感觉的发现。游戏既包括自由玩耍，也包括有规则要求的结构化活动，它们在促进大脑发育中都起到重要作用。

游戏可促进大脑多个能区和多种技能的发展

　　举例来说，在妈妈与宝宝玩躲猫猫游戏时，妈妈的动作和声音可以促进宝宝视觉、听觉等感知觉的发展，促进宝宝伸手够取物品等动作的发展，促进宝宝用声音回应妈妈的语言发展，还会促进宝宝模仿、认知以及社会情感的发展。随着年龄的增加，许多游戏，如假装打电话、过家家等，其中包含了虚构的元素，将促进儿童想象力的发挥。在游戏中，儿童能基于自身现有的发育水平就近发展出各种技能，并可支持后续技能的发展。

游戏和学习密切相关

　　游戏通过改善大脑的结构和功能来促进执行功能的发展，为日后的学习做好准备。在游戏中，儿童可以学习听指令、培养注意力、发展解决问题的能力，可在没有持续监督的情况下主动去关注任务本身，这些都将使学习变得有趣。

建立亲社会的大脑

　　游戏帮助儿童与照料者建立安全、稳定、滋养关系；也促进儿童在互动中观察和了解他人，发展自身的社会交往能力。大量动物研究表明，游戏的功能在于构建亲社会的大脑，从而与他人有效互动。

父母参与儿童游戏的积极作用

　　研究表明，与父母和同龄人进行适当的游戏是一个独特的发展机会，可以促进宝宝情绪、认知、语言和自我调节技能的发展。对于婴幼儿来说，父母参与游戏增加了亲子互动，可促进安全、稳定和滋养关系的建立和维持。父母在游戏中给予的鼓励，又可以增进宝宝的参与意愿，为运动、语言、执行功能等多个能力的发展创造机会。

（张　悦）

13. 如何与宝宝
建立**安全**的**依恋关系**

　　依恋是宝宝成长中重要的情感联结，对宝宝今后的心理发展有着长期的影响。阿德勒说："幸运的人一生都被童年治愈，不幸的人一生都在治愈童年。"为了让宝宝成为能够被童年治愈的幸运儿，帮助宝宝建立安全的依恋关系可能大有裨益。

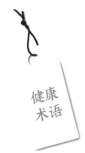

依恋

宝宝和妈妈（主要照料者）在养育过程中相互形成的一种持久而强烈的情感联结，对宝宝今后的心理发展有着长期影响。心理学家根据婴幼儿在实验情景中的表现将依恋分为四种类型，即安全型、回避型、反抗型和混乱型。

依恋关系的建立通常发生在出生后的头两年。安全型依恋被视为积极良好的依恋关系，对宝宝的认知、情感和社会适应能力等心理发展起到积极促进作用。不安全型依恋关系可能增加多种心理行为问题或疾病的发生风险。

发展安全型依恋关系，最重要的是照料者对宝宝的互动与回应，而不只是陪在宝宝身边。为了促进安全型依恋关系的建立，照料者可以在宝宝养育过程中关注以下内容。

1. 关注宝宝并表达自己的爱，给宝宝带来安全感。在日常生活中注意观察宝宝发出的信号，并及时给予恰当的回应。

2. 在保障安全的前提下，对宝宝探索环境的行为给予支持和鼓励，特别是遇到困难时，鼓励宝宝尝试，并给他尝试的机会和时间，不要强求、包办或过度保护。

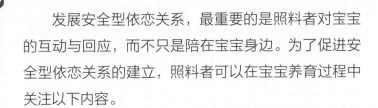

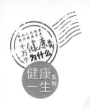

3. 不同照料者之间和照料者自身在不同时间段对宝宝的要求及态度要保持一致，避免多重标准，前后矛盾。

4. 给宝宝一个和谐、安全的家庭环境，注意家庭成员之间的相处及交流方式，避免在宝宝面前争吵等。

5. 及时恰当地满足宝宝的需求，对于危及生命安全的事情（如抠电源插座孔）要以坚定平和的语气告诉宝宝不能做，不要形成否定或指责宝宝的养育模式。严禁打骂、体罚和虐待儿童，不要剧烈摇晃宝宝或让宝宝成为照料者泄愤的对象。

（张　悦）

14. 宝宝**怕生**怎么办

怕生很常见，几乎所有宝宝会或多或少，或长或短地出现这种情况。然而，怕生又会让照料者感到很苦恼，特别是一些宝宝的怕生情况会持续很长时间，父母甚至担心宝宝是不是出了什么问题。

专家说 宝宝为什么会怕生

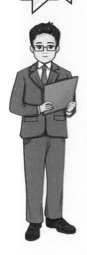

怕生对宝宝来说是一种正常现象，宝宝怕生并不代表宝宝胆小，这是宝宝心理发育成熟到一定阶段的体现。随着宝宝感知、记忆、情绪和社会交往等能力的萌芽和发展，到 3 月龄后，宝宝逐渐表现出更喜欢妈妈或主要照料者，对不同熟悉程度的人反应有所区别。到 6 月龄后，宝宝情绪感情进一步发展，开始表现出害怕、紧张、喜爱、依恋等情绪，到了陌生环境或者见到陌生人时常表现出紧张、恐惧，甚至哭闹。随着宝宝的成长，这种情况可能越来越明显，甚至到 2 岁后仍不会消失。但随着宝宝主动熟悉和适应陌生环境、陌生人的能力逐渐发展，在他认为安全的环境中，激烈的反应会慢慢减少。

不同的宝宝怕生的表现不尽相同，早期的怕生程度可能与气质类型有关。对于困难型和迟缓型气质特点的宝宝，对陌生环境的适应困难或缓慢，可能导致怕生的表现比较剧烈和持久。

宝宝怕生应该怎么办

虽然怕生是宝宝特定成长阶段的正常现象，但也经常给家长带来一些尴尬。面对怕生的情况，爸爸妈妈可以尝试以下措施。

1. 宝宝出生后的最初几个月，在保证安全的前提下可以经常带宝宝接触不同环境和不同的人。

2. 宝宝处于怕生阶段时，不要因担心宝宝紧张哭闹就不让宝宝去接触陌生人，可先让宝宝和比较熟悉的人尝试接触和交

关键词

怕生　胆小　情绪　气质

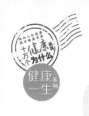

往，循序渐进。带着宝宝观察和熟悉陌生环境，不急于让他加入其中，更不要勉强他在陌生环境中离开妈妈。允许宝宝在活动中做个"旁观者"，相信他在多次旁观后也能加入其中。不要强迫宝宝和陌生人接触，允许他在慢慢熟悉后再尝试接触。

3. 宝宝出现怕生的表现时，妈妈和照料者要保持平静，以轻松愉快的态度去面对陌生人。照料者不要因为宝宝怕生而产生焦虑、烦躁等情绪，甚至责骂、惩罚宝宝。

（张　悦）

15. 如何帮助宝宝**练习爬**

作为家长，总是希望给宝宝最好的。知道爬行对宝宝有好处，父母就想帮帮他，尤其是看到别人家的孩子已经爬得很好了，可是自己家的宝宝还是不会爬的时候……

专家说

爬有哪些好处

学会"爬"这个动作是宝宝运动发育过程中一个重要的里程碑。大量研究结果提示，爬对于婴儿的体格生长、大动作发展、感知觉发展、智力提高、社会

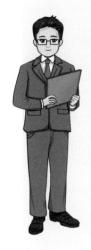

性情绪发育等方面具有积极作用。

爱爬的宝宝可能有更多的探索机会，有利于宝宝好奇心和探索能力的发展。爱爬的宝宝可能有更好的运动能力，在爬的过程中促进了四肢协调、平衡、力量等的发展，获得了更多的锻炼机会。此外，大脑中各个能区的发展是互相关联的，运动能力的发展可能带动多个能区的发展。

如何帮助宝宝学习和练习爬

家长可以通过以下方式帮助宝宝学习和练习爬。

提供适合爬的环境　不要总是抱着宝宝，经常与宝宝进行俯卧位游戏，让宝宝习惯俯卧位，这对于练习爬是很有意义的。多陪宝宝在安全宽敞的地方活动和玩耍。提供软硬合适的活动场地，不要在床上练习爬，一些床面太软会影响宝宝发力。

给宝宝主动爬的机会　用宝宝感兴趣的玩具吸引他去爬，过程中让宝宝有成功的体验。如果经过努力后能够拿到玩具，会激发宝宝爬的兴趣。

遵循宝宝的发育规律　大运动基本遵循从头到脚、从简单到复杂、从近到远的规律。爬多发生在坐后，是从匍匐前进到手膝爬的过程。

给予宝宝适当的帮助　在宝宝努力爬但不能移动的时候，可用手抵住他的脚底，给他一些支撑，让他成功向前移动，拿到玩具。不建议一开始就用毛巾兜住宝宝的肚子练习手膝爬。

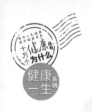

增加爬的游戏性和趣味性　在地上放一些简单的"障碍物"，如枕头、玩偶等，让宝宝从障碍物的上面或旁边爬过去，这个游戏对宝宝学习手膝爬很有帮助。还可以找一个大纸箱，两头开口，在里面铺上柔软的垫子，做成一个"隧道"，在"隧道"尽头放一个玩具，让宝宝爬过去拿；还可以增加一个让宝宝把玩具拿回来交给妈妈的任务。

让宝宝在有一定坡度的地面爬，感受上坡和下坡，自己寻找怎样爬才能更稳的方法。

大多数宝宝在七八个月的时候开始出现匍匐爬、手膝爬，也有少部分宝宝直接从坐过渡到了站和走的阶段。家长要做的是确保周围环境的安全，给宝宝提供足够的学习和尝试机会，多多鼓励，愉快引导，不要批评和责备，珍惜这个和宝宝交流互动的好机会。

（游　川　郭碧丹）

16. 如何促进
宝宝的**语言发育**

看到别人家的宝宝已经开口说话了，做父母的自然非常期待，可是过了好久，自家宝宝在说话方面还是没什么进展，真的是"贵人语迟"吗？

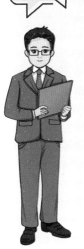

由于宝宝语言发育的快慢存在个体差异，在一定的范围内，说话早或晚都属于正常现象。但需要注意的是，影响语言发育的因素很多，可能受机体系统发育不成熟等生物学因素的影响，也可能受环境因素的影响。如果发现宝宝说话确实比周围同龄孩子晚，一定要引起家长足够的重视，千万不要抱有"贵人语迟"的心态，建议及时带宝宝就医，检查是否存在器质性或发育性疾病，并积极配合医生进行干预治疗，以免错过宝宝语言发育的关键时期，耽误最佳的干预治疗时机。

宝宝的语言发育包括语言理解和语言表达两部分，不要等到该说话的年龄才去促进。在宝宝出生后的日常养育照护过程中，可以通过以下方式促进宝宝的语言发育。

提供丰富的语言环境 在照顾宝宝的各种生活环节中，用语言进行描述和交流，如换尿片、穿衣服、洗澡的时候。照料者多与宝宝说话是促进宝宝语言发育的有利因素。

积极回应宝宝的发音 经常与宝宝进行语言交流，无论宝宝是发出无意义的声音还是说出有实际意义的话，都要积极用语言去回应。例如，宝宝 4~5 月龄后常会无意或有意发出"ba""ma"等无意义的音节，爸爸、妈妈表现出开心并积极回应时，就会很好地调动宝宝发音的积极性，并将音与人逐渐匹配。

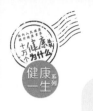

　　早期阅读是促进语言发育的重要形式　从和宝宝一起玩布书、看简单的图片，到 1 岁半左右看简单的图画书，边看边讲，从词到简单的句子，为宝宝创造一个良好的语言交流的机会。

　　减少宝宝的视屏使用时间　世界卫生组织的指南中建议 2 岁以内的宝宝不接触电子屏幕，2 岁后每天电子屏幕接触时间不超过 1 小时。宝宝接触电子屏幕时，照料者要陪伴并与宝宝谈论播放的内容。研究显示，初次接触电子屏幕的年龄较低（1 岁以内）、平均每天接触电子屏幕的时间长（超过 2 小时）、一起安静看电视而不进行讨论都是影响宝宝语言发育的不利因素。

　　给宝宝提供更多的表达需求的机会　在日常生活中照料者应耐心等到宝宝用目光、手势、发音等表达他的需求时再给予满足，多为宝宝创造交流的机会。如果宝宝还未表达，照料者就已经满足了他的需求，实际上就剥夺了宝宝交流的机会。

　　大多数情况下宝宝说话与"舌系带"长短无密切关联，宝宝吐字不清时，家长可以耐心地重复正确的发音，但不要强迫宝宝说出准确的读音，也不要批评和嘲笑宝宝的说话方式、发音或语调。

（游　川　郭碧丹）

17. 为什么宝宝要定期接受
心理行为发育筛查评估

宝宝的心理发展包括诸多方面，需要从小就给予关注。看着宝宝不断成长、习得新技能，是全家都感到幸福的事情，但成长路上总会受到各种因素的影响，照料者应该及早发现这些风险因素，避免心理行为发育问题的出现。

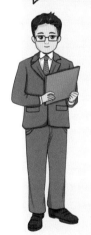

宝宝的心理行为发育包括大运动、精细动作、语言、认知、社会交往、情绪情感等多个方面。各项能力随年龄不断发展成熟，但发展进度、关键时期等各不相同，照料者在缺乏专业知识和经验的情况下很难全面了解宝宝心理行为发育情况。研究表明，即便是专业人士，仅依靠经验去判断宝宝的发育状况也是不可靠的。

标准化的发育评估工具是根据儿童心理发育特点，进行信效度评价而形成的标准化评价方法。由经过培训的专业人员，通过问卷、检查、游戏、观察等方法，对宝宝各项心理行为发育指标进行综合评价，是评价宝宝发育状况的有效方法。使用标准化的心理行为发育筛查评估工具可有效提高异常的发现能力，是目前发现心理行为发育问题的最理想手段。

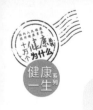

　　由于宝宝的心理行为发育是一个连续性、阶段性的动态变化过程，单次评价往往并不能发现那些可能或将要出现的问题，从而导致错过早发现、早干预、早诊断、早治疗的最佳时机。因此需要定期进行心理行为发育筛查评估，这是监测宝宝发育的有效手段，对于有心理行为发育高风险因素的宝宝，还应该额外增加筛查评估的次数，从而及早发现问题，获得最佳的干预效果。

　　建议照料者在按时带宝宝进行健康检查（含心理行为发育检查）的同时，学习并了解宝宝的发育里程碑指标，使用《母子健康手册》对宝宝的发育情况进行观察。如果发现可疑情况，应该及时就诊并进行进一步检查。

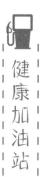

儿童心理行为发育问题预警征象筛查表

年龄	预警征象		年龄	预警征象	
3个月	1. 对很大的声音没有反应	☐	6个月	1. 发音少，不会笑出声	☐
	2. 逗引时不发音或不会微笑	☐		2. 不会伸手抓物	☐
	3. 不注视人脸，不追视移动的人或物品	☐		3. 紧握拳松不开	☐
	4. 俯卧时不会抬头	☐		4. 不能扶坐	☐
8个月	1. 听到声音无应答	☐	12个月	1. 呼唤名字无反应	☐
	2. 不会区分生人和熟人	☐		2. 不会模仿"再见"或"欢迎"动作	☐
	3. 双手间不会传递玩具	☐		3. 不会用拇指和示指对捏小物品	☐
	4. 不会独坐	☐		4. 不会扶物站立	☐

年龄	预警征象		年龄	预警征象	
18个月	1. 不会有意识地叫"爸爸"或"妈妈"	☐	24个月	1. 不会说3个物品的名称	☐
	2. 不会按要求指人或指物	☐		2. 不会按吩咐做简单的事情	☐
	3. 与人无目光交流	☐		3. 不会用勺子吃饭	☐
	4. 不会独走	☐		4. 不会扶栏杆上楼梯／台阶	☐
30个月	1. 不会说2~3个字的短语	☐	36个月	1. 不会说自己的名字	☐
	2. 兴趣单一、刻板	☐		2. 不会玩"拿棍当马骑"等假想游戏	☐
	3. 不会示意大小便	☐		3. 不会模仿画圆	☐
	4. 不会跑	☐		4. 不会双脚跳	☐
4岁	1. 不会说带形容词的句子	☐	5岁	1. 不能简单叙述事情经过	☐
	2. 不能按要求等待或轮流	☐		2. 不知道自己的性别	☐
	3. 不会独立穿衣	☐		3. 不会用筷子吃饭	☐
	4. 不会单脚站立	☐		4. 不会单脚跳	☐
6岁	1. 不会表达自己的感受或想法	☐			
	2. 不会玩角色扮演的集体游戏	☐			
	3. 不会画方形	☐			
	4. 不会奔跑	☐			

注：本表适用于0~6岁儿童，检查有无相应年龄的预警征象，发现相应情况在"☐"内打"√"。该年龄段任何一条预警征象为阳性，则提示有发育偏异的可能。

（张　悦）

18. 如何**不打不骂**管好孩子

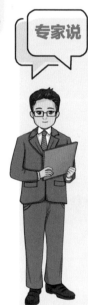

父母打骂孩子常常出于冲动或愤怒，且仍有部分家长存在"棍棒之下出孝子""不打不成器"等错误观念，遇到孩子不守规矩或不遵从指令时，如何不打不骂地解决问题呢？

专家说

用打骂管教孩子是个有争议的话题。中国传统文化鼓励严厉管教，一些家长认为打骂孩子是一种有效的管教策略，但目前普遍认为暴力管教弊大于利。虽然打骂孩子可能会使孩子立即服从，但研究发现，打骂孩子并不能从根本上达到教育的目的，其带来的行为改变只是短期的；从长远来看，打骂孩子作为一种不恰当的解决行为问题的办法甚至可能导致行为问题长期恶化。纠正孩子的不良行为应讲究方式方法，不打骂孩子是采取积极管教策略的基础，而这些积极的管教策略可有效教导孩子、管理他们的行为，使他们免受伤害。具体管教策略如下。

控制情绪 家长首先要管理好自己的情绪，在双方都冷静时，语气平静而坚定地指出孩子的不良言行。孩子做错事之后可用平静语气制止，带有情绪的立刻说教可能会导致双方情绪升级。

尊重并理解孩子 给孩子充分的尊重，站在孩子的立场上思考他的想法和感受，耐心倾听，让其表达自己的想法，才能"对症下药"。比如8个月的宝宝反复把东西扔到地上，如果家长觉得他是故意捣乱就会很生气，事实上宝宝正是通过反复实践在探索事物发生的规律。

建立规则意识　制订简单明确且一致的规则，用孩子能够理解的、适合他年龄的语言解释这些规则并严格遵守，告知孩子遵守规则的奖励和违反规则的后果。比如对于两个争抢玩具的宝宝，可以告诉他们："这个玩具要一起玩，如果继续争抢就收起玩具5分钟。"

及时表扬或奖励孩子　家长要注意观察孩子正确的行为并及时表扬，这对于强化儿童的正确行为非常重要。

言传身教　家长需要注意自己的言行，以身作则，用自己的行为示范教导孩子，给孩子树立良好的榜样。

健康加油站

暴力管教会有哪些危害

暴力管教可能影响儿童的社会情感发展、自我调节和认知发展，可能导致亲子关系变差、儿童攻击性行为增加、身体受伤、反社会行为、心理健康问题等潜在问题。体罚作为可模仿的攻击性行为，给儿童用暴力解决问题提供了负面示范。

（游　川　高　洁）

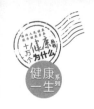

19. 如何让宝宝
更好地**接受弟弟妹妹**

随着生育政策的改变，越来越多的家庭准备要二孩或三孩。家庭原有结构与模式的改变可能使大宝面临许多挑战，如何帮助大宝更好地接受弟弟妹妹呢？

专家说

随着弟弟妹妹的出生，大宝有可能因为原本专属于自己的父爱母爱被分割而导致情感受挫，引发嫉妒、焦虑，缺乏安全感，甚至出现某种程度的情绪情感问题。为避免这些情况的发生，不妨考虑以下建议。

孕前

在计划生二孩之前，家长可以通过看书、讲故事、玩游戏等方式让大宝知晓家中多一个新成员之后可能发生的变化，让大宝提前做好心理准备。家长可带大宝去接触有两个孩子的家庭，让大宝知道别的小朋友是如何与弟弟妹妹相处的。在此期间应反复强调父母对他的爱永远不会改变。

孕期

鼓励大宝参与妈妈的孕期生活，在孕期和大宝分享二宝的成长，可以让大宝感受一下胎动、给肚子里的宝宝讲故事、帮妈妈一起给二宝准备衣服及玩具等，让大宝感受生命的成长，培养其对于弟弟妹妹的期待，建立最初的情感纽带。

二宝出生后

关注大宝　时刻重视大宝的感受和心理活动，做到不忽视大宝并及时了解其内心想法。条件允许的时候，每天都留出一定的时间同大宝在一起，聊天、玩玩具、讲故事、外出游玩等。家长可以通过讲故事的方式引导大宝，让其感受手足之情。

鼓励大宝参与照顾二宝　父母可以让大宝参与到照顾二宝的过程中，如帮弟弟妹妹拿衣服、讲故事，并适时夸奖大宝，让大宝体会到照顾弟弟妹妹的成就感。

避免"比较教育"　每个孩子的气质特点和发育阶段不同，其行为模式也不同。比较教育容易破坏同胞及亲子间的感情，应避免比较教育以及当面指责、训斥。同时，家长应做到公平，避免让大宝无原则地谦让弟弟妹妹。

接纳大宝的负面情绪　当大宝表现出对二宝的不满时，父母应耐心倾听大宝的想法，接纳他的感受，引导大宝正确表达自己的情绪，继而理性地与大宝进行讨论。

（张　悦）

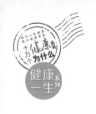

20. 为什么从出生开始
就要多与宝宝**交流**

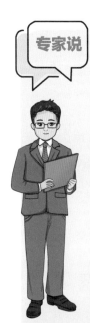

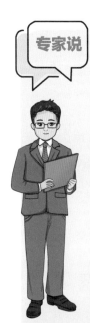
关键词

出生 语言 交流 发展

从宝宝出生的那一刻起，他开始用感官来充分感受这个世界的变化。视觉、听觉、触觉、味觉等是宝宝与外界交流的重要途径，他渴望从周围人那里获得回应，"语言"则是彼此间最重要的交流手段。

专家说

虽然初来这个世界的宝宝还不会说话，但这并不代表他不懂交流，不会交流。宝宝用自己的声音、表情、动作传达信息，告诉周围人自己的需要和感受，从而满足自己生存和发展的需求。对于父母来说，与宝宝多交流，有利于父母更好地了解宝宝的需求，及时回应，可以使养育变得更加容易而有成就感。

交流对宝宝大脑发育至关重要，多与宝宝交流能使他更聪明。宝宝在出生前就发展出了较好的听力，新生宝宝对声音已经有了明确的喜好，他们尤其偏好在妈妈肚子里听到的妈妈的心跳声、爸爸的轻唤声等熟悉的声音。因此，爸爸妈妈亲切的话语会带给宝宝最安心的问候。刚出生的宝宝可以看到眼前模糊的、大致的图像并且很快就能发展出聚焦能力，他们最喜欢看人脸，在他面前 20~30cm 是他看清人脸的最佳距离；妈妈怀抱宝宝哺乳，对他注视、微笑、说话，宝宝回以注视，这些都是亲子交流的方式。在宝宝发出"yi""a"等声音时，如果父母能够模仿、回应他的声音，宝宝会很愿意继续"交谈"。研究表明，宝宝有很强的学习模仿能力，在很小的时候就可以面对面模仿、回应照料者的表情，尝试发声。在日常生活中，照料者多和宝宝说话、逗引宝宝、描述照护的内容等都有利于宝宝听到更多的语言，并将其与事物或事件联系起来。此外，宝宝在和父母的交流中还可以学会辨别不同人声、语意，辨认不同人的脸、不同的表情，保持愉快的情绪。反之，语言环境不良可能导致宝宝语言、认知等多种能力发育延迟，甚至会影响大脑发育。

健康加油站

父母如何与宝宝交流

父母可以在日常照护中多与宝宝交流，交流的方式是多样化的。如可以模仿宝宝发声，或者用稍微高些的声调，慢慢地、清晰地和宝宝"交谈"。逗引宝宝，如轻轻触摸宝宝的头、小手和小脚丫，让宝宝感受到和父母的亲密接触。宝宝回应时，父母别忘了给予夸奖、亲吻或者拥抱，这些都是给宝宝的美好奖励。

（张　悦）

安全保障

21. 为什么不要长时间
把宝宝**单独**留在婴儿床上

婴儿床周边有围栏，很多家长觉得这样很安全，从而放心地离开宝宝去做家务。那么能否把宝宝单独留在婴儿床上，这样做是否会带来危险呢？

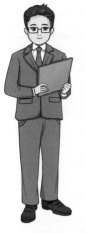

我们常常看到这样的情形：婴儿床上放置多于一张的被褥以及宝宝睡前脱下来的外衣；婴儿床四周围了一圈"保护"宝宝的被子；婴儿床上放了宝宝的玩具、纸巾等物品。殊不知，这样不仅不会保护宝宝，反而有可能给宝宝带来危险。

从安全角度来看，不建议将宝宝单独留在婴儿床上。6 月龄以下的婴儿身体协调能力不足，床上较大的被褥有可能在活动时遮挡住宝宝的口鼻，影响呼吸，而宝宝却没有足够的力量将其推开；有些宝宝喜欢把小玩具或物品放到嘴里，容易引起窒息。因此，建议不要在婴儿床上放置多余的被褥、玩具和物品。另外，婴儿床一定要有足够高度的围栏。许多宝宝能自己坐起甚至靠着栏杆扶站，他们身体的平衡感还没有发育完善，有可能从床沿翻落摔伤，或者把躯体的一部分卡在栏杆之间。即便是不会翻身的小宝宝，也可能通过身体活动而发生位置移动。

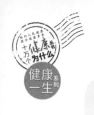

从发展的角度来看，同样不建议将宝宝单独留在婴儿床上。婴儿的发育需要照料者的陪伴，需要丰富的语言和玩耍环境。长时间单独待在婴儿床上，会减少宝宝交流玩耍的机会，甚至影响宝宝的大脑发育。

部分家长喜欢把婴儿床布置成宝宝的小小"游乐场"，但这种行为是不推荐的。经常让宝宝在床上玩耍，可能会让宝宝误以为床是做游戏的地方，到了睡觉的时候把他放回婴儿床，宝宝也会认为将要开始做游戏而不愿意入睡。

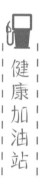

健康加油站

在婴儿床上如何防止婴儿窒息和跌落

婴儿床配有高度适宜的围栏；使用大小合适且平整的床垫；床上不放多余的床品、物品或玩具；不遮盖婴儿的头部；将被单塞在床褥下；将婴儿安置在床尾，仰睡。

（吴婕翎）

22. 为什么宝宝
乘车要坐**安全座椅**

携婴儿乘坐私家车时，很多家长觉得宝宝还小，"不占地方"，不需要额外的座椅；或者认为宝宝坐在自己腿上更安全，也更亲密；甚至还有家长会搂着宝宝在车上入睡。然而，以上行为都有可能让宝宝陷入受伤的风险中。

宝宝乘车有哪些风险因素

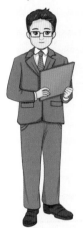

儿童与成人身体结构比例不同，为成人设计的安全带、安全气囊等不能对儿童起到保护作用，甚至有时会带来伤害。宝宝乘车的风险因素如下。

1. 由于儿童高度不够，车载安全带肩带和儿童锁骨的位置不对应，在车辆发生事故时不仅起不到保护作用，反而会引发儿童腰部挤伤和颈部、面部压伤，以及儿童被安全带勒住颈部等致命危险。

2. 在汽车急刹车或者发生撞击时，车内所有非固定物体（包括车内乘客）都会因为惯性发生位移，而且加速度很大，基本无法制止。

3. 婴幼儿如果抱在系安全带的成人怀中，因为冲击力太大，婴幼儿会脱离成人而受到撞击；如果安全带同时系住成人与婴幼儿，也会因不能扣紧或者高度与安全带位置不对称而造成伤害。

4. 如儿童坐在前排，发生事故时更容易受到弹出的安全气囊的完全覆盖而导致窒息。

安全座椅如何保护宝宝的安全

安全座椅是乘车出行时保护儿童的有效工具，可起到以下作用。

1. 采用标准的五点式安全带，当汽车发生碰撞时，五点式安全带可以有效地将冲击力同时从五个方向分散，最大程度地避免儿童受到伤害。

2. 在座椅侧面设计了深厚的侧翼，加强侧面防撞保护，抵消来自侧面的冲撞力，全方位保护儿童乘车安全。

3. 当儿童达到一定年龄可以使用车载安全带时，安全座椅可增加儿童的高度，使安全带固定在孩子的肩部位置，而不是卡在脖颈处。

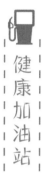

健康加油站

如何选择安全座椅

选择符合标准的儿童安全座椅　我国于 2012 年 7 月 1 日正式实施《机动车儿童乘员用约束系统》，这是我国第一部有关儿童乘车安全的强制性国家标准，规定儿童在车内不能使用成人安全带，要专门为儿童配备安全用具。

根据年龄和摆放方向选择儿童安全座椅　①卧式，手提式婴儿床（婴儿提篮），使用时婴儿平躺，适用于 1 岁以内的婴儿；②后向式，儿童乘坐方向朝向车辆后方（脸向后），使用时儿童往往斜躺着，配备多点式安全带，适用于 1~3 岁的儿童；③前向式，儿童乘坐方向朝向车辆前方，使用时儿童正常坐着，一般与成人安全带组合使用，适用于 3 岁以上的儿童。

（吴婕翎）

23. 为什么照料者
一定要**近距离看护**宝宝

儿童，尤其是婴幼儿，对于身边的事物有着比成人更多的好奇心；同时，又缺乏对危险的感知和判断。如何才能有效保障婴幼儿的安全呢？

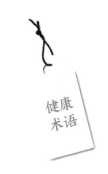

健康术语

回应性照护

是指满足儿童生理和心理需求的积极照护，其核心是在日常生活中观察并敏感了解儿童动作、声音、表情和口头请求，并及时给予积极恰当的回应。

专家说

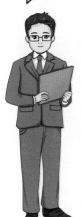

婴幼儿从出生开始，就处于身体功能与运动技能快速发展的过程中。在每个阶段，孩子的发展不仅需要照料者的陪伴和示范，也需要照料者的近距离看护，以尽可能避免危险的发生。

宝宝在生活中常见的安全隐患

①宝宝翻身时，可能会摔落床下或者手在挥动时被衣物遮盖口鼻；②宝宝爬行或走路时不清楚前进方向的危险，可能导致跌伤、撞伤、烫伤、溺水；③宝

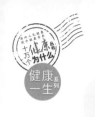

宝在运动过程中误入密闭空间而无法离开，如洗衣机、反锁的橱柜、汽车等；④宝宝因为好奇玩火或者把肢体伸到温度过高或者过低的物体内而导致烧灼伤或冻伤；⑤宝宝抓握锋利物品被刺伤，或者被抽屉、门缝夹伤；⑥宝宝误食有毒食物或者化学品导致食物中毒或化学品烧灼伤。

照料者近距离看护宝宝可以在很大程度上避免危险事件的发生，更好地保护宝宝。此外，近距离看护还能增加照料者与宝宝的互动，进行回应性照护，同时也容易早期发现宝宝情绪或行为发展的异常，及早干预，降低日后发育偏异的可能。

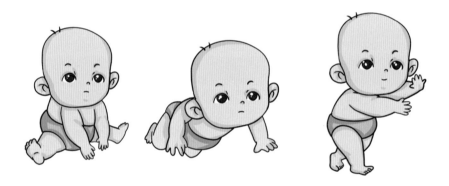

（吴婕翎）

24. 为什么建议
宝宝与父母**分床不分房**

很多家长喜欢与孩子同睡一个床铺，原因在于容易照顾，尤其是母乳喂养阶段，妈妈一转身就能喂哺，再转身又能重新进入睡眠状态，实在是再方便不过了。

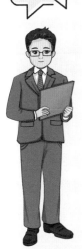

专家说

在国际上普遍建议宝宝和父母分床，甚至分房睡。首先，如果共睡一床，毕竟床的大小有限，成人在睡眠中翻身的时候可能压到小婴儿而不自知，或者是床上被子在睡眠过程中压到婴儿的口鼻，这样都容易造成婴儿窒息；其次，在睡眠时大人、小孩的翻动过程会相互影响，导致睡眠质量下降；最后，成人呼出的二氧化碳等气体容易让孩子吸入，使孩子氧气的吸入相对减少。

婴幼儿与父母分床睡有诸多好处，包括能拥有更稳定的睡眠；不容易养成抱睡、奶睡等影响睡眠质量的坏习惯；独立包被，更便于保暖。

2~3岁的孩子，可以根据具体情况考虑与父母分房睡。分房睡可使孩子逐渐明白自己"长大了"，并逐渐养成独立照顾自己的习惯，独立完成入睡前的准备（脱外衣、准备第二天起床的衣服），自己盖被子，早上自己起床等。这些有助于培养孩子独立生活的能力，进而形成独立思考以及独立处理生活事件的能力。

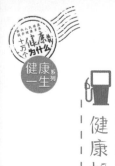

与父母同室睡，如何安排成人床与婴儿床的位置

婴儿床可与成人床并排放置，头部在同一水平线上。成人床在里、婴儿床在外，不仅可以避免阻挡宝宝的视线，也便于家长日常照料宝宝。可以在婴儿床的四周安装围栏，以免意外跌伤。

（吴婕翎）

25. 如何保证
婴幼儿活动空间的安全

活动空间是婴幼儿成长过程中的重要场所之一，安全是活动空间需要考虑的重要原则，这是由于在日常生活中婴幼儿缺乏对危险的认识，往往比成人更容易受伤。

专家说

在日常的婴幼儿活动空间中往往存在安全隐患，家长一定要做好识别和防护，避免意外伤害的发生。

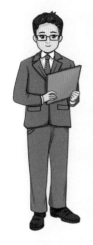

行走安全

在婴幼儿期，宝宝走跑等运动协调能力不足，容易发生磕碰、摔倒等情况。应该注意保持室内房间走道通畅、家具固定，尽量选择圆边家具，尖角一定要加上防护套。注意做好阳台和窗户的防护，不要在其旁边摆放桌椅，避免宝宝攀爬。花盆等装饰物要固定好，以免砸到宝宝。

异常突起以及地板安全

及时检查桌椅是否有凸出或没钉好的钉子，抽屉和柜子突出的把手也应固定好，以免伤到宝宝。地板应清洁、防滑，不在地上堆放杂物或细小尖锐的物品。

电器与危险品安全

很多宝宝喜欢用手去探究洞洞，因此有必要安装插头插座保护套，以避免触电。刀具等工具以及洗涤清洁用品要收到带锁的柜子内或是宝宝够不到的地方。家里的药品一定要放在专门的抽屉里，最好上锁，不要随意乱放，以免宝宝误食。

厨房与卫生间安全

热水壶、外部温度较高的锅碗瓢盆、盛有各种调料的瓶瓶罐罐，都应该放在宝宝够不到的地方。餐桌最好不要铺桌布，以防宝宝拽桌布时摔倒或桌上物品下落砸到宝宝。卫生间除了清洁用品外，还要防范来自"水"的威胁，如地面湿滑导致宝宝滑倒摔伤，或者浴缸、马桶积水等带来的溺亡风险。

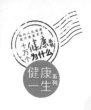

户外安全

到游乐场玩耍的时候，要根据宝宝的年龄、身高选择合适的项目，必要时帮宝宝系好安全带。乘车时宝宝须坐在后排儿童安全座椅上，系好安全带。溺水是儿童意外死亡的重要原因之一，宝宝要远离水塘、河边等无救护员的水环境，即便去泳池活动，也应在与其身高相符的儿童泳池游玩，并有照料者近身看护。

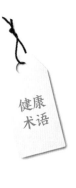

意外伤害

是指外来的、突发的、非本义的、非疾病的使身体受到伤害的客观事件。《国际疾病分类标准》中包括跌落、锐器伤、砸伤、烧烫伤、碰击伤、挤压伤、砸伤、咬伤、爆炸伤、中毒、触电、溺水、异物伤以及环境因素引起的伤害14种意外伤害。意外伤害死亡已成为儿童死亡的首位死因，也是儿童致残的主要原因。意外伤害还可造成儿童身心发育障碍，给家庭和社会带来沉重的经济负担。

（吴婕翎）

26. 为什么宝宝洗澡时
要预防**耳朵进水**

洗澡是宝宝日常照护的重要内容，玩水也是很多宝宝喜欢的游戏。预防耳朵进水，可不仅是避免不舒服这么简单。

如何预防耳朵进水

家长在给婴幼儿洗澡、洗头或带他们玩水时，要注意预防耳朵进水。小月龄婴儿在洗澡时，照料者可用手托住婴儿的颈部，用拇指和示指遮蔽婴儿的外耳郭，以避免耳朵进水。较大月龄的婴幼儿在洗澡时可以进行冲洗，此时成人可用手遮蔽宝宝的耳朵，以避免耳朵进水。

耳朵进水后应该如何处理

如果仅弄湿外耳郭，在洗澡 / 洗头后用清洁干爽的毛巾拭干即可；如果宝宝的外耳郭有炎症或破损，弄湿后应及时拭干。

如果水进入外耳道，少量时可自行吸收，家长也可固定宝宝头部并用细棉签吸干水分，通常不会对宝宝的听力产生影响。

如果外耳道进水较多，还可能进入中耳和内耳，则容易削弱耳道皮肤的屏障功能，导致病原体在耳道内大量生长繁殖，引发外耳道炎或中耳炎，甚至造成鼓膜损伤。部分宝宝外耳道内耵聍较多，遇水后会膨胀堵塞外耳道，导致耳闷、听力下降，或者并发外耳道炎。此时需要及时清理，将宝宝的头侧向耳朵进水的一侧，将水倒出来或者用棉签吸出，必要时可使用一些抗生素滴耳以预防中耳炎。

关键词

洗澡 中耳炎

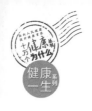

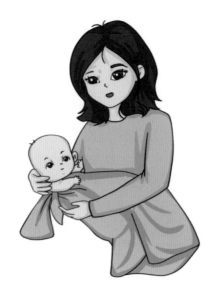

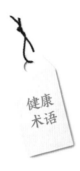

中耳炎

是累及中耳（包括咽鼓管、鼓室、鼓窦及乳突气房）全部或部分结构的炎症性病变，多发于儿童，可分为非化脓性中耳炎及化脓性中耳炎两大类。

（吴婕翎）

27. 如何预防儿童**误食异物**

在一定年龄，宝宝喜欢啃咬接触到的物品，包括吃手、吃玩具，有的宝宝还会捡起并吞下地上的小物品。这是宝宝用嘴巴去探索、了解身边事物的一种方式，但宝宝容易误食异物，需要家长密切关注。

专家说

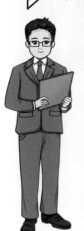

哪些情况下宝宝容易误食异物

婴幼儿牙齿萌出不完全，咀嚼功能不完善，容易吞咽整块食物；宝宝在进食过程中因分心、哭闹或大笑等导致口腔内的食物误入气管；宝宝把小玩具、小物品放入口中，造成误食。

误食异物的预防

首先，家长要注意及时清理周围环境中可能造成儿童误食的食品、药品和小物品。细小的食物和用品不要放在宝宝能拿到的地方。其次，要密切关注和看护宝宝，不建议给婴幼儿吃花生、黄豆等坚果或豆类食物以及果冻等食品。宝宝进食时要保持环境气氛平和，避免因逗笑、哭闹等影响宝宝的吞咽，增加异物吸入的可能性。不要用吃东西来哄哭闹的宝宝，宝宝抽泣时吞咽协调能力下降，可能增加异物吸入的风险。最后，在陌生的环境中需要全程近距离看护宝宝，避免他接触到有风险的食品和用品。

误食异物的处理

异物被卡的常见部位是喉咙与气道，有个别宝宝是把异物塞入鼻孔。不管误食的是食品还是用品，如果用手抠，都容易使异物滑向身体的更深处，同时也耽误了时间，容易造成更大的伤害。建议在保持宝宝情绪平静的情况下尽快送医院处理，避免宝宝情绪激动、哭闹使异物进一步深入，甚至造成窒息。若宝宝已经出现窒息表现，应立即使用海姆利克急救法进行急救，并拨打120急救电话。

关键词

安全 误食 气道阻塞

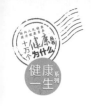

婴儿

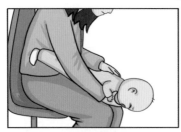 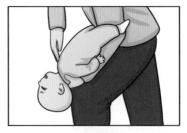

5次拍背法

抢救者将宝宝的身体扶于前臂上
使其面部朝下
抢救者用手支撑宝宝头部及颈部
用另一手的掌根在
宝宝背部两肩胛骨之间拍击5次

5次压胸法

让宝宝躺在坚硬的地面或床板
或放在抢救者的大腿上
抢救者以两手中指或示指
冲击压迫宝宝的胸部
动作要轻柔但快速
按压5次后观察宝宝的反应

儿童

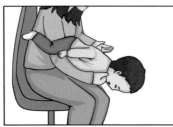 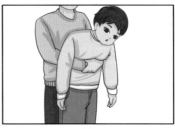

3岁以下儿童

抢救者马上把孩子抱起来
使孩子面部朝下趴在抢救者的膝盖上
一只手捏住孩子的颧骨两侧
手臂贴着孩子的前胸
另一只手在孩子背上拍1~5次
并观察孩子是否将异物吐出

3岁以上儿童

抢救者从背后环住孩子
手放在孩子的腹部
(胸骨以下、肚脐以上)
抢救者双手握拳
拳心向内向上挤压孩子的腹部
注意挤压要快速有力
可以迅速挤压5次
之后观察孩子的反应

健康加油站

哪些异物容易被宝宝误食

    容易被宝宝误食的常见异物包括食品与用品两大类。食品类比较常见的是花生、瓜子、开心果、鱼刺等;用品类比较常见的是硬币、纽扣、回形针、项链吊坠、发夹等。

（吴婕翎）

四

疾病预防

28. 为什么宝宝
发热不能捂

发热，指体温超出正常范围，是孩子患病时常见的症状。在多数情况下，发热是身体对抗入侵病原的一种保护性反应，是人体正在发动免疫系统抵抗感染的过程体现。体温的异常升高与疾病的严重程度不一定成正比，但发热过高或长期发热可影响机体各项调节功能。

专家说

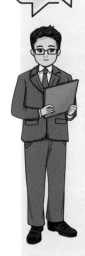

为什么会发热

正常体温是在大脑体温调节中枢的调控下，机体的产热和散热过程保持动态平衡的结果。当机体在致热原的作用下或体温调节中枢的功能障碍时，使产热增加，而散热不能相应地随之增加或散热减少，就会造成体温升高。

部分家长认为孩子发热后得穿厚衣服，这样能让孩子发汗，随后就会退热了。事实上，这种方法不仅无法解决孩子发热的问题，而且会影响机体的散热，增加高热惊厥的风险。因此，孩子发热不能捂。

发热时的处理

对于低热（体温 37.3~38℃），先采取适当解开衣服、多喝温水等措施，积极进行物理降温。如果是中等度热（体温 38.1~39℃），要注意观察孩子的表现，如果孩子吃喝活动不受影响、精神好，没有咳嗽、拉肚子等伴随状况，可以先使用退热药加物理降温的方法来改善。对于高热（体温 39.1℃以上），或者使用退热药后效果不好、体温不降反升的孩子，建议尽快到医院就诊。

常用的退热方法包括物理降温与药物退热。物理降温适用于低热，或者是高热时辅助药物降温，特点是方法简单、不良反应少。物理降温包括冷敷、温水擦浴。药物退热一般在体温超过 38.5℃时使用，但是对于有抽搐病史的孩子，应该在发热出现时尽快使用。常见的退热药有对乙酰氨基酚和布洛芬，两种药物不能同时使用，退热药使用间隔不应低于 4 小时。

除了针对发热进行处理外，还要积极寻找病因。孩子发热通常包括感染性与非感染性发热。感染性发热是各种病原体，如细菌、病毒、肺炎支原体、立克次体、真菌、螺旋体及寄生虫等侵入机体后引起的发热；非感染性发热通常由变态反应（也被称为过敏反应）、体温调节中枢功能失常、非炎症性坏死组织吸收、内分泌代谢病等引起，在儿童中不太常见。

健康加油站

什么是捂热综合征

捂热综合征也称蒙被缺氧综合征，是婴儿在寒冷季节中较为常见的急症之一。主要原因包括：①蒙被造成呼吸道受阻，引起婴儿慢性不全性缺氧；②过暖、大汗淋漓，造成婴儿高渗性脱水。临床表现以神经系

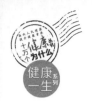

统症状为主，严重者并发呼吸衰竭、脑水肿、休克等多脏器功能衰竭的一系列临床症状。婴儿捂热综合征病死率高、后遗症严重。

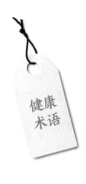

高热惊厥

是儿童期最常见的惊厥，绝大多数预后良好，发病年龄以6个月至3岁较多见，6岁后由于大脑发育完善而惊厥缓解，一般发生在上呼吸道感染或其他感染性疾病初期，体温上升过程中超过38℃出现惊厥。排除颅内感染和其他导致惊厥的器质性或代谢性异常后，就可以诊断为高热惊厥。

（吴婕翎）

29. 为什么宝宝会"枕秃"

看到宝宝枕秃，有些家长会担心"以后头发会不会长不回来，变成小秃头？"有些家长怀疑"枕秃是不是意味着宝宝缺钙了？"还有些家长认为枕秃与用不用枕头有关系。枕秃是如何形成的？

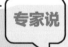 **专家说**

枕秃是如何形成的

枕秃是指1岁以下婴儿后枕部出现头发脱落、稀少的现象。因为种种原因，宝宝容易出汗，出汗后头

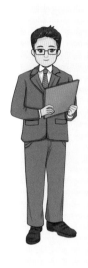

部就会发痒，宝宝在睡觉的时候会不自觉地摇头，头发与枕头发生了持续摩擦，从而造成该部位头发生长相对稀少，进而产生了枕秃的现象。

枕秃和缺钙有关吗

导致枕秃的原因之一是妈妈在孕期体内营养素储备不足，使宝宝出生后体内维生素 D 缺乏，此时的枕秃是佝偻病的早期表现。但是有枕秃的宝宝不一定就是患了佝偻病，枕秃最常见的原因是宝宝多汗，枕头被汗液浸湿，因感到不适而左右摇晃头部，导致头部与相对粗糙的枕头之间产生摩擦。

如何预防枕秃

首先要注意保持环境温度适宜，减少婴儿头部出汗；小婴儿不用枕头以及相对粗糙的枕巾，可以有效减轻其对头部的摩擦。此外，晒太阳补充维生素 D，不仅可以增加头发的韧性，预防佝偻病的发生，而且对于过敏且容易出汗的孩子能通过调节免疫功能来改善出汗症状，减少枕秃的发生。

关键词

枕秃 缺钙 佝偻病

健康加油站

如何为小婴儿选择枕头

刚出生的婴儿不需要使用枕头，婴儿刚出生的时候，脊椎的生理曲度还没有形成，平躺就够了。随着婴儿逐渐长大，可以简单用毛巾叠数层作为枕头，高度以 2~3cm 为宜。

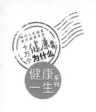

1岁以内婴儿使用的枕头不建议太硬，因为他们的头骨还比较软，枕头太硬容易使头骨变形。

（吴婕翎）

30. 为什么要给宝宝

按时接种疫苗

疫苗接种是从宝宝出生后早期就开始的，疫苗种类很多，需要按照国家规定的免疫程序接种。为什么要给宝宝按时接种疫苗，哪些情况需要推迟疫苗接种呢？

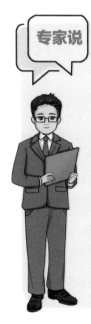

专家说

接种疫苗可以预防传染病，除了可以提高人群免疫水平外，也因减少了感染人群而起到切断传播途径，进而减少传染病的作用，最终达到控制传染病的流行直至消灭传染病的目的。

为宝宝接种疫苗是为了预防在婴幼儿时期容易感染且可能对宝宝造成较大伤害的传染病，如麻疹、水痘，如果未接种疫苗，宝宝往往要高热好几天，退热后出疹的过程也很难受；如大家很熟悉的手足口病，接种疫苗后基本就不会再出现可能导致重症的EV71

型病毒感染。按时接种疫苗，不仅可以促进体内产生针对病毒、细菌的抗体，反复的疫苗刺激还可以提高儿童的综合免疫能力，对体质有良好的改善作用。

在接种疫苗前，首先需要确认宝宝的情况是否适合接种，如果存在发热、过敏、严重疾病等情况，应在痊愈后再接种；必要时需要向专业人员咨询。

（吴婕翎）

31. 宝宝接种**疫苗**后会出现哪些**不良反应**

疫苗接种是抵抗传染病最有效、最经济和最简单的措施，但有时候会出现不良反应。预防接种不良反应的发生主要取决于疫苗的本质因素与受种者的个体因素。疫苗的本质因素主要包括疫苗的毒株、纯度、生产工艺、附加物（防腐剂、稳定剂、佐剂）等；受种者个体因素主要包括受种者的健康状况、体质状况、免疫功能状况等。

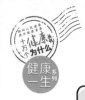

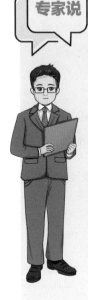

预防接种不良反应是合格的疫苗在实施规范接种后，发生的与预防接种目的无关或意外的有害反应。按照不良反应的严重程度和频率，将预防接种不良反应分为一般反应和异常反应。

一般反应

一般反应最为常见，多为一过性反应。一般只有低热，体温通常不超过 38℃；或表现为吃奶量少许下降；或大便稍稀，次数稍多，轻微恶心、呕吐；或稍微烦躁、哭闹；或稍显倦怠，想睡觉；或皮肤出现少许红疹，不痒不痛；或注射处皮肤稍微红肿。总之，一般反应的症状都很轻微，不需要特别处理，家长只需要给宝宝多喝水、保持清淡饮食、注意适度休息即可。一般反应通常会在 2~3 天好转，如果没有好转或者出现异常反应，应该立即就医。

异常反应

异常反应主要表现为注射处皮肤持续红肿热痛或出现脓包、瘀斑、瘀点、红疹风团、全身瘙痒以及眼睛、嘴唇肿胀等少见现象。严重的异常反应甚至会诱发过敏性休克，危及生命。异常反应的发生与疫苗本身的固有属性，如选择的病毒株型、制作的纯度、生产工艺以及附加物等有关。异常反应发生率极低，但由于症状比较严重，需要及时救治。经过及时有效的救治，异常反应多能恢复，极少数可能留有永久性损害。为了避免异常反应的发生，在接种疫苗前医生均会询问宝宝既往是否发生过严重的过敏反应或异常反应，家长应该如实回答。

接种疫苗后的注意事项

1. 应在接种点留观区观察 30 分钟，宝宝无不适症状后方可离开。

2. 应保持接种部位皮肤清洁、干燥，避免用手搔抓接种部位。

3. 接种疫苗后要避免宝宝做剧烈运动，宝宝应该多休息，清淡饮食。

4. 接种疫苗后家长应密切观察宝宝的情况，如发生过敏反应、持续发热、局部红肿直径超过 2.5cm、表现为身体特别不适或疾病状态持续等情况，应及时就医并向疫苗接种单位报告。

（王念蓉）

32. 宝宝**超重**怎么办

超重是指体内脂肪积累过多，可能造成健康损害的一种前肥胖状态。近年来，随着我国社会经济发展和生活方式的改变，儿童的超重率和肥胖率持续上升，已成为一个日趋严重的公共卫生问题，威胁儿童及其成年后的健康。

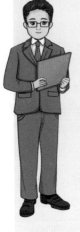

关键词

超重 膳食结构 饮食行为

对于超重的宝宝，需要帮助其养成健康的生活方式，远离"致肥胖环境"，健康饮食、热爱运动，避免宝宝继续发展为肥胖。

首先，家长需要了解宝宝的进食情况，进行个性化饮食调整。如果宝宝米饭、面食等主食进食过多，则要逐渐减少精细主食的摄入，以低热量、有饱腹感的粗粮替代精细主食。如果宝宝吃零食较多，家长就要避免购买糖果、糕点、饮料、薯片、冰激凌、油炸食品或膨化食品等零食，可选择低脂奶或糖分低的水果作为零食。如果宝宝偏食、挑食，只喜欢吃肉，不喜欢吃蔬菜、水果，家长可以调整宝宝的进食顺序，先吃蔬菜、米饭再吃肉，同时多选择鱼虾贝类等脂肪含量低的肉类给宝宝吃。如果宝宝仍然拒绝吃蔬菜，那可以把少量蔬菜和较多肉类混在一起让宝宝吃，待其接受后再逐渐减少肉量，增加菜量和蔬菜的品种。关于调料，建议少盐、少糖、少油，尤其要减少动物油、反复使用或经过高温油炸的食用油。烹调方式以蒸、煮、凉拌为主，少用油煎、油炸的方式烹调食物。

其次，家长要做好表率，规律进餐，细嚼慢咽，不在睡前进食，不边吃饭边看电视。尽量给宝宝营造良好的进餐环境，少吃外卖、少在外就餐。

最后，家长可以帮助宝宝建立良好的运动习惯，让宝宝爱上运动。建议婴儿期的宝宝每天俯卧位抬头抬胸至少30分钟，保证每日2小时的户外运动；1~2岁的宝宝，每日至少运动180分钟，包括2小时的户外运动。宝宝每次静坐不超过1小时，2

岁以下的宝宝不看电子产品，2岁以上的宝宝看电子产品的时间不超过1小时。

总之，超重宝宝的体重控制原则是：减少能量摄入、增加能量消耗，使体脂减少并接近正常状态，同时又不影响宝宝身体健康和生长发育。不建议节食减重，也不建议短期内（<3个月）快速减重，更不能使用减肥食品和饮品。

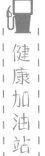

健康加油站

如何评估超重和肥胖

宝宝应定期到儿童保健科进行体格测量和生长监测。通过评估指标来判断其是否存在超重或肥胖问题。

年龄<2岁的婴幼儿建议使用"身长别体重（W/L）"进行判断。由医生查阅生长监测图，根据世界卫生组织发布的儿童生长发育标准，参照同年龄、同性别和同身长的正常人群相应体重的平均值，计算标准差分值（或z评分），大于参照人群体重平均值2个标准差为超重；大于参照人群体重平均值3个标准差为肥胖。

年龄≥2岁的儿童使用身体质量指数（body mass index，BMI）进行判断。2~5岁儿童可参考《中国0~18岁儿童、青少年体块指数的生长曲线》中制订的中国2~5岁儿童超重和肥胖的BMI参考界值点进行判断。

（王念蓉）

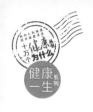

33. 宝宝为什么会**腹泻**

关键词

腹泻 病因 处理

腹泻是儿童常见的健康问题，长期持续腹泻会导致宝宝营养不良、生长障碍，甚至发生死亡等不良结局，需要认真对待、正确处理。

专家说

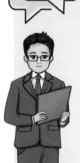

腹泻是一组由多病原（病毒、细菌）、多因素引起的以大便次数增多和大便性状改变（稀水便、糊状便、黏液脓血便）为特点的常见疾病。

儿童腹泻可分为感染性腹泻与非感染性腹泻。感染性腹泻的病因包括病毒感染和细菌感染。非感染性腹泻中糖源性腹泻以乳糖不耐受最多见，治疗宜采用去双糖饮食，可采用去（或低）乳糖配方奶或豆基蛋白配方奶。过敏性腹泻以牛奶蛋白过敏较为常见，应避免食入过敏食物，或采用口服脱敏喂养法，不限制已经耐受的食物。婴儿通常能耐受深度水解酪蛋白配方奶，如仍不能耐受，可采用以氨基酸为基础的配方奶或全要素饮食。喂养不当也可以导致腹泻，如进食过多高脂高糖食物，不易分解消化，导致肠道高渗，进而引发腹泻。天气突然变化，宝宝肚子受凉，肠蠕动过速，进而引发腹泻。宝宝长期、大量使用抗生素，或由于慢性疾病导致肠道菌群紊乱，也会引发腹泻。

对于腹泻，家长需要先明确病因，针对病因进行治疗，同时要注意避免脱水。如果难以辨别病因，需要及时就医。

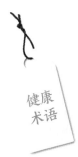

健康加油站

如何应对腹泻

为了缩短腹泻持续时间，减轻腹泻病情，可以选择：①尽早补充低渗口服盐溶液，于每次稀便后补充；②早期补锌 10~20mg，持续 10~14 天；③提倡母乳喂养，继续少量多次进食已经习惯的日常饮食，避免进食高膳食纤维以及高糖食物。④早期口服足够剂量的益生菌，如布拉酵母菌、乳杆菌、双歧杆菌、酪酸梭菌，可用于急性水样腹泻和抗生素相关性腹泻的辅助治疗。⑤服用维生素 A 和肠黏膜保护剂，如蒙脱石散。

此外，家长应该密切观察宝宝的病情变化，如果腹泻症状未见好转，甚至出现发热、呕吐、便血、口渴、尿少、精神差等症状，需要及时就医。

健康术语

益生菌

指能够对宿主健康产生有益作用的活的微生物。目前国内使用的益生菌有 20 余种，主要有双歧杆菌、乳杆菌、酪酸梭菌、布拉酵母菌等。

（王念蓉）

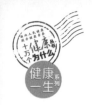

34. 孩子出现哪些症状
需要**紧急就医**

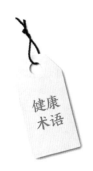

健康
术语

生病后需要立即就医还是居家观察，可以根据孩子的精神状态进行判断。

脱水貌

连续超过 8 小时没有小便，伴有口唇干燥、哭时泪少或无泪、眼眶凹陷。

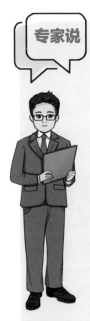

专家说

如果孩子精神状态以及饮食情况、玩耍情况均较为良好，可以居家观察，以降低非必要就医带来的感染风险。如果出现以下危急情况则需要紧急就医。

1. 体温 38℃以上。

2. 非常虚弱，不能喝水或吃奶。

3. 抽搐或囟门凸起。

4. 频繁呕吐。

5. 呼吸增快（计数 1 分钟呼吸次数，2 个月以下超过 60 次、2~12 个月超过 50 次、2 岁至不满 5 岁超过 40 次)。

6. 呼吸困难 (鼻翼扇动、胸部凹陷), 呼吸暂停伴发绀。

7. 腹泻水样大便, 持续 2~3 天, 大便带血, 眼窝凹陷。

8. 脐部脓性分泌物多, 脐周皮肤发红、肿胀。

9. 新生儿皮肤严重黄染 (手掌或足底)、皮肤脓疱达到 5 个或很严重。

10. 眼部或耳部有脓性分泌物。

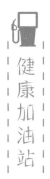

健康加油站

各年龄段儿童呼吸、脉搏相关正常值

年龄	呼吸 / 次·min^{-1}	脉搏 / 次·min^{-1}	呼吸：脉搏
新生儿	40~45	120~140	1：3
<1 岁	30~40	110~130	1：3~4
2~3 岁	25~30	100~120	1：3~4
4~7 岁	20~25	80~100	1：4
8~14 岁	18~20	70~90	1：4

注：应在儿童安静时测得。

(王念蓉)

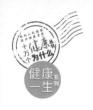

35. 给宝宝**喂药**
有哪些**注意事项**

孩子在成长的道路上，不可避免地会生病吃药。那么给宝宝喂药有哪些注意事项呢？

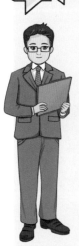

喂药前仔细核对

重点核对药名、剂型、剂量、使用说明、有无禁忌证、是否在保质期内，确认无误后再开始喂药。

选择适宜的剂型

目前口服药物剂型通常包括液体、粉剂、小颗粒型制剂、片剂、胶囊制剂等；对 3 岁以下的婴幼儿而言，首选液体、粉剂、小颗粒型制剂，更方便家长将药物喂入宝宝口中。若所需药物没有上述剂型，家长可以选择片剂或胶囊制剂。如果是普通的药片或胶囊，可以碾碎或掰开溶入水中服用，但带有"缓释""控释""肠溶"等字样的药片、胶囊，通常不能碾碎、掰开服用。

优选宝宝喜欢的口味

同样的药物，水果口味的比未经遮盖苦涩口感的药物更容易被宝宝接受。

选择合适的喂药工具

滴管　供需要严格控制用量或用量很小的液体类药物使用。

量杯　供需要控制用量的液体类药物使用。

喂药器　有滴管式、奶嘴式、针筒式可供选择，可从嘴角伸入，将药均匀地挤在宝宝舌根下方或牙龈外侧。

喂药勺　先把宝宝的头抬高，让脸侧偏，然后把药勺伸到舌根处，轻轻压住舌根促使宝宝吞咽，确认宝宝把药吞下后再把勺子拿出来。

吸管　给年龄稍大的宝宝喂苦药时，可以用吸管。吸管可以稍微靠近舌头后部一些，这个部位的味蕾少，宝宝不会感到很苦。

健康加油站

给宝宝喂药有哪些误区

强迫喂药　很多家长给孩子喂药时喜欢强迫喂药，尤其喜欢捏鼻子灌药。这种做法是非常危险的，药物容易呛入气管，引起呛咳甚至吸入性肺炎，严重者甚至可能引起窒息。

躺着喂药　躺着喂药容易发生呛咳。建议采用半仰卧位或坐姿喂药，在喂药时尽量不要让宝宝平躺。

用奶瓶喂药　奶瓶是喝奶的工具，用奶瓶喂药容易让宝宝对奶瓶产生抵触和反感，如此反复，宝宝会产生难以消除的厌奶行为。

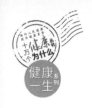

药物与配方奶、果汁混合　混入后，药物可能与配方奶、果汁里的某些成分发生化学反应，一方面影响药物的吸收，最终影响治疗效果，另一方面可能产生不良反应。

哄骗孩子药物是糖果　此法虽然可以让宝宝乖乖吃药，但这个善意的谎言容易让宝宝误以为药和糖是一个东西。当宝宝想吃糖时，可能会去吃药，导致误服药物甚至药物中毒等。

擅自加大药物剂量　宝宝肝肾功能发育不完善，对药物很敏感，擅自加大服药剂量可能损害宝宝的脏器功能，有可能引发严重后果。

（王念蓉）

五

生活护理

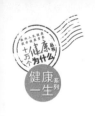

36. 为什么**哺乳后**
要**竖抱**宝宝

关键词

竖抱

吐奶

溢奶

照护者在为婴儿喂完奶后，婴儿经常发生溢奶或吐奶，为避免发生呛咳，哺乳后应该竖着抱宝宝一会儿。

专家说

溢奶和吐奶是婴儿常见的现象，与婴儿的消化道解剖和生理特点有关。新生儿的胃呈水平位，上口即贲门括约肌，发育比较差，下口即幽门括约肌，发育较好。因此，新生儿胃的出口紧而入口松，奶液容易反流引起呕吐。新生儿胃的容量也很小，出生1~3天如樱桃大小（5~15mL），3~7天如草莓大小（25~50mL），7~30天如桃子大小（60~120mL）。当喂奶量过大时，极易导致溢奶和吐奶。空气被吸入胃中也是引发溢奶和吐奶的主要原因。

改进喂养和护理方法，喂奶后竖抱，拍拍婴儿背部并让婴儿采取右侧卧位等方法，均可有效预防吐奶。如果吐奶的现象变得严重，则应去医院检查并及时治疗。

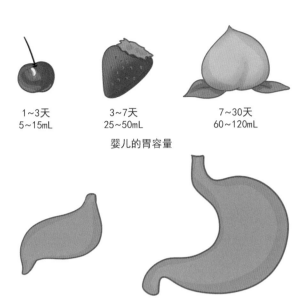

1~3天
5~15mL

3~7天
25~50mL

7~30天
60~120mL

婴儿的胃容量

婴儿的胃

成人的胃

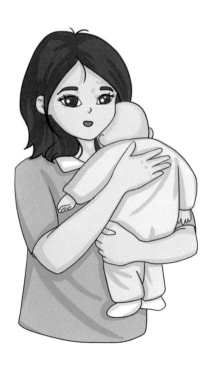

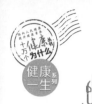

健康加油站

哺乳后竖抱的好处

减少宝宝吐奶 在每次喂奶后,竖抱宝宝 10~15 分钟,轻拍宝宝的上背部,帮宝宝排出吃奶时混入的空气,可以减少吐奶的发生,同时还能减缓新生儿肠胀气和肠绞痛的症状。

给宝宝安全感 在竖抱宝宝时,父母的身体和宝宝亲密接触的面积更大,能够给予宝宝更多的安全感。

宝宝视野更开阔 竖抱宝宝可以让宝宝有更开阔的视野,看到更多新鲜的事物。宝宝能够觉察到周围物体的运动、颜色以及亮度的变化,刺激视觉和认知发育。

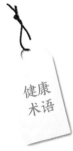

溢奶

溢奶是指在喂奶时或刚喂完奶后,宝宝口角溢出奶汁,就像流口水一样。

吐奶

也称喷奶,不同于溢奶,是由于消化道和其他有关脏器受到某些异常刺激而引起的神经反射性动作,呕吐时奶水多是喷射性地从嘴里,甚至鼻子里涌出。

(王念蓉)

37. 宝宝不同的
哭声意味着什么

关键词

哭 语言发育

哭，是宝宝的第一种语言，出生的第一声啼哭代表他们来到了这个世界。宝宝不同的哭声意味着什么？让我们走进宝宝的世界，解密哭声。

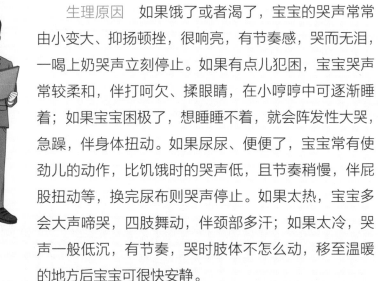

专家说

不同情况下，宝宝哭出来的声音也有所不同。

生理原因　如果饿了或者渴了，宝宝的哭声常常由小变大、抑扬顿挫，很响亮，有节奏感，哭而无泪，一喝上奶哭声立刻停止。如果有点儿犯困，宝宝哭声常较柔和，伴打呵欠、揉眼睛，在小哼哼中可逐渐睡着；如果宝宝困极了，想睡睡不着，就会阵发性大哭，急躁，伴身体扭动。如果尿尿、便便了，宝宝常有使劲儿的动作，比饥饿时的哭声低，且节奏稍慢，伴屁股扭动等，换完尿布则哭声停止。如果太热，宝宝多会大声啼哭，四肢舞动，伴颈部多汗；如果太冷，哭声一般低沉，有节奏，哭时肢体不怎么动，移至温暖的地方后宝宝可很快安静。

心理原因　害怕、受到惊吓，宝宝会突发刺耳哭叫。想要抱抱或感觉无聊时，宝宝的哭声偏低，类似啜泣。如果宝宝需求较高，只要有任何需求，都会大

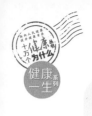

哭，且持续较长时间，直至需求被满足。

病理性原因　如胀气、肠痉挛、肠绞痛时，宝宝会突然大哭、节奏紧迫、音调高亢，哭哭停停，伴面色苍白、大汗淋漓、手脚乱动或双腿卷曲等。发生咽炎或喉炎时，宝宝哭声嘶哑。发生颅内出血、脑炎或脑膜炎时，宝宝会出现尖叫性哭声，伴面色一阵一阵发青或面部、手足抖动等异常表现，此时家长应带宝宝尽快就医。

一般来讲，4 月龄前的哭声主要是宝宝提出的吃喝拉撒睡等生理需求，4 月龄后除了生理需求，还有更多心理需求，需要家长结合宝宝平常的生活规律、气质特点、发育水平以及伴随的表现去识别哭声背后的需求，给予及时准确的回应和满足，同时家长还要能捕捉到宝宝的异常哭声，做到疾病的早发现、早诊疗。

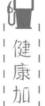
健康加油站

如何安抚哭闹的宝宝

根据宝宝的具体情况，选择不同的安抚方式。例如宝宝冷了、热了，家长要随时为其增减衣物；宝宝已经困了，要开始哄睡，不要再逗弄宝宝；宝宝拉臭臭了，要及时更换尿布等。保持稳定的日常程序和环境，保持对宝宝的回应性照护，会有效减少宝宝的哭闹。在宝宝哭闹时轻缓地抚摸他则有利于安抚。

（王念蓉）

38. 为什么有些宝宝
总是**流口水**

关键词

有些宝宝特别爱流口水，家长心里难免会产生以下疑问：宝宝是不是缺乏微量营养素、宝宝是不是消化不良、宝宝是不是舌系带过短……

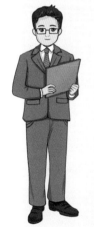

专家说

绝大多数婴幼儿会在特定年龄段出现流口水的现象，多数流口水现象是短暂的，是生理性的，随年龄增加逐渐消失，所以家长不用太担心。

0~3月龄的宝宝，唾液腺尚未发育成熟，分泌的唾液很少，不会出现流口水现象。3~6月龄后，宝宝的唾液分泌日益增多，但主动吞咽能力还未同步发育成熟，所以会出现流口水现象，属于这个年龄段的生理现象，提醒家长可以给宝宝准备辅食了。7~18月龄是流口水最频繁的时期，一方面进食淀粉类食物可刺激唾液腺分泌更多唾液以帮助消化，另一方面这一时期刚好是宝宝的出牙期，有些宝宝会出现牙龈肿痛，反射性刺激唾液腺分泌更多唾液来润滑、清洁牙齿和口腔，宝宝持续频繁地咬硬物和手指来缓解不适会进一步导致唾液大量分泌，出现流口水现象。出牙导致的口水增多常持续3~4日，直至这颗乳牙完全长出来。2岁后，宝宝口腔肌肉运动功能成熟，吞咽动作协调，

唾液分泌 进食技能 口腔功能

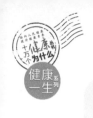

流口水的现象将逐渐减少直至不再出现。

除了上述生理原因，还有一些情况也会导致宝宝1岁后，尤其2岁后仍持续流口水。①固体食物添加较晚、数量较少或者辅食质地过稀、过软，导致宝宝的主动吞咽咀嚼能力低下，不会下咽口水。②一些不良习惯会导致宝宝口腔闭合不全，低头玩耍时流口水明显，如宝宝哭闹或哄睡时长期含着妈妈（人造）的乳头，或者经常频繁吃手指。③一些疾病，如疱疹性咽峡炎、扁桃体炎、口腔炎、手足口病等可导致流涎加重，常伴胃口差、精神差或烦躁哭吵等表现。

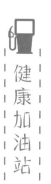

健康加油站

如何减少宝宝流口水的现象

如果流口水与口腔溃疡、牙龈炎等疾病有关，家长需要及时带宝宝就医。

如果是因不良的哄睡、吃手、吃奶习惯，那么就要结合宝宝的年龄，采用分散注意力、正强化、负强化、消除法等行为治疗和卫生教育指导，以去除这些不良习惯。

如果是由于口腔功能没有得到及时训练而流口水，那么就要及时添加适合宝宝年龄的不同质地和种类的辅食，提供适合宝宝发育状况的餐具和膳食安排。0~6月龄，坚持纯母乳喂养，不含着乳头睡觉；6~7月龄，宝宝可以使用婴儿勺进食泥糊状、碎末状食物，如米糊、稀粥、菜泥、肉泥、果泥等；8~12月龄，可以逐渐为宝宝引入稠粥、软干饭、馒头，包子、碎状、指状、小块状肉类、蔬菜和水果，练习用杯子喝水；1岁后开始引入各种类成人的多样化、质地更粗更硬的食物，逐渐断离奶瓶，开始用杯子喝奶等，以促进口腔功能发育成熟。

（王念蓉）

39. 为什么宝宝未满周岁 也要做**口腔清洁**

鼓励家长尽早为宝宝进行简单的口腔清洁，这样做可以让宝宝习惯刷牙这个行为，习惯口腔干净的感觉，有助于宝宝在 4~6 个月后出牙时不害怕刷牙，不拒绝刷牙。

0~3 月龄的宝宝，由于唾液分泌少，奶水残渣、杂质等常停留在舌头上面，形成白苔，这属于正常状态。3 月龄后，唾液分泌增多，正常情况下白苔会慢慢减少或消退。但是有的宝宝舌系带过短，或者腭弓高，导致舌头活动度小，或活动不到上腭，导致舌头无法与其他部位发生摩擦，结果更多奶垢堆积在舌头上，形成厚厚的白苔。还有的宝宝被白念珠菌感染，

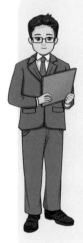

形成鹅口疮，看起来也是厚厚的白苔或白膜。这个时候口腔清洁就能发挥重要作用。所以，出牙前也应该做好口腔清洁，可以在每天宝宝喝完奶、心情不错的时候用温水清洁一次口腔黏膜、舌苔或牙龈。

出牙后，奶水和辅食的残渣、杂质等会停留在牙齿上，尤其宝宝胃口差、肉蛋奶进食少、牙齿矿化不好出现凹凸不平时残留更多，如果宝宝经常喝夜奶或反复溢奶、呛奶、口腔溃疡、感冒，口腔内的细菌会大量滋生，导致蛀牙、牙龈炎和口腔炎，甚至引发关节炎、肾炎或心肌炎等疾病。因此，更需要每日刷牙。

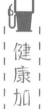

健康加油站

如何为宝宝进行口腔清洁

出牙前，家长可以用柔软的纱布包住自己的示指，沾温水后在宝宝口腔的牙龈处上下刷，以画圈的形式轻轻擦拭，从左刷到右；由内向外擦拭口腔两侧；从舌根部分由内向外擦拭，每天一次即可，清洁时要注意力度和角度，切忌伤到宝宝柔嫩的口腔黏膜。

当宝宝长出 1~2 颗牙时，家长可以选择软硅胶指套为其刷牙。刷牙前，要固定好宝宝的体位。可以让宝宝面对镜子，这样有利于培养宝宝对刷牙的兴趣。刷牙时，牙齿和牙龈都要刷到，还可以按摩牙龈。刷牙后，可以让宝宝拿着牙刷自己刷着玩，更有利于宝宝之后配合刷牙。

当宝宝的牙齿越来越多，尤其喜欢咬物或咬手指的时候，就要换成长柄的小牙刷。家长仍然可以采用画圈式的刷牙方式，尽可能刷到牙齿的每一个面，避免横刷伤到牙龈。牙膏量由之前的小米粒大小逐渐增加到小黄豆大小。宝宝睡前的口腔清洁可以和洗脸、洗澡安排在一起，避免过多干扰宝宝的睡眠，同时建立良好的早起刷牙、饭后漱口的习惯。

需要特别提醒的是，家长一定不要为了方便而使用棉签来为宝宝做口腔清洁。棉签遇水后会变滑，摩擦的力度不够，不能有效清除奶垢；另外，一旦棉头与棉签杆分离，则有误吞、划伤口腔的风险。

健康云课堂

应该如何为宝宝刷牙

（王念蓉）

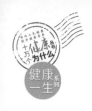

40. 什么时候应该为宝宝进行如厕训练

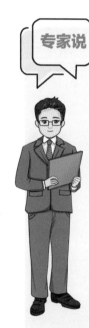

关键词

如厕训练 模式 开始时间

排尿排便需要婴幼儿复杂的神经、肌肉协同参与，同时受社会文化习俗及环境条件、物质条件的影响，因此如厕训练的时间并无统一认识。

专家说

美国儿科学会曾建议幼儿 18 个月以后可以开始进行如厕训练。因为宝宝已经具备了以下能力：①纸尿裤能保持至少 2 小时干燥，或午睡后纸尿裤还是干的；②纸尿裤脏了，有不舒服的表现，想要换新的；③对坐便器产生兴趣；④大便时间逐渐变得规律；⑤主动要求穿内裤；⑥可以遵守简单的指令；⑦会用表情、姿势或语言来表达自己正在大小便；⑧能够自己或在大人的帮助下脱（穿）裤子。

研究显示，从 9 月龄、1 岁、1.5 岁及以上开始，都能成功帮助宝宝获得自主控制排便的能力。如厕训练开始得越早，家长就需要越多的耐心以面对孩子自主排便能力的反复倒退。因此，一般鼓励在 1 岁后开始如厕训练。整个训练应该是自然的、轻松的，家长要给孩子机会体验、试错，要和孩子沟通尿尿和便便后的感觉，要让孩子有安全感并愿意参与。

如何处理儿童日间尿频的问题

儿童特异性日间尿频，又称精神性尿频、假性尿路感染或日间尿频综合征，是一种常见的儿童疾病，是指孩子仅在日间出现尿频，每小时至少排尿1次，平均每次排尿量很少。正常孩子每次应该排出膀胱容量50%的尿量，但日间尿频的孩子只能排出膀胱容量10%~15%的尿量，但入睡后，一切恢复正常，无尿频、尿急和流尿。治疗常采用现在推行的以儿童为中心的如厕训练模式。具体步骤：①家长或老师示范，讲解如厕过程，让孩子认识、接受坐便器和卫生间；②把孩子放在他的专属坐便器上，让孩子的脚着地，膝盖略高于屁股；③让孩子腹部用力、肛门放松（一次排便动作）；④大、小便排出后或能独立上厕所时给予孩子鼓励、表扬、拥抱，让其有成就感。这种如厕训练模式一般每天进行2~5次，常在孩子醒来和餐后30~60分钟内进行，每次5~20分钟。经过两周的训练，大部分孩子能养成正确的如厕模式。

（王念蓉）

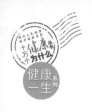

41. 为什么不建议
给 **2 岁以下**的宝宝
看**电子屏幕**

2019 年世界卫生组织明确建议 2 岁以下的儿童不看任何电子产品。这是为什么呢？

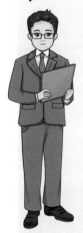

看电子产品会对 2 岁以下宝宝的健康带来诸多不良影响。

对认知、语言发育的影响　不可否认，许多教育类软件出现在手机、电脑、电视等终端，的确对学龄儿童的学习能力有促进作用，但 2 岁以下的婴幼儿对于二维动画的理解是有限的，此阶段的孩子还没有能力将屏幕中学到的内容转化到现实生活中。有研究表明，婴幼儿长时间看电视或手机等电子产品，对其认知发育、语言发育会产生明显的阻碍作用。长时间看电视或手机，大脑会为了紧跟播放内容而"停止思考"，停止思考的大脑得不到有效的刺激，大脑发育就将受到影响。

对社交情感、睡眠的影响　玩耍是孩子社交情感发展的核心，玩耍可以为孩子提供与父母进行情感交流的机会，建立良好的互动。研究发现，哪怕将电视内容作为背景音，也会分散孩子和父母之间互动的注意力，影响儿童玩耍的专注力，从而影响孩子的社交情感发展。甚至认为孤独症谱系障碍可能与2岁以下儿童长时间看电视、手机等电子产品有关。使用电子产品还会使孩子的入睡时间延后，电子产品发出的蓝光对人体内的褪黑素有抑制作用，褪黑素减少则会影响孩子的睡眠，导致睡眠不足、睡眠质量变差，甚至影响白天的生活质量。

对视觉发育的影响　视觉功能在孩子0~6岁逐渐发展和成熟，家长应该在婴幼儿时期就开始关注孩子的视力健康。长时间看电子屏幕会导致视觉疲劳、近视和弱视。研究发现，2岁以下儿童长时间看电视、手机等，会大幅增加其在学龄期出现近视和散光的风险。

健康加油站

如何减少2岁以下儿童
看电子产品的时间

需要家长对孩子起到一定的监督和示范作用。在和孩子相处的过程中，家长应该尽量关闭相关电子产品，全身心地投入和孩子的玩耍中。由于孩子的模仿能力很强，所以家长需要做好表率，减少自己看电子产品的时间，多为孩子提供阅读的机会，培养孩子更多的兴趣爱好。

（王念蓉）

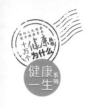

42. 为什么有些宝宝 **经常眨眼睛**

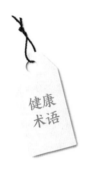

健康
术语

屈光不正

　　当眼调节静止时，外界的平行光线经过眼睛的屈光系统，但不能在视网膜黄斑中心凹聚焦，因此无法产生清晰成像，此种情况称为屈光不正。

　　宝宝频繁眨眼往往是多种因素综合作用的结果，家长应该充分重视，积极寻找原因，及时进行治疗。

专家说

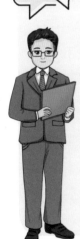

　　导致宝宝频繁眨眼的常见原因如下。

　　眼部炎症　这是最常见的原因，可能与细菌、病毒、衣原体等感染导致的结膜炎、角膜炎、睑缘炎、睑腺炎（即日常所说的"麦粒肿"）、沙眼有关。除了频繁眨眼外，很多宝宝还伴有眼部发红、发痒、分泌物增多、流泪等症状，可以帮助判断。

　　屈光不正　也就是光学焦点不在视网膜上，看物体时视网膜成像比较模糊。为了代偿屈光不正，眼睛长期处于过度调节状态，进而产生视疲劳，表现为频繁眨眼。远视眼更容易产生视疲劳、眼部发痒、干涩等症状。

结膜结石　开始并无自觉症状，当结石突出结膜表面会产生异物感，刺激角膜后导致频繁眨眼，严重的可导致角膜擦伤。

倒睫　鼻梁低平又有内眦赘皮或者睑内翻的儿童，在下视时常会发生内翻倒睫，睫毛刺激眼球产生异物感。倒睫不仅会引发频繁眨眼，还会刺激角膜流泪，甚至损伤角膜。

外部刺激　环境过于干燥、风沙大、异物进入眼睛后会引起眼部不适，导致频繁揉眼、眨眼，这种眨眼一般离开特定的环境后，或将眼部异物取出后就会自然改善。

视疲劳　长时间看手机、电视或电脑引起睑裂暴露面积增大，眨眼次数减少，泪膜蒸发增加，引起眼干燥症（俗称"干眼症"）症状，通常表现为难以自控地频繁眨眼并伴有不同程度的眼部异物感、红、痒、干涩等症状。

抽动症　频繁眨眼还有可能是抽动障碍的首发症状，常见于2~15岁儿童及青少年，通常伴有颈、肩、上肢等多部位抽动或复合性运动抽动。

当孩子出现频繁眨眼的情况时，家长应该及时带孩子到正规医院的眼科进行检查，以便及时治疗。

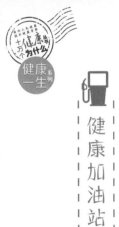
如何预防宝宝频繁眨眼

定期进行眼部保健　及时发现眼部问题，出现不明原因的频繁眨眼应及时就医。

保持良好的手卫生　用不卫生的手揉擦眼睛会大大增加患结膜炎的风险。

控制电子产品的使用时间　2岁以下儿童完全不建议接触任何电子屏幕；2~5岁儿童每天接触电子屏幕的时间不能超过1小时。

增加户外活动时间　为保护视力，应保证儿童每天2小时以上的日间户外活动时间。

（王念蓉）

43. 宝宝**晒太阳**
需要**注意**什么

晒太阳是宝宝补充维生素D、促进身体钙吸收的重要方式，晒多久合适，什么时间晒效果更好，在晒太阳的时候有哪些注意事项呢？

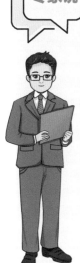

专家说

时间　晒太阳的时间长短要因人而异，循序渐进，从 5 分钟开始，逐步增加，以 10~20 分钟为宜。冬季应选择太阳较充足的时间晒太阳，如 11~14 点；春秋季可以选择 9~12 点、15~17 点晒太阳；夏季应尽量避免在 10~17 点晒太阳。

温度　以 18~20℃为宜，一般宝宝只穿内衣短裤，可以酌情裸露皮肤，不断更换晒太阳的部位。

地点　最好在室外开阔处晒太阳，以让宝宝感觉舒服为宜。不要站在风口处晒太阳，以免着凉。

其他　晒太阳的时候应该注意避免阳光直晒，这是由于强烈的紫外线会损伤宝宝的皮肤。阳光强烈的时候，可以在阴凉处晒太阳，也可以戴帽子或打太阳伞以避免日光直射。

（王念蓉）

44. 如何为宝宝**选择**适宜的**护肤品**

宝宝的皮肤非常娇嫩，需要悉心呵护，在为宝宝选择护肤品的时候，应该注意些什么呢？

关键词 晒太阳 紫外线

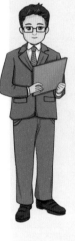

专家说

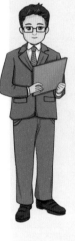

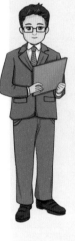**关键词**

护肤品 皮肤护理 皮肤屏障

合格的儿童护肤品应符合《化妆品监督管理条例》《化妆品安全技术规范》（2015版）要求，必须是带有"妆"字号的正规产品。

家长在为宝宝选购护肤品的时候应该仔细查看护肤品上面的重要信息，如名称、适用人群、成分、使用方法、产地、限期使用日期等。安全起见，可为宝宝选购那些不含香料、染料、酒精或防腐剂，且成分相对较少的护肤品。如果已知宝宝对某种或某类物质过敏，那就要避免选购含有致敏成分的护肤品。当宝宝初次使用某款护肤品时，应先在其前臂内侧局部涂抹并过夜，如果没有红肿、瘙痒等不适，才可以全身使用。

另外，要根据季节及地域灵活选择护肤品。在气候干燥的冬季，应使用滋润性强的霜剂或膏剂；待天气转暖后，可以换用透气性好的乳剂或露剂。

需要注意的是，如果宝宝的皮肤已经出现了皮炎或湿疹，家长需要按照医生的建议选择更适合的护肤品，并配合其他治疗。

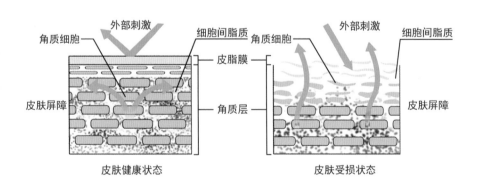

如何使用润肤剂

润肤剂涂抹在湿润的皮肤上效果会更好，建议最好在沐浴后 3~5 分钟内使用。润肤剂的使用频率一般为每天局部或全身涂抹 1~2 次，同时应该遵循按需涂抹的原则，根据宝宝皮肤的实际情况来灵活调整使用次数。湿疹宝宝需要加强皮肤保湿，一般建议每天涂抹 3~5 次，局部湿疹严重的部位可以增加为每天涂抹 5~10 次。湿疹宝宝保湿霜或乳膏的用量推荐达到每周 100~150g。如果涂抹润肤剂几小时后宝宝的皮肤仍然比较干燥，就需要再次涂抹或换用滋润性更强的剂型。对于一些特殊部位，如胎垢处，可以用润肤油进行按摩以清洁皮肤。

如何为宝宝选择适宜的护肤品

（王念蓉）

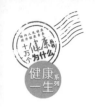

45. 为什么不能
随意为宝宝**掏耳朵**

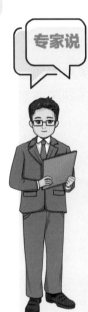

很多家长在发现宝宝耳朵里有耳屎时，常常觉得不卫生，想要帮宝宝把耳屎掏出来。这样做对吗？

专家说

耳屎，即耵聍，是一种耳道自我保护的产物，具有保护外耳道皮肤和黏附外物的作用，不仅能避免由于耳道过于干燥而引发的瘙痒，还能阻挡异物进入耳道深部，保护鼓膜。此外，耵聍中还含有溶菌酶、免疫球蛋白等，具有一定的杀菌作用。

正常情况下，在人们说话、咀嚼、打哈欠的过程中，颞颌关节的运动带动外耳道，借助皮肤上汗毛的推动作用，部分耵聍会自行排出，实现自洁，并不需要通过掏耳朵的方式将其清除。

宝宝的耳道狭小、娇嫩，且耳道长度较成人短，频繁地掏耳朵会使宝宝的耳道失去耵聍的保护作用，增加细菌感染的概率。此外，宝宝年龄较小、配合度较差，随意掏耳朵有可能导致耳道皮肤损伤，增加鼓膜穿孔的风险。

家长需要定期检查宝宝的外耳道，如果发现宝宝外耳道确有较多耵聍，影响到日常生活，对于年龄较大、配合度较好的宝宝，家长可借助专用的工具帮助他清理耳郭及外耳道靠外侧部位，注意动作应轻柔，避免损伤外耳道皮肤，同时注意位置不要过深，以免损伤鼓膜。如果耵聍形成团块、位置过深或宝宝不配合，则应带宝宝到医院就诊。

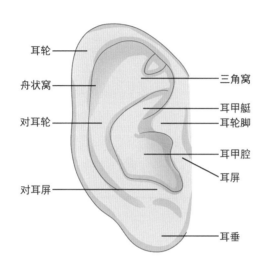

耳轮

舟状窝

对耳轮

三角窝

耳甲艇

耳轮脚

耳甲腔

耳屏

对耳屏

耳垂

如何处理外耳道耵聍栓塞

耵聍分泌过多或排出受阻时，逐渐形成团块，阻塞外耳道，称为外耳道耵聍栓塞。耵聍栓塞可导致听力减退、耳鸣、耳痛，甚至眩晕。

出现耵聍栓塞，应到医院进行专业处理。对可活动、未完全阻塞外耳道的耵聍，可用膝状镊或耵聍钩取出耵聍团块。耵聍干硬难以取出者，可先滴入5%碳酸氢钠溶液，每天滴4~6次，待2~3天耵聍软化后再到医院清除。已有外耳道炎者，应先给予抗生素控

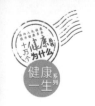

制炎症。耵聍较深难以取出者或年龄较小配合欠佳者，可在充分软化耵聍后在耳内镜辅助下清理，避免损伤外耳道及鼓膜。

为什么不能随意为宝宝掏耳朵

（王念蓉）

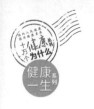

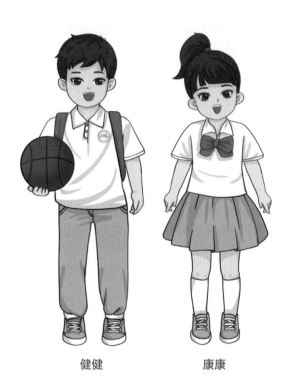

十万健康丛书
个为什么书

人物关系介绍

健健　　　　　康康

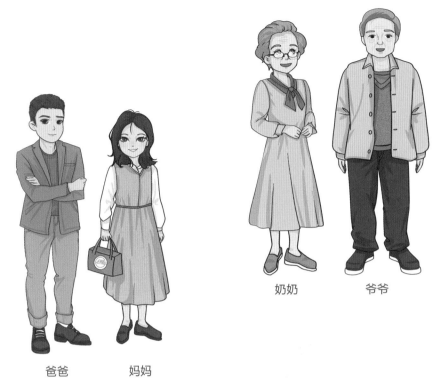

奶奶　　　爷爷

爸爸　　　妈妈

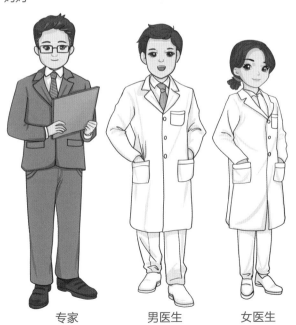

专家　　　男医生　　　女医生

图书在版编目（CIP）数据

健康始于孕育 / 李志新，杨琦主编 . —北京：人
民卫生出版社，2023.8

（十万个健康为什么丛书）

ISBN 978-7-117-35084-6

Ⅰ.①健⋯ Ⅱ.①李⋯②杨⋯ Ⅲ.①优生优育 – 普
及读物 Ⅳ.①R169.1-49

中国国家版本馆 CIP 数据核字（2023）第 138215 号

人卫智网	www.ipmph.com	医学教育、学术、考试、健康，购书智慧智能综合服务平台
人卫官网	www.pmph.com	人卫官方资讯发布平台

十万个健康为什么丛书

健康始于孕育

Shi Wan Ge Jiankang Weishenme Congshu

Jiankang Shiyu Yunyu

主　　编：李志新　杨　琦
出版发行：人民卫生出版社（中继线 010-59780011）
地　　址：北京市朝阳区潘家园南里 19 号
邮　　编：100021
E - mail：pmph @ pmph.com
购书热线：010-59787592　010-59787584　010-65264830
印　　刷：北京盛通印刷股份有限公司
经　　销：新华书店
开　　本：710×1000　1/16　印张：30
字　　数：389 千字
版　　次：2023 年 8 月第 1 版
印　　次：2023 年 9 月第 1 次印刷
标准书号：ISBN 978-7-117-35084-6
定　　价：79.00 元

打击盗版举报电话：010-59787491　E-mail：WQ @ pmph.com
质量问题联系电话：010-59787234　E-mail：zhiliang @ pmph.com
数字融合服务电话：4001118166　E-mail：zengzhi @ pmph.com

52检